同仁眼科手册系列

同仁眼科专科
护理手册

名誉主编　魏文斌

主　　审　李　越

主　　编　刘淑贤

编　　委　（按汉语拼音排序）

卜　佳　董桂霞　黄馨颖　刘敬楠
刘淑贤　陆立新　马来玉　马小青
马晓薇　马张芳　沙　颖　宋　薇
唐　丹　王　蕾　王　谦　王晶雪
王文鲜　魏　宁　杨　慧　杨晓平
张　颖　张宛侠　张馨蓓　赵　雁
周丽娟　朱　蕾

编者单位　首都医科大学附属北京同仁医院

人民卫生出版社
·北京·

版权所有，侵权必究！

图书在版编目（CIP）数据

同仁眼科专科护理手册 / 刘淑贤主编 . —北京：
人民卫生出版社，2023.2（2024.8重印）
（同仁眼科手册系列）
ISBN 978−7−117−32591−2

Ⅰ.①同… Ⅱ.①刘… Ⅲ.①眼科学 – 护理学 – 手册
Ⅳ.①R473.77−62

中国版本图书馆 CIP 数据核字（2021）第 268355 号

人卫智网	www.ipmph.com	医学教育、学术、考试、健康，
		购书智慧智能综合服务平台
人卫官网	www.pmph.com	人卫官方资讯发布平台

同仁眼科手册系列
同仁眼科专科护理手册
Tongren Yanke Shouce Xilie
Tongren Yanke Zhuankehuli Shouce

主　　编：刘淑贤
出版发行：人民卫生出版社（中继线 010-59780011）
地　　址：北京市朝阳区潘家园南里 19 号
邮　　编：100021
E - mail：pmph @ pmph.com
购书热线：010-59787592　010-59787584　010-65264830
印　　刷：北京顶佳世纪印刷有限公司
经　　销：新华书店
开　　本：787 × 1092　1/32　印张：13
字　　数：339 千字
版　　次：2023 年 2 月第 1 版
印　　次：2024 年 8 月第 2 次印刷
标准书号：ISBN 978-7-117-32591-2
定　　价：69.00 元

打击盗版举报电话：010-59787491　**E-mail：**WQ @ pmph.com
质量问题联系电话：010-59787234　**E-mail：**zhiliang @ pmph.com

同仁眼科手册系列自初版至今,已有七年余,受到了眼科同行的广泛关注。首都医科大学附属北京同仁医院眼科从成立至今已经有135年的历史,是国内最有影响力的眼科之一,为国家级重点学科,首批入选国家临床重点专科。每日接诊患者3 000至4 000人次,近五年年门诊量均达到100万人次以上,年手术量超过8万台次。患者众多,疾病复杂多样,多年来形成了具有同仁特色的一套临床统一的诊疗规范和指南。同仁眼科手册系列由此便应运而生。

同仁眼科手册系列的编写旨在为临床工作提供相对统一的诊疗常规,为眼科相关检查给出准确的操作规范,以提高医疗质量及保障医疗安全。

同仁眼科手册系列内容包括眼科各三级学科疾病诊疗指南、基本检查的操作方法、重要辅助检查技术规范及结果判读、常见手术要点指导、专科护理技术等多个方面,内容丰富,涉及范围广,基本覆盖了临床眼科医生的大部分工作内容。每一本手册的编写,都由其专科团队以及相关专业内有丰富经验的一线临床工作者执笔,由一批知名专家审校,更加侧重临床实际应用,专业性、实用性及可操作性强。同时,不同手册根据各专业的特点,内容撰写方式也各具特色,文字或图像不同程度地突出重点,简明扼要,易学好记。

同仁眼科手册系列自出版以来,受到了广大临床眼科医生的喜爱。无论是初入临床实习的医学生,还是已经工作在岗的临床医生,在日常临床工作中,均可以借鉴手册内容来学习和巩固,提高诊疗及操作水平。

目前已出版的同仁眼科手册包括:《同仁眼科诊疗指南》《同仁玻璃体视网膜手术手册》(第2版)、《同仁荧光素眼底血管造影手册》《同仁间接检眼镜临床应用手册》《同仁眼底激光治疗手册》《同仁日间手术手册》《同仁儿童眼病手册》《同仁眼科急诊手册》《同仁眼外伤手册》《同仁眼整形眼眶病诊疗手册》《同仁眼超声诊断手册》等。

这次增补出版《同仁眼科专科护理手册》由同仁眼科护理团队组织编写。这是一支经验丰富,脚踏实地的队伍。相信这本书的出版势必会促进眼科专科护理技术的推广,促进医护之间更好地配合,以达到完美服务于眼科临床的目的。同仁眼科还在致力于更多专业手册系列的筹备编写,请拭目以待。

在此对参与本手册系列撰写的所有同仁以及人民卫生出版社致以诚挚的感谢和敬意!也恳请读者对本手册提出宝贵意见。

魏文斌

2021年4月

随着眼科医学的飞速发展,眼科诊疗日趋细化,眼科专业的划分也更加精细,各个专业对护理的要求也日趋精准,而责任制整体护理的逐步开展,对护理人员的护理水平、护理专业知识与技能的要求更加严格,这也迫使护理管理者对护理人员的培训和考核力度进一步加大。

自 1886 年至今,首都医科大学附属北京同仁医院眼科已走过了 135 年,漫漫长河中,历代眼科前辈为眼科医学奉献了毕生的心血,也铸就了北京同仁眼科的知名品牌,并在老百姓中留下良好口碑。目前首都医科大学附属北京同仁医院眼科已经发展为国内最具影响力的眼科之一。作为国家级重点学科,也是首批国家临床重点专科,每日接待就诊患者 3 000~4 000 人次,年门诊量达到 100 余万人次,年手术量超过 8 万台次。病种繁多而复杂,其中不乏疑难杂症。

为了更好地服务临床,加强医护配合,提升护理服务品质,使护理工作日趋规范,首都医科大学附属北京同仁医院眼科护理团队撰写了这本同仁眼科手册系列之《同仁眼科专科护理手册》。本书共分为九个章节,着重从护理角度介绍了眼科专科护理评估、眼科常用临床护理技术、专科护理操作技术并发症处理、眼科疾病护理常规、眼科常用药物、护理应急预案、手术室操作配合以及日间手术、干眼诊疗门诊的实施与成效,旨在通过具体详细的介绍和要求,力求使本书达到实用、操作性强和规范的目的,为护理人员专科知识与技能的提升打好坚实基础,并使之成为专业护理人员的必备口袋书。

本书作者均为首都医科大学附属北京同仁医院眼科

的护理骨干，为编写此书，每位作者在工作之余都付出了大量的时间和精力，衷心希望通过我们集体的智慧和努力，为眼科护理奉上一部精美实用的良作，更希望它将成为北京同仁眼科护理发展史上浓墨重彩的一笔。

刘淑贤

2021 年 9 月 30 日

目录

第一章

眼科患者护理评估

眼科患者护理评估包括门诊患者评估和入院患者评估。通过护理评估,掌握患者第一手资料,为进一步治疗提供依据,为针对性护理提供参考。

第一节　眼科患者护理病史采集

一、一般资料

1. 个人史　姓名、性别、年龄、婚姻状况、职业、民族、籍贯、住址。

2. 生活方式　日常生活的规律性,包括学习或工作、情绪、活动、休息、睡眠、进食和排便等。

3. 饮食习惯　平时饮食种类、数量,有无特殊喜好,尤其是少数民族、高血压、糖尿病眼病患者掌握饮食习惯更为重要。

4. 职业　了解患者的工作环境对疾病的诊断有帮助。如电焊工由于职业原因接触紫外线可发生电光性眼炎;长期从事户外工作的人员翼状胬肉发病率高等。

二、健康史

(一) 既往史

1. 既往眼病史　某些眼部疾病可引发或加重另一种相关性眼病,如虹膜睫状体炎可继发青光眼、白内障;高度近视可诱发视网膜脱离;眼球穿通伤或内眼手术后可诱发交感性眼炎等。

2. 既往全身病史与眼病有关的全身病史　如高血

压、糖尿病、甲状腺功能亢进、肾病、手术史、外伤史、传染病史等。

(二) 药物史

长期使用一些药物可引发眼部疾病,如眼部长期使用糖皮质激素可引起青光眼、白内障,诱发或加重单纯疱疹病毒性角膜炎等。

(三) 家族遗传史

家族人员健康状况与遗传有关的眼病在临床上也较为常见,如先天性色觉异常是一种连锁隐性遗传病,男性呈显性表现,女性为传递基因者。原发性开角型青光眼有较高的家族发生率。视网膜色素变性是常见的遗传性致盲眼病之一。对遗传性疾病、先天性疾病患者,要询问近亲婚史、家族中相似疾病史、孕育生产史等。

(四) 心理与社会关系

1. 心理状态　视觉的敏锐与否对工作、学习和生活有很大的影响,因此眼病患者的恐惧、焦虑、紧张等心理问题较明显,相同疾病的不同患者以及同一患者在疾病的不同发展阶段心理问题都会有所不同。当视力下降或失明时,患者不能正常工作,甚至失去生活自理能力,容易表现为焦虑、失眠、悲观、情绪低落、孤独等心理失衡,因此护士应及时、准确评估患者的心理状态,给予相应的护理干预。

2. 社会支持系统　了解患者家庭成员以及同事、朋友、亲人的经济、文化、教育背景,对患者所患疾病的认知以及给予患者的关怀、支持。

第二节　眼科患者身体状况评估

一、全身状况评估

包括身高、体重、生命体征、营养、皮肤、黏膜、体位、意识状态、沟通能力、听力状况、睡眠质量、排泄、自理能力等。

二、眼部状况评估

应在良好的照明下,系统地按解剖部位顺序进行,一般是先右后左,先健眼后患眼,从外向内和由前向后,以免遗漏或记录时混淆。

1. 眼睑 观察眼睑皮肤有无充血、水肿、压痛、皮疹、瘢痕、肿物、皮下出血和气肿(皮下气肿可有捻发感);有无睑裂大小不等、睑缘缺损或位置异常(如内翻或外翻),有无倒睫以及是否触及眼球;有无内眦充血、糜烂、粘连和赘皮;有无睑板腺形和局限性结节。

2. 泪器 ①泪腺:正常时泪腺不能触及,能触及者为异常,可见于炎症、囊肿和肿瘤等;②泪点:注意泪小点有无外翻、狭窄、闭塞;③泪囊:观察泪囊区有无红肿、压痛,压迫局部注意有无分泌物自泪点溢出。

3. 结膜 轻轻分开上下眼睑,嘱被检者向各方向注视,观察球结膜有无充血,再将眼睑上下翻转,检查睑结膜和穹窿部结膜,观察其有无充血、水肿、乳头、滤泡、瘢痕、结石、异物、新生物、睑球粘连等。

4. 眼前节检查 眼前节检查一般应用裂隙灯显微镜检查,也可用聚光灯泡手电照明或放大镜观察。①角膜:观察角膜直径大小、透明度、弯曲度、表面光滑度及知觉。②巩膜:观察其色泽(黄染或黑色素),有无充血、结节、隆起和压痛等。 ③前房:可用侧照法观察前房深度,用聚光手电,在距眼部1~2cm处,从颞侧向鼻侧与虹膜面平行照射,鼻侧虹膜全部照亮为深前房,仅照亮至鼻侧虹膜小环部为浅前房,应注意有发生闭角型青光眼的危险。详细的前房检查应在裂隙灯显微镜下进行。④虹膜:注意虹膜的色泽、纹理,虹膜表面是否有新生血管,是否有虹膜震颤。虹膜局部脱色是虹膜萎缩的表现,虹膜发红为新生血管,多见于新生血管性青光眼和绝对期青光眼,纹理消失可见于虹膜水肿、炎症和萎缩。⑤瞳孔:观察两侧瞳孔是否等大、形圆,位置是否居中,边缘是否整齐。⑥晶状体:观察晶状体有无混浊和脱位。

5. 眼后节检查 通过直接检眼镜、间接检眼镜等对眼后节即玻璃体、脉络膜、视网膜和视神经乳头进行检查。眼后节检查不仅对眼科疾病的诊断及治疗有重要意义,而且为某些全身性疾病的诊断和治疗提供重要线索和依据。

6. 眼球的检查　观察双侧眼球大小、位置是否对称,角膜是否位于中央,高低是否一致。观察眼球运动时,双眼是否对称和同步,有无眼球震颤、斜视,有无眼球突出或内陷,用眼球突出计测量,正常眼球突出度 12~14mm,左右眼相差不超过 2mm。

7. 眼眶的检查　观察两侧眼眶是否对称,检查有无眼眶压痛及肿块。

第三节　眼科患者常见症状和体征

一、常见症状

1. 视力障碍　包括视力下降、视物模糊、眼前黑影飘动、视物变形、视野缩小、复视等,也可伴有眼痛。见于眼部多种疾病如视网膜脱离、白内障、青光眼、视神经炎、视网膜中央动脉或静脉阻塞、玻璃体积血、眼外伤、角膜炎、虹膜睫状体炎等。视力障碍易引起患者恐惧、紧张等心理问题,视力下降到一定程度会严重影响患者的自理能力,从而影响患者自尊,易引起悲观、抑郁等严重心理问题。

2. 眼部感觉异常　包括眼干、眼痒、眼痛、异物感、畏光流泪等。多见于急性结膜炎或角膜炎,结膜、角膜异物,青光眼、急性虹膜睫状体炎等。

3. 眼外观异常　包括眼红、眼部分泌物增多,眼睑肿胀、水肿、肿块、突眼、瞳孔发白或发黄等。可见于各种炎症或过敏反应,先天性白内障,视网膜母细胞瘤等,也可为全身性疾病的眼部表现。

二、常见体征

1. 眼部充血　可分为结膜充血、睫状充血(表 1-1)和混合充血三种类型。

表 1-1　结膜充血与睫状充血的鉴别

	结膜充血	睫状充血
血管来源	结膜后动脉	睫状前动脉
位置	浅	深
充血部位	近穹窿部充血显著	近角膜缘充血显著
颜色	鲜红色	紫红色
形态	血管呈网状、树枝状、放射状	轮廓不清
移动性	推动球结膜时,血管随之移动	推动球结膜时,血管不移动
充血原因	结膜疾病、角膜炎	虹膜睫状体炎及青光眼

2. 视力下降　一般指中心视力。借助视力表可检查患者的视力情况,正常视力一般在 1.0 以上。一过性视力下降一般 24 小时内可恢复。视力下降的常见原因有体位性低血压、视网膜中央动脉痉挛等。视力突然下降,不伴有眼痛见于视网膜动脉或静脉阻塞、缺血性视神经病变、玻璃体积血、视网膜脱离等疾病;视力突然下降伴有眼痛见于急性闭角型青光眼、虹膜睫状体炎、角膜炎等;视力逐渐下降不伴有眼痛见于白内障、屈光不正、开角型青光眼等;视力下降而眼底正常见于球后视神经炎、弱视等疾病。

3. 眼压升高　可通过指压或眼压计来测量确定,眼压升高常见于青光眼患者。

4. 眼球突出　眼球突出度超出正常范围,可用眼球突出计测量。可因眶内肿物、鼻窦炎症或肿瘤、眶内血管异常、甲状腺功能亢进等因素引起。

5. 其他常见的体征　如角膜上皮脱落、角膜混浊、前房变浅、晶状体混浊、玻璃体积血、视网膜脱离、杯/盘比异常等,眼科护士应仔细评估患者的异常症状和体征,以便得出正确的护理诊断。

第四节　眼科患者常见护理问题

护理问题(也称护理诊断)是对有关需要以护理措施来解决或减轻现有的、潜在的健康问题的陈述。眼科患者常见的护理问题有:

1. 疼痛与眼痛　与缝线刺激、炎症反应、眼压升高和感染有关。

2. 感知改变　与视觉功能障碍有关。

3. 潜在并发症　与眼压升高、创口裂开、创口出血、术后活动不当或术后并发症有关。

4. 自理能力缺陷　进食、沐浴或卫生、如厕等自理能力欠缺,与视力下降、术后双眼遮盖和年老(或年幼)体弱有关。

5. 便秘　与长期卧床、活动减少、精神紧张和生活习惯改变有关。

6. 有感染的危险　与机体抵抗力下降、局部创口的预防感染措施不当、不良卫生习惯等有关。

7. 恐惧　与视力下降、适应环境能力发生改变或不了解眼病情况有关。

8. 知识缺乏　缺乏眼科疾病相关知识。

9. 焦虑　与担心预后、经济负担等有关。

10. 组织完整性受损　与眼外伤、皮肤损伤风险以及术后被动体位有关。

11. 舒适度的改变　与手术、术眼包扎、视力下降、疼痛等有关。

眼科常用临床护理技术

第一节　常用临床护理检查技术

一、视力检查

【远视力检查】

1. 概述

(1) 原理:视力是分辨二维物体形状大小的能力,分为中心视力及周边视力。视力表是检查中心视力的重要工具,是根据视角原理设计而成。人眼能分辨出两点间最小距离的视角是 1′ (1 分角),视力是视角的倒数。

(2) 远视力表种类:国际标准视力表、对数视力表、兰氏(Landolt)环视力表等,首都医科大学附属北京同仁医院采用国际标准视力表。

2. 目的　患者就诊前初步检查,便于医生进行有针对性的病史询问和进一步详细检查。

3. 适应证

(1) 眼科就诊和会诊患者。

(2) 健康体检者。

4. 禁忌证

(1) 全身状况不佳。

(2) 意识不清,精神异常不能配合者。

5. 操作流程

(1) 评估患者合作程度、视力表的明亮程度以及检查距离是否符合要求。

(2) 常规先查右眼,后查左眼。先查裸眼视力,再查戴镜视力。用遮眼罩遮盖非检查眼。

(3) 视力记录:能看清全行视标,则记录为该行视力。

(4) 如最低视力行 0.1 不能辨认,患者需走近视力表,直到认出 0.1 视标为止。记录实际距离并折算,如 3m 距离看清 0.1 视标,则视力记为 $0.1 \times 3/5 = 0.06$。

(5) 如在 1m 处不能辨认最大视标,则需进行指数(CF)检查:受检者背光检查,检查者伸出手指让其辨认手指数,记录能辨认指数的最远距离,如:指数 /30cm 或 CF/30cm。若 5cm 处不能辨认指数,则检查手动(HM):检查者在受检者前摆手,记录能辨认手动的最远距离,如:手动 /30cm 或 HM/30cm。如手动也无法察觉,则用烛光或手电光反复置于受检眼前,检查并记录是否有光感(LP)。

6. 注意事项

(1) 可在视力表对面 2.5m 处放一平面镜,以节省检查距离。

(2) 每个视标检查应在 3s 内读出。

(3) 未受检眼遮盖要完全,勿压迫眼球。

(4) 受检者头位要正,不能用遮盖眼偷看。

(5) 对于裸眼视力小于 1.0,又没有配戴矫正眼镜的受检者,必要时可加用针孔板再进一步检查小孔视力。

(6) 视力检查是心理、物理检查,有时需结合患者的心理精神状况考虑结果的真实性。

(7) 遮盖眼罩一人一用。

【近视力检查】

1. 概述

(1) 原理:在距离视力表 33cm 处,能看清"1.0"行视标者为正常视力。

(2) 近视力表种类:Jaeger 近视力表、E 字标准近视力表(徐广第)。

2. 目的　近视力表是用以检查调节状态下的视力及测量近点距离的图表,适用于屈光不正的检查。

3. 适应证

(1) 屈光不正患者。

(2) 老视患者。

（3）需要检查近视力的其他情况。

4. 禁忌证

（1）全身状况不允许检查者。

（2）因精神或智力问题不能配合检查者。

5. 操作流程

（1）评估患者合作程度及近视力表的清晰度。

（2）操作前洗净双手，准备 Jaeger 近视力表。照明可采用自然弥散光或人工照明。

（3）两眼分别检查，先查右眼，后查左眼。用遮眼罩遮盖非检查眼。

（4）检查距离为 30cm。对于屈光不正者，需改变检查距离才能测得最好近视力。距离越近，近视力越好者，可能为近视；距离越远，近视力越好者，可能为远视或老视。

（5）以能看清最小一行字母为检查结果，记录为 J1~J7，并注明检查距离。

6. 注意事项

（1）每个视标检查应在 3s 内读出。

（2）未受检眼遮盖要完全，勿压迫眼球。

（3）受检者头位要正，不能用遮盖眼偷看。

（4）遮盖眼罩一人一用。

二、视网膜功能检查

1. 概述　视网膜功能检查是在肯定光感存在的基础上，检查视网膜各个部位的光感情况。临床上视力低于 0.02 时应进行视网膜功能检查。视网膜功能检查包括光定位、光感测定以及辨色，此项检查应在暗室中进行。

2. 目的　了解视网膜各个部位对光的感受能力。

3. 适应证　视力低于 0.02 的患者。

4. 禁忌证　全身状况不允许检查者或因精神或智力障碍不能配合检查者。

5. 操作流程

（1）评估患者年龄，眼部情况及合作程度。

（2）评估功能仪器是否处于备用状态。

（3）核对患者姓名、眼别。

（4）协助患者取坐位，并调整好与检查屏之间的距离（1m），检查时嘱患者将健眼遮盖完全，头部保持固定不动并嘱患者向前注视。

（5）关掉照明，操作者站在检查屏一侧，用右手先按下光源不同亮度的电钮，分别代表 1m、2m、3m、4m、5m、6m远的亮度，操作者记录能分辨的最低量度，即是代表某一距离的光感。

（6）再次分别按下各个按钮，测试左上、右上、左、右、左下、右下及中央 7 个方向光源的辨别能力，能辨别，记录为"+"，不能辨别，记录为"–"。

（7）再分别按下红、绿按钮，检查颜色的分辨力，能辨别，记录为"+"，不能辨别，记录为"–"。

6. 注意事项

（1）检查时要求在暗室环境中进行，关掉照明，不得有任何光线进入。

（2）患者与检查屏之间的距离为 1m。

（3）嘱患者完全遮盖健眼，不能用健眼偷看。

（4）嘱患者检查时头保持不动，被检测眼平视前方，用余光感受周围的光亮，切忌头部及眼随着光亮移动。

三、色觉检查

1. 概述　色觉检查方法一般有色盲检查镜、色盲检查灯、假同色表（色盲检查表）和彩色绒线束等。在招工、招生等健康体检中常用假同色表和彩色绒线束进行色觉检查。

2. 目的　筛查遗传或获得性的色觉缺陷，临床上常用于检查黄斑视锥细胞和视神经的功能。

3. 适应证

（1）健康及特殊职业体检。

（2）色盲或有色盲家族史者。

（3）某些视网膜或视神经疾病患者。

4. 禁忌证　因精神因素不能配合者。

5. 操作流程

（1）自然光照明，双眼同时检查，视线与画面垂直，检查距离 0.5m，5s 内读出图中的图形或数字。

（2）先阅读示教图。

（3）根据检查图册内规定说明，判断检查结果是否色盲、色弱、红绿色盲等。

6. 注意事项　如涉及后天获得性色觉缺陷问题，检查时需遮盖单眼。

四、裂隙灯检查

1. 概述　裂隙灯显微镜是将光线高度集中，在焦点处分辨各屈光间质，可达到组织学效果。临床上简称"裂隙灯"。裂隙灯主要由照明系统和双目显微镜构成。光源发出的光线经凸透镜集中，经不同形状的隔板投射到眼部，产生长短宽窄不同的光带。光路中还装有无赤、钴蓝等滤光片。双目显微镜由物镜和目镜组成，常用放大倍率为 10~16 倍。

2. 目的　用于检查角膜、结膜及白内障等眼前段疾病。

3. 适应证

（1）眼部常规检查一部分。

（2）眼病患者。

（3）健康体检。

4. 禁忌证　因全身状况不允许坐位的患者及婴幼儿。

5. 操作流程

（1）评估患者合作程度，检查室相对为暗室。裂隙灯为备用状态。

（2）操作前准备：了解患者病史，操作者洗净双手，操作前患者可先行一般眼科检查。

（3）根据患者体型、身高，调整坐椅高低，使检查者和被检查者处于舒适位置。被检查者摘除框架眼镜，检查者指导被检查者将额头和下颌分别放在额托和下颌托上面，并调整好高度，使被检者外眦高度位于眼位线水平。

（4）检查前向患者做好解释以取得配合，检查时嘱患者注视指示灯或直视显微镜。

（5）嘱患者闭眼，开启照明系统调整各部件，使裂隙灯与显微镜呈 30°~50°,灯光从颞侧射入。利用被检者的睫毛或鼻梁作为对焦目标,调整好焦距,然后调整双目显微镜,使其间距与检查者瞳距相一致。

(6) 根据被检者情况适用不同的照明方法进行检查。对于规范操作而言,需从前到后一次检查被检查者的眼部情况。首先将光刀宽度调为最宽,观察睫毛情况,让患者睁开眼睛,直视正前方,检查角膜结膜大致情况;然后调节光刀宽度细微观察角膜、虹膜、前房、晶状体及前 1/3 晶状体等的情况。

(7) 检查结束后整理及清洁用物,及时关闭电源。检查者需用消毒液或洗手液洗手;如检查仪器发现有问题应及时调整维修,以确保裂隙灯显微镜检查结果的准确性。

6. 注意事项

(1) 检查前不可用眼膏涂眼。

(2) 检查时禁忌强光炫眼。

(3) 一次观察时间不宜过长。

(4) 如被检者眼部刺激症状明显,可于眼部滴少量表面麻醉剂。

(5) 询问被检者检查时有无不适,如有不适及时处理并耐心解答患者的疑惑。

五、眼压检查

【Schiötz 眼压计测量法】

1. 概述　Schiötz 眼压计是压陷式眼压计,其基本原理是用一压计通过置于角膜表面的脚板,测量角膜压陷的深度。当压针每移动 0.05mm 时,眼压计指针则移动 1mm(1 个刻度单位),即放大 20 倍。角膜压陷的深度则经杠杆传至指针,指针移动的刻度数经过换算即为眼压的毫米汞柱数值。

2. 目的　测量眼球内容物作用于眼球壁的压力,为临床一些眼科疾病特别是青光眼诊断提供依据。

3. 适应证　需要了解眼压者。

4. 禁忌证

(1) 全身情况不允许采取仰卧位者。

（2）结膜或角膜急性传染性或活动性炎症者。

（3）严重角膜上皮损伤者。

（4）眼球开放性损伤者。

5. 操作流程

（1）评估患者年龄、眼部情况及合作程度。

（2）告知患者测量眼压的目的及方法，以取得患者配合。

（3）患者眼部滴表面麻醉剂 1~2 次。

（4）将眼压计的脚板置于试验台上，测试眼压计指针与圆柱间有无摩擦阻力。指针应灵敏地指在零点位置。用 75% 乙醇棉球擦拭脚板及指针底部，再以消毒干棉球拭干。

（5）患者取仰卧位，双眼直视天花板，对视力不良者可嘱其注视患者本人的手指，以固定眼位。

（6）检查者右手持眼压计，左手轻轻分开受检者上下眼睑，然后将眼压计脚板垂直放置于角膜中央，迅速读出眼压计指针刻度。一般先用 5.5g 砝码测量，指针所指刻度应在 3~7 之间，若读数小于 3 应改用 7.5g 砝码测量，若读数仍小于 3 应改用 10g 砝码测量。

（7）测量完毕，受检者眼内滴入抗生素滴眼液，并将眼压计清洁消毒后放入盒内固定位置。

（8）将所用砝码和测的读数按分数式列出，查对眼压换算表，记录出眼压的数值，即：砝码 / 指针读数 = 换算后眼压值，单位 mmHg。

6. 注意事项

（1）检查时避免受检者紧张，遇不合作者，应做好解释工作，切忌强行测量。

（2）固定眼睑时切忌对眼球施加压力。

（3）测量时眼压计脚板不宜在角膜上停留时间过长，以免损伤角膜上皮。

（4）若发现角膜擦伤，可涂用抗生素眼药膏，次日复查。

（5）压陷式眼压计测得的眼压受巩膜硬度影响，可使用两个不同重量砝码测量，查表得出校正眼压值。

(6) 眼压计消毒应彻底,防止交叉感染。

【Goldmann 眼压计测量法】

1. 概述　Goldmann 眼压计属于压平式眼压计,1955年由瑞士 Hans Goldmann 发明。用可变的重量压平一定面积的角膜,根据所需的重量与被检测角膜面积改变之间的关系判定眼压。由于所压平面积极小,眼球容积改变仅为 $0.56mm^3$,眼压数值也不受角膜曲率大小的影响(病态角膜例外)。故 Goldmann 压平眼压计所测得的眼压即为原始的眼压数值,因而,Goldmann 压平眼压计已成为国际公认眼压测量的"金标准"。

2. 目的　测量眼球内容物作用于眼球壁的压力,为临床一些眼科疾病,特别是青光眼疾病提供诊断的依据。

3. 适应证　需要了解、观察眼压者。

4. 禁忌证

(1) 全身情况不允许坐于裂隙灯显微镜之前接受检查者。

(2) 结膜或角膜急性传染性或活动性炎症者。

(3) 严重的角膜上皮损伤、角膜穿孔者。

(4) 眼球开放性损伤者。

5. 操作流程

(1) 评估患者年龄、眼部情况及合作程度。

(2) 告知患者测量眼压的目的及方法,以取得患者配合。

(3) 将已消毒好的测压头置于眼压计杠杆末端的金属环内。

(4) 患者眼部滴表面麻醉剂 1~2 次。

(5) 用荧光素纸条置于患者下穹窿部结膜囊内,使角膜表面泪液染色。

(6) 患者坐于裂隙灯显微镜前,头部固定于下颌托上,裂隙灯与显微镜夹角为 35°~60°,选择钴蓝光,用 10× 目镜观察,测压头置于显微镜前方。嘱患者放松,注视正前方,并尽量张大睑裂,必要时检查者用手指轻轻牵拉上睑,协助患者开大睑裂。

(7) 眼压计的测压螺旋转至 1g 刻度位置,缓慢向前移动裂隙灯操纵杆,使测压头刚刚接触患者的角膜,角膜面出现蓝光。

(8) 用裂隙灯观察,可见两个黄绿色半圆环。再调节裂隙灯操纵杆,使两个半圆环位于视野中央,形状对称均匀。缓慢旋转测压螺旋,直到两个半圆环的内界刚好相切,此时螺旋上的刻度乘以 10,即为眼压的毫米汞柱数。取 2~3 次测量的平均值,每次测量值相差不应超过 0.5mmHg。

(9) 测量完毕,受检者眼内滴入抗生素滴眼液。

(10) 告知患者注意事项。

(11) 清洗和消毒测压头。

6. 注意事项

(1) 测压头在使用前后应认真清洗和消毒:首先用手指蘸少许软皂溶液擦拭测压头,然后用流动水冲洗干净,最后以 75% 乙醇棉球擦拭消毒。

(2) 分开眼睑时不可用力对眼球施压。

(3) 测压时不能将睫毛夹在测压头和角膜之间。

(4) 荧光素不宜过多过浓。

(5) 角膜表面染色的泪液过多时,所观察的荧光素半环太宽,测出的眼压比实际偏高。此时应吸出过多的泪液后再测量。

(6) 如测压时所观察的荧光素半环太细,应将测压头撤回,请受检者眨眼后再测量。

(7) 测压头与角膜接触时间过久可引起眼压下降或上皮损伤着色,影响测量准确性。

(8) 如果患者眼压超过 80mmHg,需要眼压计上安装重力平衡杆,可测量高至 140mmHg 的眼压。

(9) 测量完毕,应检查患者角膜情况,如出现角膜上皮擦伤,应立即处理并随诊观察。

【非接触眼压计测量法】

1. 概述　用可控的气体脉冲将角膜中央 3.6mm 直径的面积压平,借助微电脑感受角膜表面反射的光线和压平此面积所需要的时间,换算成眼压值。优点是避免接触可能带来的感染,缺点是测量值欠准确。

2. 目的 测量眼球内容物作用于眼球壁的压力,为临床一些眼科疾病特别是青光眼病提供诊断的依据。

3. 适应证

(1) 需要了解观察眼压者。

(2) 进行眼内血管搏动测定。

(3) 进行房水动力学测定。

4. 禁忌证

(1) 全身情况不允许坐于非接触眼压计之前接受检查者。

(2) 结膜或角膜急性传染性或活动性炎症者。

(3) 严重的角膜上皮损伤者。

(4) 眼球开放性损伤者。

5. 操作流程

(1) 评估患者年龄、眼部情况及合作程度。

(2) 告知患者测量眼压的目的及方法,以取得患者配合。

(3) 患者坐于非接触眼压计之前,头固定于托架上,注视仪器中的注视点。

(4) 检查者调节调焦手柄,将眼压计测压头对准受检眼角膜,眼压计自动显示眼别,按下按钮或选择"auto",仪器自动发出气体,显示眼压数值。

(5) 一般连续测量 3 次,取平均值。

6. 注意事项

(1) 操作前后注意擦净患者接触的各个部位。

(2) 对角膜异常或注视困难者测量值可能不准确。

(3) 高眼压时测量值可有偏差。

(4) 操作前检查机器电路是否正常。

【Icare 回弹式眼压计测量法】

1. 概述 Icare 回弹式眼压计是一种新型的压平眼压计,包括轻便可手持的眼压计主体和一次性针式探头两个部分。其工作原理是通过眼压计主体将探头弹射到角膜上,通过测量探头弹回时速度降低的程度来计算眼压。其主要特点是无需表面麻醉,对患者体位无特殊要求,患者无不适感,设备轻巧,移动性好,在老人、儿童等特殊群体中具有明显优势。

2. 目的　测量眼球内容物作用于眼球壁的压力，为临床一些眼科疾病，特别是青光眼病提供诊断的依据。

3. 适应证　眼压筛查和临床工作中眼压的常规测量。

4. 禁忌证

（1）结膜或角膜急性传染性或活动性炎症者。

（2）严重的角膜上皮损伤者。

（3）眼球开放性损伤者。

5. 操作流程

（1）评估患者年龄、眼部情况及合作程度。

（2）告知患者测量眼压的目的及方法，以取得患者配合。

（3）将眼压计取出并将眼压计的腕带系在操作者手腕上，安装一次性探针于探头内，按测量按钮激活探针。

（4）一般患者取坐位，嘱其平视前方，将眼压计的额托置于额部，调节额托调节钮使测压探头距角膜中央3~5mm，连续按压测量按钮测量6次，测量结束，显示屏自动显示眼压值，记录测量结果并告知患者。然后按上述步骤完成另一只眼的测量。

6. 注意事项

（1）告知患者测量方法，让患者做好心理准备，以免造成患者紧张而影响眼压测量值的准确性。

（2）操作前清除患者角膜表面的眼药膏和分泌物，用棉签吸干泪湖处的泪液后再测量眼压。

（3）操作者应熟练操作仪器，动作轻柔、敏捷，尽量避免重复测量。

（4）每次测量眼压时更换探针，确保一人一眼一针，测量完毕，及时取出探针，避免交叉感染。

六、泪液分泌试验检查

Schirmer 试验法

1. 概述　Schirmer 试验即泪液分泌试验，主要检查泪液分泌的量，尽管此试验的重复性差，但由于经济实用，在临床上仍广泛应用于评估泪液分泌功能。由于未能完全排除检查者操作时对眼的刺激，因而 Schirmer 试验所测的泪液分泌包含基础分泌泪液和反射性分泌泪液。

2. 目的　检查泪液分泌量是否正常。

3. 适应证

(1) 流泪、溢泪患者。

(2) 眼干患者。

4. 禁忌证　无。

5. 操作流程

(1) 主动、热情接待患者。

(2) 核对患者的姓名、检查项目。

(3) 告知患者检查的目的、方法和注意事项,以取得患者的配合。

(4) 将泪液检测滤纸具有圆弧度的一端夹持于下眼睑结膜囊中外 1/3 处,另一端悬挂于眼外。

(5) 调好定时器(时间 5min),确保结果准确。

(6) 取下滤纸,观察滤纸浸湿的长度并记录(前 5mm 不记录)。滤纸湿润的长度≥15mm 为正常。

(7) 若要了解泪液的基础分泌量(Schirmer 泪液基础分泌试验),检查前在患者结膜囊内滴表面麻醉剂,5min 后再进行 Schirmer 试验,所得结果≥10mm 为正常。

6. 注意事项

(1) 试验前不滴任何眼药水,流泪患者先将泪液拭干后再检查。

(2) 进行 Schirmer 泪液基础分泌试验检查时,注意将表面麻醉剂拭干后再夹泪液检测滤纸。

(3) 应在暗室或背光处检查,以避免光线和环境因素对眼的刺激。

(4) 放置泪液检测滤纸时切忌擦伤角膜。

第二节　常用临床护理操作技术

一、滴眼药水技术

(一) 适应证

1. 眼病患者手术前、手术后抗感染。

2. 治疗眼部疾患。

3. 眼部检查前需要滴用表面麻醉药或散瞳药等药物时。

（二）禁忌证

1. 有明确的相关药物过敏史。

2. 有明确的适用范围。

（三）操作规范及流程

1. 操作前

（1）操作人员仪表要求：仪表端庄、服装整洁干净，操作前洗净双手，必要时戴口罩。

（2）患者体位要求：取坐位或仰卧位。

（3）物品准备：病历本或医嘱单、眼药水、消毒棉签或棉块、无菌眼垫、快速手消毒液。

2. 操作程序

（1）评估环境是否清洁。

（2）评估患者眼部情况、合作程度。

（3）告知患者点眼药的目的及注意事项，以取得配合。

（4）核对患者姓名、年龄、性别、住院号、床号、眼别，眼药水标签、质量、规格及有效期。

（5）嘱患者取坐位或平卧位，头稍后仰，眼睛向上注视。

（6）操作者先用消毒棉签或棉块擦净眼部分泌物，用手指分开下眼睑。

（7）将药液滴入下穹窿部，一般一次 1~2 滴。

（8）轻提上睑使药液充分弥散。

（9）滴药后嘱患者轻轻闭合眼睑 3~5min。

3. 注意事项

（1）滴药前认真做好"三查十对"。

（2）滴药时瓶口与眼睑距离应 2cm 以上，避免触及眼睑和睫毛，以防污染。

（3）滴药时，切忌药液直接滴至角膜上。

（4）对于溢出的药液应立即拭去，以免患者不适或流入耳内、口腔内。

（5）某些药物，如散瞳药、β 受体阻断剂，滴用后需压迫泪囊部 3min，可减少药液经泪道进入鼻黏膜吸收引起的中毒反应。

（6）如同时滴用多种药物,两药间隔应在 5min 以上。

（7）使用眼药水的顺序依次为:水溶性 - 悬浊性 - 油性;先滴刺激性弱的,再滴刺激性强的药物。

（8）角膜溃疡、角膜裂伤者,滴药时勿给眼球施加压力。

（9）若双眼用药,先滴健眼,后滴患眼。

（10）若为传染性眼病患者,需要实行药物隔离,用过的敷料应焚烧,用物浸泡消毒。

二、涂眼药膏技术

(一) 适应证

眼科患者需要涂用眼药膏进行眼部治疗时。

(二) 禁忌证

无。

(三) 操作规范及流程

1. 操作前

（1）操作人员仪表要求:仪表端庄、服装整洁干净。操作前洗净双手。必要时戴口罩。

（2）患者体位要求:取坐位或仰卧位。

（3）物品准备:医嘱单或病历本、眼药膏、消毒棉签或棉块、无菌眼垫、快速手消毒液。

2. 操作程序

（1）评估环境是否清洁。

（2）评估患者眼部情况、合作程度。

（3）告知患者涂眼药膏的目的及注意事项,以取得配合。

（4）核对患者姓名、年龄、性别、住院号、床号、眼别、眼药膏标签、质量、规格及有效期。

（5）嘱患者头向后仰或取仰卧位,眼睛向上注视。

（6）操作者先用消毒棉签或棉块擦净眼部分泌物,用手指分开下眼睑。

（7）将眼药膏直接挤入下穹窿部。

（8）涂药后嘱患者轻轻闭合眼睑 3~5min。

3. 注意事项

（1）涂药前认真做好"三查十对"。

（2）挤药膏时瓶口与眼睑距离应 2cm 以上,避免触及眼睑和睫毛,以防污染。

（3）涂散瞳药膏和缩瞳药膏后要压迫泪囊 3min。

三、泪道冲洗技术

【成人泪道冲洗技术】

（一）适应证

1. 检查泪道是否通畅,为诊断提供依据。

2. 内眼手术前常规检查。

3. 泪道手术前后的常规冲洗。

4. 治疗慢性泪囊炎。

（二）禁忌证

无。

（三）操作规范及流程

1. 操作前

（1）操作人员仪表要求:仪表端庄、服装整洁干净,操作前洗净双手,戴口罩。

（2）患者体位要求:取坐位。

（3）物品准备:泪道冲洗专用椅、已消毒的泪点扩张器、专用泪道冲洗针、消毒棉签和棉块、表面麻醉剂、抗生素眼药水、生理盐水。

2. 操作程序

（1）评估环境是否清洁。

（2）评估患者眼部情况、合作程度。

（3）告知患者泪道冲洗的目的及方法,以取得配合。

（4）核对医嘱、患者姓名、年龄、性别、眼别。

（5）患者取靠背坐位或仰卧位。

（6）操作者先用棉签挤压泪囊区,排除泪囊内积液、脓液。

（7）滴表面麻醉剂于泪点处。

（8）遵医嘱抽吸冲洗液。

（9）患者取舒适体位,头部固定,向上注视,操作者右手持冲洗针,左手持棉签拉开下眼睑,暴露下泪点将针头垂直插入下泪点 1~2mm,然后转为水平方向向鼻侧进入泪小管内 3~5mm 将冲洗液注入泪道,同时询问患者有无液体流入鼻腔或咽部,并观察泪点处有无液体或分泌物反流以及量、性质,观察推注时有无阻力,从而判断泪道是否通畅。

(10) 冲洗完毕,退出针头,滴抗生素眼药水,用棉签擦干流出的液体及分泌物。

(11) 告知注意事项,整理用物,洗手。

(12) 正确记录。

3. 注意事项

(1) 泪点狭小者,先用泪点扩张器扩大后再冲洗。

(2) 操作轻柔,准确,切忌损伤角膜、结膜、泪点和泪小管。进针遇到阻力时不可暴力推进,以防损伤泪道。

【婴幼儿泪道冲洗技术】

(一) 适应证

泪溢患儿。

(二) 禁忌证

无。

(三) 操作规范及流程

1. 操作前

(1) 操作人员仪表要求:仪表端庄、服装整洁干净,操作前洗净双手,戴口罩。

(2) 患儿准备:取仰卧位有专人辅助配合。

(3) 物品准备:已消毒的泪点扩张器、专用泪道冲洗针、消毒棉签和棉块、表面麻醉剂、抗生素眼药水、生理盐水。

2. 操作程序

(1) 评估环境是否清洁。

(2) 评估患者眼部情况。

(3) 告知患儿家属泪道冲洗的目的及方法,以取得配合。

(4) 核对医嘱、患儿姓名、年龄、性别、眼别。

(5) 患儿取仰卧位并有专人辅助配合。

(6) 操作者先用棉签挤压泪囊区,排除泪囊内积液、脓液。

(7) 滴表面麻醉剂于泪点处。

(8) 遵医嘱抽吸冲洗液。

（9）患儿头部固定，操作者右手持冲洗针，左手持棉签拉开下眼睑，暴露下泪点，把针头垂直插入下泪点 1~2mm，然后转为水平方向，向鼻侧进入泪小管内 3~5mm，将冲洗液注入泪道，同时观察泪点处有无液体或分泌物反流及量、性质，观察推注时有无阻力，从而判断泪道是否通畅。

（10）冲洗完毕，退出针头，滴抗生素眼药水，用棉签擦干流出的液体及分泌物。

（11）整理用物，洗手。

（12）正确记录。

3. 注意事项

（1）冲洗时，应采取头侧位，以免冲洗液误吸，引起呛咳或肺部炎症。

（2）泪点狭小者，先用泪点扩张器扩大后再冲洗。

（3）操作轻柔，准确，切忌损伤角膜、结膜、泪点和泪小管。进针遇到阻力时不可暴力推进，以防损伤泪道。

四、泪道探通技术

【成人泪道探通技术】

（一）适应证

治疗部分泪道阻塞患者。

（二）禁忌证

1. 绝对禁忌证

（1）急性泪囊炎。

（2）伴有严重结膜炎症的慢性泪囊炎患者。

2. 相对禁忌证

（1）泪道冲洗时有大量脓性分泌物外溢者。

（2）怀疑泪道肿瘤者。

（三）操作规范及流程

1. 操作前

（1）操作人员仪表要求：仪表端庄、服装整洁干净，操作前洗净双手，戴口罩。

（2）患者体位要求：取坐位头向后仰。

（3）物品准备：泪道冲洗专用椅、已消毒的泪点扩张器、专用泪道冲洗针、探针、消毒棉签和棉块、表面麻醉剂、抗生素眼药水、生理盐水。

2. 操作程序

(1) 评估环境是否清洁。

(2) 评估患者眼部情况。

(3) 告知患者泪道探通的目的及注意事项,以取得配合。

(4) 核对医嘱、姓名、年龄、性别、眼别。

(5) 挤压泪囊部,排出黏液或脓液后,滴表面麻醉剂2次。

(6) 患者取坐位,取合适的探针自下泪点进针,伸入后水平转向鼻侧,进入泪小管内,在到达鼻侧泪骨壁时,略后退 1~2mm,以探针头端为支点迅速竖起转 90° 直角,向下并稍向后外方顺鼻泪管缓缓插入。

(7) 探针连接注射器,注入生理盐水进行冲洗,如探通成功则冲洗通畅,留置 20min 后拔出。

(8) 拔探针时,用手指压住泪囊部,然后敏捷地拔出探针,用抗生素滴眼。

(9) 告知注意事项,整理用物,洗手,签字。

3. 注意事项

(1) 探针进入泪道后遇到阻力时,切不可猛力强行推进,以防假道形成。

(2) 探通后冲洗泪道时如果眼睑及面颊也随之隆起,则有假道形成,应停止冲洗,及时给予抗感染治疗。

【婴幼儿泪道探通技术】

(一) 适应证

1. 先天性泪道阻塞。

2. 新生儿泪囊炎。

(二) 禁忌证

1. 绝对禁忌证

(1) 急性泪囊炎。

(2) 伴有严重结膜炎症的慢性泪囊炎患儿。

2. 相对禁忌证

(1) 泪道冲洗时有大量脓性分泌物外溢的患儿。

（2）怀疑泪道肿瘤患儿。

（三）操作规范及流程

1. 操作前

（1）操作人员仪表要求：仪表端庄、服装整洁干净，操作前洗净双手，戴口罩。

（2）患儿体位要求：取仰卧位且家长或医护人员配合约束。

（3）物品准备：已消毒的泪点扩张器、专用泪道冲洗针、探针、消毒棉签和棉块、表面麻醉剂、抗生素眼药水、生理盐水。

2. 操作程序

（1）核对医嘱、姓名、年龄、性别、眼别。

（2）点表面麻醉剂于结膜囊内或将含有表面麻醉剂的小棉球放于上、下泪点处，时间 2~3min。

（3）操作者右手持泪点扩张器，左手轻拉下睑内侧以暴露下泪点，扩张泪点。

（4）用抗生素滴眼液进行泪道冲洗，将泪道的脓液分泌物冲洗干净。

（5）取合适的探针自下泪点进针，伸入后水平转向鼻侧，进入泪小管内，在到达鼻侧泪骨壁时，略后退 1~2mm，以探针头端为支点迅速竖起转 90° 直角，向下并稍向后外方顺鼻泪管缓缓插入。

（6）探针连接注射器，注入生理盐水进行冲洗，如探通成功后立即拔出。

（7）拔探针时，用手指压住泪囊部，然后敏捷地拔出探针，用抗生素滴眼。

（8）告知患儿家长注意事项，整理用物，洗手，签字。

3. 注意事项

（1）探针进入泪道后遇到阻力时，切不可猛力强行推进，以防假道形成。

（2）探通后冲洗泪道时如果眼睑及面颊也随之隆起，则有假道形成，应停止冲洗，及时给予抗感染治疗。

（3）冲洗时，应采取头侧位，以免冲洗液误吸，引起呛咳或肺部炎症。

(4) 探通时配合者必须将头部妥善固定,并按住患儿手及全身,以确保安全操作。

五、泪道 X 线造影技术

(一) 适应证

1. 了解泪道解剖形态。

2. 了解泪囊大小、泪道阻塞部位。

3. 为手术方式提供准确依据。

(二) 禁忌证

无。

(三) 操作规范及流程

1. 操作前

(1) 操作人员仪表要求:仪表端庄、服装整洁干净,操作前洗净双手,戴口罩。

(2) 患者体位要求:取坐位头稍向后仰。

(3) 物品准备:泪道冲洗专用椅、表面麻醉剂、泪道冲洗注射器、泪点扩张器、消毒棉签、造影剂。

2. 操作程序

(1) 评估患者眼部情况。

(2) 告知患者泪囊 X 造影的目的及方法,以取得配合。

(3) 核对医嘱、姓名、年龄、性别、眼别。

(4) 患者取坐位头向后仰,以手指或棉签挤压泪囊部,排出泪囊内积液、脓液。

(5) 滴表面麻醉剂 2 次于泪点处,进行泪道冲洗。

(6) 按泪道冲洗法,由下泪点注入 40% 碘化油 0.3~0.5ml,并在 X 线申请单上注明注药时间、签字。注入后立即做 X 线摄片。

(7) 告知注意事项,整理用物,洗手。

3. 注意事项

(1) 注入造影剂前应充分冲洗泪道并挤压泪囊部,将泪囊内容物完全排出。

(2) 如造影剂要在外加压力下注入,往往反映的不是生理状况,且泪小管的显示不佳。

(3) 造影剂注入后嘱患者勿用力挤眼,以免造影剂自泪小点溢出,影响摄片效果。

六、结膜囊冲洗技术

(一) 适应证

1. 结膜囊内有大量分泌物、粉尘异物及颗粒状异物等。

2. 眼部酸碱烧伤等。

3. 眼部手术前的常规准备。

(二) 禁忌证

婴幼儿不配合者,需全麻后再进行冲洗。

(三) 操作规范及流程

1. 操作前

(1) 操作人员仪表要求:仪表端庄、服装整洁干净,操作前洗净双手,戴口罩。

(2) 患者体位要求:取坐位头稍向后仰或仰卧位。

(3) 物品准备:表面麻醉剂、洗眼装置、授水器、10%肥皂水或去污洁面液、垫巾、消毒棉签、抗生素眼药水、生理盐水或冲洗液、快速手消毒液。

2. 操作程序

(1) 评估环境是否清洁。

(2) 评估患者结膜囊情况。

(3) 告知患者冲洗结膜囊目的及方法,以取得配合。

(4) 核对医嘱、姓名、年龄、性别、眼别。

(5) 患者取仰卧位或坐位,滴表面麻醉剂 1~2 滴,将垫巾对角相折,铺于患者患眼侧肩部,头稍向冲洗侧倾斜。将授水器紧贴于所需冲洗的眼一侧的面颊部,由患者自持。

(6) 操作者左手分开患者上下眼睑,右手持洗眼装置头端距眼球 3~4cm,冲洗时使水流先冲于颜面部,然后再移至眼部,进行结膜冲洗,距离由近至远以增大水的冲力。

(7) 冲洗同时,嘱患者将眼球向各方向转动,并用左手将上下眼睑翻开,使结膜囊各部分充分暴露,彻底冲洗。

(8) 冲洗完毕,用消毒棉棍擦净眼睑及面部的残余冲洗液,取下授水器置于 84 液浸泡桶内,眼内滴入抗生素眼药水 1~2 滴。

(9) 操作完毕后签字、洗手,告知患者冲洗结膜囊的注意事项。

(10) 整理用物。

3. 注意事项

(1) 冲洗结膜囊时,要防止洗眼装置头端触及眼睑、睫毛,以免污染洗眼装置。

(2) 对角膜裂伤或角膜溃疡的眼球,冲洗时勿施加压力,以防眼内容脱出。

(3) 角膜的感觉极为敏感,冲洗的水流切勿直接冲于其上。

(4) 冲洗传染性眼病的用具用后应彻底消毒。

(5) 冲洗液应保持适宜的温度,一般以 35~40℃为宜。一次冲洗量不少于 250ml。

(6) 需大量集中冲洗者,如手术前的术眼冲洗,洗眼装置在没有污染的情况下每日更换即可。

(7) 冲洗时注意不要将冲洗液弄湿患者衣服或床单。

(8) 冲洗时冲洗液不可溅入患者健眼和医务人员的眼内。

七、结膜结石剔除技术

(一) 适应证

眼睑结膜结石突出于结膜表面,容易引起角膜擦伤的患者。

(二) 禁忌证

结膜急性炎症者。

(三) 操作规范及流程

1. 操作前

(1) 操作人员仪表要求:仪表端庄、服装整洁干净,操作前洗净双手,戴口罩。

(2) 患者体位要求:取仰卧位。

(3) 物品准备:表面麻醉剂、眼睑拉钩、消毒尖刀或一次性注射器、消毒棉签、无菌眼垫、抗生素眼药水或眼膏。

2. 操作程序

(1) 评估环境是否清洁。

（2）评估患者眼部情况、合作程度。

（3）告知患者剔除结石的目的及方法，以取得配合。

（4）核对医嘱、姓名、年龄、性别、眼别。

（5）患者取仰卧位，滴表面麻醉剂 2 次，并嘱患者轻轻闭眼 2~3min。

（6）操作者左手持眼睑拉钩，右手持一棉签棉棍，翻转上睑或下睑，暴露睑结膜面。

（7）嘱患者向手术眼睑相反的方向注视，右手以尖刀刀尖或注射器针头剔除突出结膜面的结石。

（8）术毕滴抗生素眼药水或涂眼膏，用无菌眼垫遮盖，并让患者用手掌压迫 5min。

（9）告知患者注意事项，整理用物，洗手，操作者签字。

3. 注意事项

（1）对于未突出结膜表面的结石可不必处理。

（2）操作时尖刀斜面向上，纵行挑开结膜上的结石，以减少出血。

（3）结石多而成堆时，只剔出大而突出的，且不可一次取净，尽量减少对结膜的损伤。

八、眼球表面异物取出技术

【角膜异物取出技术】

（一）适应证

角膜表层和深层内的各种性质异物。

（二）禁忌证

异物达到角膜实质层甚至前房者。

（三）操作规范及流程

1. 操作前

（1）操作人员仪表要求：仪表端庄、服装整洁干净，操作前洗净双手，戴口罩。

（2）患者体位要求：取仰卧位。

（3）物品准备：表面麻醉剂、4.5 号小针头、无菌生理盐水、消毒棉签、无菌眼垫、抗生素眼膏、开睑器。

2. 操作流程

（1）评估环境是否清洁。

（2）评估眼部角膜情况、异物性质及合作程度。

（3）告知患者取角膜异物的目的及方法，以取得配合。

（4）核对医嘱、姓名、年龄、性别、眼别。

（5）患者取仰卧位，滴表面麻醉剂2~3次。

（6）在良好的照明条件下，以手指或开睑器拉开上、下睑，嘱患者注视一固定方向不动。

（7）附着于角膜表面异物可用生理盐水冲出，或用消毒棉签蘸生理盐水轻轻擦除，轻擦不掉者可用异物针或消毒针头自下向上将其剔出。如留有锈环可尽量一并剔出。

（8）多发性角膜浅层异物如爆炸伤，有多量粉末异物嵌入角膜基质内，可分期取出，避免过多损伤角膜。

（9）木刺类植物异物可用镊子夹出或用针头剔出。

（10）深层异物应在手术室显微镜下进行。必要时需切开角膜。铁性异物可用磁铁吸出。

（11）剔除完毕，涂抗生素眼膏或遵医嘱，用眼垫遮盖。

（12）告知患者注意事项，整理用物，洗手，操作者签字。

3. 注意事项

（1）严格无菌操作。

（2）异物或锈环在角膜深层不宜强取，尽量减少对角膜组织的破坏，可嘱患者数天后再取出。

（3）当日进入眼内的铁质异物应尽量取净，否则次日便会留有铁锈环，取出较难。

（4）如留有铁锈环，可在3~4日后待周围组织软化，再取出。对伤及前弹力层的异物，取出后会留有痕迹。

【结膜异物取出技术】

（一）适应证

进入结膜内的各种异物。

（二）禁忌证

无。

（三）操作规范及流程

1. 操作前

（1）操作人员仪表要求：仪表端庄、服装整洁干净、操作前洗净双手、戴口罩。

（2）患者体位要求：取仰卧位。

（3）物品准备：表面麻醉剂、4.5 号小针头、无菌生理盐水、消毒棉签、无菌眼垫、抗生素眼药膏、开睑器。

2. 操作程序

（1）评估环境是否清洁。

（2）评估患者眼部结膜情况、异物的性质及合作程度。

（3）告知患者取结膜异物的目的及方法，以取得配合。

（4）核对医嘱、姓名、眼别。患者取仰卧位，滴表面麻醉剂 1~2 次。

（5）以生理盐水冲洗结膜囊，翻转上、下睑，冲洗上、下穹窿，皱褶处需以棉签轻轻拉开冲洗，特别是石灰类异物，常积存在皱褶处，需以虹膜恢复器将石灰彻底清除后再冲洗。

（6）以消毒棉签轻轻拭出或以注射针头剔出结膜表面异物。

（7）如系煤矿爆炸或雷管爆炸，异物常进入结膜内，可以 TB 针头或异物镊轻轻剔出或夹取。多发异物可先取大而突出的，数日后再取小的和遗留的，以免过多损伤结膜。

（8）结膜内的异物必要时可切开结膜将异物取出。

（9）取出异物后遵医嘱用药和遮盖患眼。

（10）告知患者注意事项，整理用物，洗手，操作者签字。

3. 注意事项

（1）取异物时针尖不可刺入过深，以免刺伤巩膜。

（2）异物多且在皱褶处时，应用大量生理盐水反复冲洗结膜囊。

（3）当日进入眼内的铁质异物应尽量取净，否则次日便会留有铁锈环，取出较难。

（4）如留有铁锈环，可在 3~4 日后待周围组织软化，再取出。

九、眼部遮盖及绷带包扎技术

【眼垫遮盖技术】

（一）适应证

1. 保护患眼，杜绝外界光线进入眼内，减轻患眼的刺激和细菌侵袭，使患眼得到充分休息。

2. 手术、外伤后保持局部清洁,避免感染,促进伤口愈合。

3. 预防或治疗弱视。

4. 新鲜视网膜脱离术前遮盖,为促使视网膜部分复位。

5. 眼睑闭合不全,角膜暴露,避免角膜干燥,预防感染,保护眼球,可暂时用眼垫遮盖。

(二) 禁忌证

无。

(三) 操作规范及流程

1. 操作前

(1) 操作人员仪表要求:仪表端庄、服装整洁干净、操作前洗净双手、戴口罩。

(2) 患者体位要求:取坐位或仰卧位。

(3) 物品准备:无菌眼垫。

2. 操作程序

(1) 评估眼部情况,合作程度。

(2) 告知眼垫遮盖的目的、方法,以取得配合。

(3) 核对医嘱、姓名、年龄、性别、眼别。

(4) 遵医嘱涂药膏或眼水,嘱患者充分闭睑,避免角膜与眼垫接触,然后根据要求覆盖不同规格的眼垫。

(5) 告知注意事项,整理用物,洗手,签字。

3. 注意事项

(1) 急性结膜炎或眼部分泌物较多时不宜遮盖,以免局部温度增高使细菌繁殖,且不利于分泌物排出。

(2) 涂眼膏时,检查是否有睫毛被压向睑裂内,刺激角膜,防止角膜上皮擦伤和疼痛不适。

(3) 单眼覆盖眼垫后,仅有单眼视野,同时双眼单视功能消失,故应嘱患者不宜做精细、高速车床及其他需立体视觉的工作和活动。

(4) 小儿单眼遮盖过久,可能出现弱视现象。

【眼部绷带包扎技术】

(一) 单眼绷带包扎技术

1. 适应证

(1) 保护患眼,杜绝外界光线进入眼内,减轻患眼的刺激和细菌侵袭,使患眼得到充分休息。

(2) 加压包扎止血及治疗虹膜脱出。

(3) 青光眼滤过术后,预防及治疗术后无前房。

(4) 角膜溃疡软化,防止穿孔。角膜知觉麻痹和兔眼症进行包扎,可避免眼球组织暴露和外伤。

2. 禁忌证　无。

3. 操作规范及流程

(1) 操作前

① 操作人员仪表要求:仪表端庄、服装整洁干净、操作前洗净双手、戴口罩。

② 患者体位要求:取坐位或仰卧位。

③ 物品准备:无菌眼垫、眼用绷带、眼膏、透明胶带。

(2) 操作程序

① 评估眼部情况,合作程度。

② 告知眼部绷带包扎的目的、方法,以取得配合。

③ 查对医嘱、姓名、年龄、性别、眼别。

④ 遵医嘱涂眼膏后用眼垫覆盖。

⑤ 以绷带卷从患侧耳上在前额缠绕一圈后,拉紧至健侧耳上,斜经后头枕部,由患侧耳下经患眼斜至健侧前额 2~4 圈,再经前额水平缠绕,如此重复至绷带将尽时,做水平缠绕固定。

⑥ 告知注意事项,整理用物,洗手,签字。

(3) 注意事项

① 单眼包扎时,应将患眼完全包住。

② 斜至健侧前额时,不可将健眼遮挡,以免引起患者行动不便。

③ 如为儿童,应嘱其注意保持头部相对稳定,防止绷带脱落。

④ 松紧度适宜,过紧可致头痛等不适,过松容易脱落。

(二) 双眼绷带包扎技术

1. 适应证

(1) 保护患眼,杜绝外界光线进入眼内,减轻患眼的刺激和细菌侵袭,使患眼得到充分休息。

(2) 加压包扎止血及治疗虹膜脱出。

（3）青光眼滤过术后，预防及治疗术后无前房。

（4）角膜溃疡软化，预防穿孔。角膜知觉麻痹和兔眼症，避免眼球组织暴露和外伤。

2. 禁忌证　无。

3. 操作规范及流程

（1）操作前

① 操作人员仪表要求：仪表端庄、服装整洁干净，操作前洗净双手，戴口罩。

② 患者体位要求：取坐位或仰卧位。

③ 物品准备：无菌眼垫、眼用绷带、眼膏、透明胶带。

（2）操作程序

① 评估眼部情况，合作程度。

② 告知眼部绷带包扎的目的、方法，以取得配合。

③ 核对医嘱、姓名、年龄、性别、眼别。

④ 双眼涂眼膏，眼垫遮盖后，以绷带卷从右侧耳上开始，在前额缠绕一圈后，向下斜至对侧耳下，水平绕经颈部，由右侧耳下向上斜过前额水平缠绕一圈，再向下斜至对侧耳下，如此重复斜绕数次，最后在前额水平缠绕固定。

⑤ 告知注意事项，整理用物，洗手，签字。

（3）注意事项

① 包扎时不可过紧，以免局部循环障碍，引起患者头痛、头晕和不适。

② 绷带勿加压于耳。

③ 层次要分明，绕后头部一定要固定在枕骨结节之上，以免滑脱。

十、眼部微生物标本采集技术

【刮片法标本采集技术】

（一）适应证

1. 怀疑有细菌性结膜炎、角膜炎。

2. 怀疑眼睑及睑缘等处皮肤有细菌感染导致的炎症。

（二）禁忌证

因精神因素或全身状况不适应检查者，角膜溃疡已经有穿孔倾向者。

（三）操作规范及流程

1. 操作前

（1）操作人员仪表要求：仪表端庄、服装整洁干净，操作前洗净双手，戴口罩。

（2）患者体位要求：取坐位或仰卧位。

（3）物品准备：灭菌生理盐水、消毒棉签、表面麻醉剂、灭菌刮匙、清洁载玻片、开睑器、抗生素眼药水、固定液、红蓝铅笔、酒精灯、打火机。

2. 操作程序

（1）评估眼部情况，合作程度。

（2）告知刮片采集目的、方法，以取得配合。

（3）核对医嘱、姓名、年龄、性别、眼别。

（4）结膜囊内滴表面麻醉剂2次。将化验标号贴在玻片一边，并以红笔划出标本区，然后在酒精灯上烧烤消毒后备用。

（5）操作者先用灭菌生理盐水湿棉签将结膜或角膜分泌物拭去。

（6）如在角膜上取材，用消毒的尖刀片或虹膜恢复器沿着角膜的弯曲度，在病变区轻轻刮取表层组织后，垂直睑结膜面，将刮出物分别涂于玻片上。

（7）立即用纯甲醇固定或火焰固定，待自然干燥后送检。

（8）刮取标本后，眼内滴用抗生素眼药水。

（9）告知注意事项，洗手，整理用物，签字。

3. 注意事项

（1）用刮匙刮取标本，应使刮刀与组织表面垂直，刮取时动作轻柔。

（2）在病变组织的同一部位不能反复刮取。

（3）若需要刮取角膜溃疡的基底组织时，勿过度向下用力，以防角膜穿孔。

（4）应在使用抗生素药物之前刮取标本，以提高阳性检出率。

（5）根据细菌种类选择不同的固定和染色方法。

(6) 采取标本时,严格无菌操作。

(7) 标本取出后,及时固定后立即送检,送检途中避免污染。

【结膜囊细菌培养法标本采集技术】

(一) 适应证

1. 怀疑有细菌性结膜炎、角膜炎。

2. 怀疑眼睑及睑缘等处皮肤有细菌感染导致的炎症。

(二) 禁忌证

因精神因素或全身状况不适应检查者。

(三) 操作规范及流程

1. 操作前

(1) 操作人员仪表要求:仪表端庄、服装整洁干净,操作前洗净双手,戴口罩。

(2) 患者体位要求:取仰卧位。

(3) 物品准备:表面麻醉剂、无菌培养基、酒精灯。

2. 操作程序

(1) 评估眼部情况,合作程度。

(2) 告知结膜囊细菌培养目的、方法,以取得配合。

(3) 核对医嘱、姓名、年龄、性别、眼别。

(4) 将化验标号贴于培养管上。

(5) 将培养管拧开,拉出 1/5 棉拭子,以酒精灯火焰消毒培养管口后,轻轻取出浸有肉汤的消毒棉拭子(注意勿触及培养管)。

(6) 左手将患眼下睑向下牵拉,充分暴露并固定下睑穹窿,以棉拭子在内 1/3 下穹窿内轻轻擦拭,并旋转 360°,然后松开下睑,将培养管口在酒精灯火焰上旋转消毒,再将棉拭子轻而准确地插入管中,拧好培养管盖,在 2h 内送检。

(7) 告知注意事项,整理用物,洗手,签字。

3. 注意事项

(1) 严格无菌操作。

(2) 操作过程中棉拭子切勿接触睫毛和睑缘皮肤,从培养管取出和送进棉拭子时勿触及培养管的管口,以免影响检查结果。

【角膜溃疡部普通细菌培养和真菌培养法标本采集技术】

（一）适应证

1. 怀疑细菌性或真菌性角膜炎、细菌性结膜炎。

2. 眼睑及睑缘等处皮肤有细菌或真菌感染。

（二）禁忌证

1. 因精神因素或全身状况不适合检查者。

2. 角膜已经穿孔者。

（三）操作规范及流程

1. 操作前

（1）操作人员仪表要求：仪表端庄、服装整洁干净，操作前洗净双手，戴口罩。

（2）患者体位要求：取仰卧位。

（3）物品准备：表面麻醉剂、无菌培养基、酒精灯。

2. 操作程序同结膜囊培养。

3. 注意事项同结膜囊培养。

十一、眼部脓肿切开技术

【外睑腺炎切开引流技术】

（一）适应证

化脓后的外睑腺炎。

（二）禁忌证

睑腺炎尚未成熟，切忌切开。

（三）操作规范及流程

1. 操作前

（1）操作人员仪表要求：仪表端庄、服装整洁干净，操作前洗净双手，戴口罩。

（2）患者体位要求：取仰卧位。

（3）物品准备：75% 乙醇、灭菌引流条、一次性无菌尖刀片、无菌镊、消毒棉签、灭菌眼垫、抗生素眼膏。

2. 操作程序

（1）评估眼部情况，合作程度。

（2）告知外睑腺炎切开引流的目的、方法，以取得配合。

（3）核对医嘱、姓名、年龄、性别、眼别及切开部位。

（4）眼睑皮肤消毒后，用尖刀在皮肤波动最明显处（体位最低处）做一与睑缘平行切口，排出脓液，放置引流条，涂抗生素眼膏后，遮盖眼垫。

（5）洗手、签字，告知注意事项与换药复诊时间。

（6）整理用物。

3. 注意事项

（1）操作时刀刃应背向眼球，以免误伤角膜。

（2）切开前、后切勿挤压脓头，以免感染扩散而引起眼眶蜂窝组织炎和海绵窦血栓等严重并发症。

（3）切口应与睑缘平行，避免损伤眼轮匝肌。

（4）避免在睫毛根部作切口，以防手术后发生倒睫。

（5）脓肿未形成（未成熟）时，不可过早切开，以免炎症扩散。

【内睑腺炎切开引流技术】

（一）适应证

化脓后的内睑腺炎。

（二）禁忌证

睑腺炎尚未成熟，切忌切开。

（三）操作规范及流程

1. 操作前

（1）操作人员仪表要求：仪表端庄、服装整洁干净。操作前洗净双手，戴口罩。

（2）患者体位要求：取仰卧位。

（3）物品准备：表面麻醉剂、灭菌引流条、一次性无菌尖刀片、无菌镊、消毒棉签、抗生素眼膏、灭菌眼垫。

2. 操作程序

（1）评估眼部情况，合作程度。

（2）告知内睑腺炎切开引流的目的、方法，以取得配合。

（3）核对医嘱、姓名、年龄、性别、眼别及切开部位。

（4）滴表面麻醉剂 3 次，每次间隔 3~5min。

（5）翻转眼睑，充分暴露病变部位，用尖刀在睑结膜面脓点最明显处作垂直于睑缘的切口，排除脓液，用棉签拭净。

(6) 如脓腔较大,可放置引流条。

(7) 结膜囊内涂抗生素眼膏,遮盖眼垫。

(8) 洗手,签字,告知注意事项与换药复诊时间。

(9) 整理用物。

3. 注意事项

(1) 操作时刀刃应背向眼球,以免误伤角膜。

(2) 切开前、后切勿挤压脓头,以免感染扩散而引起眼眶蜂窝组织炎和海绵窦血栓等严重并发症。

(3) 切口应与睑缘垂直,避免损伤睑板腺。

(4) 脓肿未形成(未成熟)时,不可过早切开,以免炎症扩散。

【泪囊部脓肿切开引流技术】

(一) 适应证

化脓后的泪囊部脓肿。

(二) 禁忌证

1. 泪囊部脓肿尚未成熟,切忌切开。

2. 怀疑泪囊部肿瘤者禁忌。

(三) 操作规范及流程

1. 操作前

(1) 操作人员仪表要求:仪表端庄、服装整洁干净。操作前洗净双手,戴口罩。

(2) 患者体位要求:取仰卧位。

(3) 物品准备:75% 乙醇、灭菌引流条、无菌齿镊、一次性无菌尖刀片、消毒棉签、抗生素眼膏、无菌眼垫。

2. 操作程序

(1) 评估眼部情况,合作程度。

(2) 告知泪囊部肿物切开引流的目的、方法,以取得配合。

(3) 核对医嘱、姓名、年龄、性别、眼别及切开部位。

(4) 75% 乙醇消毒泪囊部皮肤。

(5) 用尖刀在皮肤波动最明显处(体位最低处)做一与皮肤纹理平行的切口,排出脓液,放置引流条,涂抗生素眼膏,遮盖眼垫。

(6) 洗手,签字,告知注意事项与换药复诊时间。

(7) 整理用物。

3. 注意事项

(1) 脓肿未形成(未成熟)时,不可过早切开,以免炎症扩散。

(2) 操作时刀刃应按照皮肤纹理切开。

(3) 在引流的同时,全身应用抗生素类药物。

十二、耳尖放血技术

(一) 适应证

睑腺炎(麦粒肿)初期。

(二) 禁忌证

无。

(三) 操作规范及流程

1. 操作前

(1) 操作人员仪表要求:仪表端庄、服装整洁干净。操作前洗净双手,戴口罩。

(2) 患者体位要求:取坐位。

(3) 物品准备:75% 乙醇、无菌棉签、无菌棉块、无菌眼垫、已消毒的三棱针。

2. 操作程序

(1) 评估眼部情况,耳部情况以及患者合作程度。

(2) 告知耳尖放血的目的、方法,以取得配合。

(3) 核对医嘱、姓名、年龄、性别、眼别及放血部位。

(4) 患者取坐位,将患者患眼同侧耳轮对折,顶端折处为针刺点,用 75% 乙醇消毒针刺点皮肤,将三棱针针头对准针刺点迅速刺入 1~2mm 深,用双手拇指及示指挤压针刺点附近耳郭,将血挤出 40~50 滴,用消毒眼垫拭干后以消毒棉球压迫穿刺点。

(5) 洗手,签字,告知注意事项。

(6) 整理用物。

3. 注意事项

(1) 穿刺时注意防止损伤耳软骨。

(2) 当血液不宜挤出时,用乙醇棉擦拭穿刺点,可刺激血液流出。

十三、睑板腺滤泡切开技术

(一)适应证

慢性结膜炎或睑缘炎对周围组织刺激形成睑板腺滤泡。

(二)禁忌证

无。

(三)操作规范及流程

1. 操作前

(1) 操作人员仪表要求:仪表端庄、服装整洁干净。操作前洗净双手,戴口罩。

(2) 患者体位要求:取仰卧位。

(3) 物品准备:1ml 无菌注射器、表面麻醉剂、无菌棉签、抗生素眼膏。

2. 操作程序

(1) 评估眼部情况,合作程度。

(2) 告知滤泡切开目的、方法,以取得配合。

(3) 核对医嘱、姓名、年龄、性别、眼别及切开部位。

(4) 滴表面麻醉剂 3 次,每次间隔 3~5min。

(5) 翻转眼睑,充分暴露病变部位,用针尖挑开滤泡,用棉签拭净。

(6) 结膜囊内涂抗生素眼膏,遮盖眼垫。

(7) 洗手,签字,告知注意事项与换药复诊时间。

(8) 整理用物。

3. 注意事项　操作时针尖斜面向上,以防误伤角膜。

十四、睑板腺按摩技术

(一)适应证

适用于睑板腺阻塞患者。

(二)禁忌证

无。

(三)操作规范及流程

1. 操作前

(1) 操作人员仪表要求:仪表端庄、服装整洁干净。操作前洗净双手,戴口罩。

(2) 患者体位要求:取仰卧位。

(3) 物品准备:表面麻醉剂、消毒棉签、灭菌眼垫、HOTZ 板、抗生素眼膏、抗生素眼药水。

2. 操作程序

(1) 评估眼部情况,合作程度。

(2) 告知睑板腺按摩目的、方法,以取得配合。

(3) 核对医嘱、姓名、年龄、性别、眼别。

(4) 滴表面麻醉剂 2~3 次。

(5) 在 HOTZ 板上涂抗生素眼膏。

(6) 嘱患者向所按睑板相反方向注视,HOTZ 板一端轻轻放入眼睑内,在皮肤与 HOTZ 板接触处垫上纱布,向下按压 HOTZ 板使 HOTZ 板将眼睑撑起。用棉签从睑缘下方向睑缘处进行挤压按摩,将潴留于导管内的分泌物压出,使睑板腺通畅。

(7) 按摩后取出 HOTZ 板,滴抗生素眼药水。

(8) 洗手,签字,告知注意事项。

(9) 整理用物。

3. 注意事项　睑板腺按摩后患者半小时之内不要揉眼,以免引起角膜内皮擦伤。

十五、眼肌按摩技术

(一) 适应证

眼肌麻痹患者。

(二) 禁忌证

无。

(三) 操作规范及流程

1. 操作前

(1) 操作人员仪表要求:仪表端庄、服装整洁干净,操作前洗净双手,戴口罩。

(2) 患者体位要求:取仰卧位。

(3) 物品准备:开睑器、表面麻醉剂、玻璃棒、有齿镊。

2. 操作程序

(1) 评估眼部情况,合作程度。

（2）告知眼肌按摩目的、方法，以取得配合。

（3）核对医嘱、姓名、年龄、性别、眼别。

（4）滴表面麻醉剂 2~3 次，每次间隔 3~5min。

（5）放置开睑器，嘱患者向所需按摩直肌相反方向注视保持眼球不动。

（6）用无菌玻璃棒按摩直肌附着处，沿直肌方向由上至下按摩，反复进行 100 次左右。

（7）用有齿镊夹住直肌，沿直肌方向由上而下牵拉，眼球随之运动，反复进行 20~30 次左右。

（8）轻取开睑器，滴入抗生素眼药水。

（9）洗手，签字，告知注意事项。

（10）整理用物。

3. 注意事项

（1）先用玻璃棒进行按摩，后用有齿镊进行牵拉。

（2）按摩部位要准确，有齿镊一定要夹住直肌，否则达不到牵拉效果。

（3）眼肌按摩一个疗程为 10 天，如患者结膜充血较重，可嘱患者休息 1~2 天再继续治疗。

（4）每次治疗完毕，嘱患者 30min 内勿揉眼，以免损伤角膜。

十六、眼部缝线拆除技术

【眼睑皮肤缝线拆除技术】

（一）适应证

眼部皮肤有缝线的患者。

（二）禁忌证

未到拆线日期或者伤口未完全愈合者。

（三）操作规范及流程

1. 操作前

（1）操作人员仪表要求：仪表端庄、服装整洁干净，操作前洗净双手，戴口罩。

（2）患者体位要求：取仰卧位。

（3）物品准备：无菌盘（灭菌弯剪、灭菌有齿镊、无菌眼垫）、无菌生理盐水、75% 乙醇。

2. 操作程序

(1) 评估眼部情况,合作程度。

(2) 告知眼睑皮肤拆线的目的、方法,以取得配合。

(3) 核对医嘱、姓名、年龄、性别、眼别及拆线日期。

(4) 用生理盐水棉签清洁,并以75%乙醇消毒伤口及周围皮肤,左手持镊夹住线套,右手持剪拆除缝线。

(5) 缝线拆除后以75%乙醇再次消毒伤口,无菌眼垫遮盖。

(6) 洗手,签字,告知注意事项。

(7) 整理用物。

3. 注意事项

(1) 皮肤缝线拆除后嘱患者24h之内不要沾水,以免感染。

(2) 如伤口结痂将缝线粘住,应先以生理盐水棉块浸润后再拆除缝线。

(3) 仔细检查有无遗漏的缝线。

(4) 拆线后皮肤有结痂者,嘱患者不要强行揭掉,使其自行脱落以免留疤。

【结膜缝线拆除技术】

(一)适应证

结膜有缝线的患者。

(二)禁忌证

未到拆线日期或者伤口未完全愈合者。

(三)操作规范及流程

1. 操作前

(1) 操作人员仪表要求:仪表端庄、服装整洁干净,操作前洗净双手,戴口罩。

(2) 患者体位要求:取仰卧位。

(3) 物品准备:表面麻醉剂、无菌盘(内有开睑器、弯剪、有齿镊、无菌眼垫)、抗生素眼膏或眼药水、消毒棉签、灭菌生理盐水。

2. 操作程序

(1) 评估眼部情况,合作程度。

(2) 告知眼结膜拆线的目的、方法,以取得配合。

（3）核对医嘱、姓名、年龄、性别、眼别及拆线日期。

（4）滴表面麻醉剂2次。

（5）右手以生理盐水棉签清洁眼周围皮肤，并以开睑器轻轻牵开上下睑。

（6）在良好的照明条件下，左手以有齿镊夹住线头一端提起，另一手持剪刀伸进提起的一端将线剪开。

（7）仔细检查有无遗漏的缝线后，取下开睑器。

（8）连续缝线者，先松开两端缝线的一个套，然后由一端或中央抽拉缝线。

（9）缝线拆除后，滴抗生素眼药水1滴或涂抗生素眼膏，无菌眼垫遮盖。

（10）签字，告知注意事项。

（11）整理用物。

3. 注意事项

（1）拆线时不可用力过猛，以免损伤结膜。

（2）拆线时嘱患者向相反的方向注视，防止器械损伤其他部位。

十七、眼部球结膜下注射技术

（一）适应证

需要通过结膜给药进行治疗时。

（二）禁忌证

1. 有明显的出血倾向者。

2. 眼球有明显的穿通伤口，而未进行缝合者。

（三）操作规范及流程

1. 操作前

（1）操作人员仪表要求：仪表端庄、服装整洁干净，操作前洗净双手，戴口罩。

（2）患者体位要求：取仰卧位。

（3）物品准备：表面麻醉剂、所需药物、2ml注射器、无菌盘（临时盘）、无菌眼垫、无菌棉签、抗生素眼膏或眼药水。

（4）查看操作知情同意书是否知晓，签字。

2. 操作程序

（1）评估眼部情况，合作程度。

(2) 告知结膜下注射的目的、方法,以取得配合。

(3) 核对医嘱、姓名、年龄、性别、眼别。

(4) 滴表面麻醉剂 2 次,每次间隔 2~3min。

(5) 操作者左手拇指与示指分开上、下眼睑,并嘱患者眼向上方注视,充分暴露下方球结膜,然后将注射针头与睑缘平行成 10°~15° 角,挑起注射部位的球结膜,缓慢注入药物使结膜呈鱼泡样隆起。

(6) 注射完毕退出针头,滴抗生素眼药水,嘱患者闭眼数分钟,观察有无出血等情况,必要时眼垫遮盖。

(7) 洗手、签字,告知注意事项。

(8) 整理用物。

3. 注意事项

(1) 注射时嘱患者头部和眼球不要转动,以免刺伤眼球,对眼球震颤不能固视者,可用无菌镊固定眼球后再作注射。

(2) 多次注射,应更换注射部位。

(3) 注射时,针头不能朝向角膜或距离角膜缘过近,针尖斜面向上,避开血管。

(4) 结膜下注射时可能会伤及结膜血管,引起结膜下出血,应做好相关宣教。

(5) 注射时不要用力过猛,尽量避开血管,避免损伤巩膜。

十八、眼球周围筋膜注射技术(半球后注射技术)

(一) 适应证

1. 需要球周给药或进行麻醉时。

2. 结膜反复注射而致药物不易吸收时。

(二) 禁忌证

眼球有明显的穿通伤口,未进行缝合时。

(三) 操作规范及流程

1. 操作前

(1) 操作人员仪表要求:仪表端庄、服装整洁干净,操作前洗净双手、戴口罩。

(2) 患者体位要求:取仰卧位。

（3）物品准备：所需药物、2ml 注射器、无菌盘、无菌眼垫、无菌棉签、75% 乙醇。

（4）查看操作知情同意书是否知晓,签字。

2. 操作程序

（1）评估眼部情况,合作程度。

（2）告知半球后注射的目的、方法,以取得配合。

（3）核对医嘱、姓名、年龄、性别、眼别。

（4）75% 乙醇棉签消毒下睑皮肤。

（5）嘱患者向上方注视,于下睑外 1/3 处进针,抽取无回血后方可注药。

（6）拔针后用消毒干棉球压迫进针点 3~5min。

（7）洗手,签字,告知注意事项。

（8）整理用物。

3. 注意事项

（1）进针拔针时速度要慢,进针时,用力不可过大,遇到阻力,切忌强行进针。

（2）注射时可能会伤及血管,引起眶内出血,应及时给予加压止血。

（3）注射过程中要观察眼部情况,如有眼睑肿胀,眼球突出,提示出血症状,应立即拔针,加压包扎。

十九、眼部球后注射技术

（一）适应证

1. 需要球后给药进行麻醉时。

2. 治疗眼球后部疾病。

3. 眼内手术的睫状神经节阻滞麻醉。

（二）禁忌证

1. 怀疑有眶内感染时。

2. 有明显的出血倾向者。

3. 眼球有明显的穿通伤口,并未进行缝合时。

4. 怀疑有眶内恶性肿瘤者。

（三）操作规范及流程

1. 操作前

（1）操作人员仪表要求：仪表端庄、服装整洁干净,操作前洗净双手,戴口罩。

(2) 患者体位要求:取仰卧位。

(3) 物品准备:所需药物、75%乙醇、球后专用2ml注射器、无菌盘、无菌棉签。

(4) 查看操作知情同意书是否知晓,签字。

2. 操作程序

(1) 评估眼部情况(特别是高度近视或晚期青光眼视野较小的患者)、合作程度。

(2) 告知球后注射的目的、方法,以取得配合。

(3) 核对医嘱、姓名、年龄、性别、眼别。

(4) 75%乙醇棉签消毒下睑皮肤。

(5) 嘱患者向内上方注视。

(6) 用球后注射专用针于下睑外1/3与中1/3交界处眶缘皮肤刺入,垂直进针1cm后再转向鼻上方倾斜,向眶尖方向进针,总长约3~3.5cm,抽吸无回血即可注入药物。

(7) 注射完毕,消毒棉签压住进针处,拔出针头,并用手掌轻压迫眼球3~5min。

(8) 洗手,签字,告知注意事项。

(9) 整理用物。

3. 注意事项

(1) 球后注射时谨防穿通眼球壁,特别是高度近视眼轴增长时。

(2) 进针深度不可超过3.5cm,以免伤及神经组织。

(3) 球后注射后嘱患者压迫眼球5min,防止出血和促进药液扩散。

(4) 如注射后眼球迅速突出,眼睑绷紧,则为球后出血,应立即闭合眼睑,加压包扎,并通知医生,配合处理。

(5) 注射后,如患者突感视物不见,可能发生中央动脉阻塞,应立即通知医生配合处理。

(6) 做好健康宣教。

二十、颞浅动脉旁注射技术

(一) 适应证

缺血性视神经、视网膜病变、脉络膜病变。

（二）禁忌证

因精神因素或全身状况不能接受此项治疗者。

（三）操作规范及流程

1. 操作前

（1）操作人员仪表要求：仪表端庄、服装整洁干净，操作前洗净双手，戴口罩。

（2）患者体位要求：取仰卧位。

（3）物品准备：所需药物、75% 乙醇、2ml 注射器、4.5号针头、无菌盘、无菌棉签、透明胶带。

（4）查看操作知情同意书是否知晓，签字。

2. 操作程序

（1）评估眼部情况，合作程度。

（2）告知颞浅动脉旁注射的目的、方法，以取得配合。

（3）核对医嘱、姓名、年龄、性别、眼别。

（4）用 75% 乙醇消毒患眼颞侧皮肤。

（5）以棉签定位进针点（眉弓与下眶缘连线的交点），以 15°~30° 进针，抽取回血后，右手推药，左手持棉签在注射区域进行环形按摩。

（6）拔出针后，嘱患者按压注射部位 5~10min。

（7）洗手，签字，告知注意事项。

（8）整理用物。

3. 注意事项

（1）推药速度不可过快。

（2）青光眼、心房纤颤的患者慎用。

二十一、眶上神经封闭技术

（一）适应证

眶上神经疼痛的患者。

（二）禁忌证

1. 小儿。

2. 局部皮肤有炎症者。

3. 因精神因素或全身状况不能接受此项治疗者。

（三）操作规范及流程

1. 操作前

（1）操作人员仪表要求：仪表端庄、服装整洁干净，操作前洗净双手，戴口罩。

（2）患者体位要求：取仰卧位。

（3）物品准备：所需药物、2ml 注射器、4.5 号针头、无菌盘、无菌棉签、75% 乙醇。

（4）查看操作知情同意书是否知晓，签字。

2. 操作程序

（1）评估眼部情况，合作程度。

（2）告知眶上神经封闭的目的、方法，以取得配合。

（3）核对医嘱、姓名、年龄、性别、眼别。

（4）用 75% 乙醇消毒患眼眶缘皮肤。

（5）以棉签定位进针点（患眼鼻侧眶上缘切迹），垂直进针约 1~1.5cm，抽取无回血后缓慢推药。

（6）拔出针后，嘱患者按压注射部位 5min。

（7）洗手，签字，告知注意事项。

（8）整理用物。

3. 注意事项

（1）进针时，切忌太快，以免损伤眼内组织。

（2）75% 乙醇消毒时要防止乙醇进入眼内，引起不适。

二十二、眼部角结膜烧灼技术

（一）适应证

角膜溃疡患者。

（二）禁忌证

因精神因素或全身情况不能进行此项治疗者。

（三）操作规范及流程

1. 操作前

（1）操作人员仪表要求：仪表端庄、服装整洁干净，操作前洗净双手，戴口罩。

（2）患者体位要求：取仰卧位。

（3）物品准备：表面麻醉剂、5% 碘酊、眼科专用小棉签、灭菌生理盐水。

2. 操作程序

(1) 评估眼部情况,合作程度。

(2) 告知眼部角结膜烧灼的目的、方法,以取得配合。

(3) 核对医嘱、姓名、年龄、性别、眼别。

(4) 滴表面麻醉剂 2~3 次,每次间隔 3~5min。

(5) 操作者左手指轻轻拔开患者眼睑,勿加压于眼球上。嘱患者注视一目标,勿转动眼球。

(6) 右手用干棉签吸尽溃疡面水分,然后用特制小棉签蘸少量 5% 碘酊涂于溃疡处。

(7) 用盐酸丙美卡因滴眼液或生理盐水冲洗烧灼处后,滴抗生素眼药水或眼膏,遮盖眼垫。

(8) 告知注意事项,签字,洗手,整理用物。

3. 注意事项

(1) 准确烧灼溃疡面,避免损伤正常角膜。

(2) 不可烧灼恢复期角膜溃疡和已形成瘢痕者,必要时以荧光素染色法指示溃疡面。

二十三、眼部冷敷技术

(一) 适应证

1. 眼睑或其他组织因急性外伤、出血早期。

2. 急性炎症眼痛剧烈者。

(二) 禁忌证

1. 角膜炎或角膜溃疡患者。

2. 虹膜睫状体炎患者。

(三) 操作规范及流程

1. 操作前

(1) 操作人员仪表要求:仪表端庄,服装整洁干净,操作前洗净双手,戴口罩。

(2) 患者体位要求:取坐位或仰卧位。

(3) 物品准备:治疗巾、化学冰袋或人造冰。

2. 操作程序

(1) 评估眼部情况,合作程度。

(2) 告知冷敷的目的、方法,以取得配合。

(3) 核对医嘱、姓名、性别、年龄、眼别。

（4）用治疗巾双层包裹化学冰袋或人造冰块后放置于眼部，时间 20min，每日两次。

（5）操作完毕后观察眼部周围皮肤情况。

（6）洗手，签字，告知注意事项。

（7）整理用物。

3. 注意事项

（1）冷敷前眼睑部周围皮肤可以涂少量凡士林。

（2）冷敷时间不能过长，以免冻伤皮肤。

二十四、眼部泪腺注射技术

（一）适应证

泪腺炎性假瘤。

（二）禁忌证

因全身因素或全身情况不能进行此项治疗者。

（三）操作规范及流程

1. 操作前

（1）操作人员仪表要求：操作者仪表端庄，服装整洁干净，操作前洗手，戴口罩。

（2）患者体位要求：取仰卧位或坐位。

（3）物品准备：表面麻醉剂、一次性注射器、一次性 TB 针头、无菌棉块。

（4）查看操作知情同意书是否知晓，签字。

2. 操作程序

（1）评估患者眼部情况及配合程度。

（2）告知患者泪腺部注射的方法及目的，取得患者的理解与配合。并签署同意书。

（3）核对患者姓名、年龄、性别、眼别、注射用药。

（4）注射眼滴表面麻醉剂 2 次，每次 1~2 滴，间隔 5~10min。

（5）注射时护士面对患者，轻轻扒开患者上睑外眦部眼睑，嘱患者往斜下方注视。此时可观察到脱垂的泪腺，护士手持注射器针尖朝上轻轻刺入将药物缓慢推入泪腺部。

（6）药液注射完毕后拔出针头，用棉块按压进针部位 5min，观察有无出血。

(7) 告知患者注射后的注意事项,签字,整理用物,洗手。

3. 注意事项

(1) 进针时不要用力过猛以免刺穿眼睑。

(2) 进针、拔针时注意避开患者角膜以免误伤。

二十五、A 型肉毒毒素注射技术

(一) 适应证

1. 眼睑痉挛需要 A 型肉毒毒素注射治疗的患者。

2. 面肌痉挛需要 A 型肉毒毒素注射治疗的患者。

(二) 禁忌证

1. A 型肉毒毒素药物过敏的患者。

2. 精神障碍或全身状况不适合者。

3. 不愿意配合治疗的患者。

(三) 操作规范及流程

1. 操作前

(1) 操作人员仪表要求:仪表端庄,服装整洁干净,操作前洗净双手,戴口罩。

(2) 患者体位要求:取仰卧位。

(3) 物品准备:A 型肉毒毒素药物、BD1ml 一次性无菌胰岛素注射器、无菌盘(临时盘)、无菌棉球、无菌棉签、安尔碘、专用锐器盒。

(4) 查看操作知情同意书是否知晓,签字。

2. 操作程序

(1) 评估眼部情况,合作程度。

(2) A 型肉毒毒素药物配制,100U 的 A 型肉毒毒素药物 +0.9% 生理盐水 2ml,配制成 50U/ml 的 A 型肉毒毒素药液备用。

(3) 告知 A 型肉毒毒素注射的目的、方法、注意事项,以取得配合。

(4) 核对医嘱、姓名、年龄、性别、眼别、注射部位。

(5) 操作者严格遵医嘱,按照注射部位、注射剂量要求操作,将注射针头与皮肤呈 15°~30° 角进针,缓慢注射。

(6) 注射完毕,观察有无出血等情况,必要时增加按压时间。

(7) 洗手,签字,告知注意事项。

(8) 整理用物。

3. 注意事项

(1) 注射时嘱患者头部勿转动,以防误伤。

(2) 告知患者 A 型肉毒毒素注射时疼痛感明显,应配合治疗,如有特殊情况,及时告知护士。

(3) 注射上眼睑时,针头切勿朝向眼睑中央注射,以免损伤提上睑肌,造成患者一过性上睑下垂。

(4) 注射时避开血管,对于有出血倾向或出血明显的患者,增加按压时间。

(5) A 型肉毒毒素注射后,对患者做好药物作用和可能出现的不良反应等相关宣教。

专科护理操作技术并发症的预防及处理

第一节 常见专科护理操作技术并发症的预防及处理

一、泪道冲洗技术并发症的预防及处理

(一)概述

泪道包括泪小点、泪小管、泪总管、泪囊和鼻泪管。其中泪小点、泪小管、泪总管管径窄细,位置表浅,易受炎症、外伤等因素影响发生阻塞;鼻泪管下端为解剖学狭窄段,易受鼻腔病变影响而发生阻塞。泪道冲洗技术是通过将液体注入泪道的操作技术,既可作为诊断技术,又可作为治疗方法。临床上主要用于检查泪道是否通畅和治疗慢性泪囊炎。

(二)常见并发症预防与处理

【出血】

1. 原因 泪道黏膜较皮肤薄,且血运丰富;操作中用力过猛可损伤黏膜或组织。

2. 预防 操作中动作轻柔,如遇阻力不可施加暴力,发现患者有泪囊炎、泪小管炎的情况,更应注意。

3. 处理 如果发现有少量出血情况,应立即停止冲洗,用棉签按压 5~10min 至出血停止;如果发现出血量较大,应进一步检查有无其他损伤,除按压止血外,遵医嘱用药。

【假道】

1. 原因 泪道黏膜较皮肤薄,操作中用力过猛可损

伤黏膜或组织,如继续推注冲洗液易造成假道。

2. 预防 严格遵守操作流程;操作中如遇阻力不可施加暴力,出现异常不可继续推注冲洗液。

3. 处理 操作过程中,出现假道应立即停止操作,局部冷敷,同时请医生检查假道情况,必要时遵医嘱给予抗生素预防感染。在假道痊愈前暂停泪道相关操作。

【疼痛】

1. 原因 泪道黏膜较皮肤薄,末梢神经丰富,操作中用力过猛可损伤黏膜或组织,盐水或抗炎药物刺激已有的炎症部位或破损组织也可引起疼痛。

2. 预防 操作中动作轻柔,如遇阻力不可施加暴力,若患者有泪囊炎、泪小管炎,更应注意。操作前泪小点处可使用表面麻醉药物。

3. 处理 如果患者主诉疼痛,应停止操作,分析并判断引起疼痛的原因,解决引起疼痛的原因,取得患者的配合后再进行操作。

二、泪道探通技术并发症的预防及处理

(一)概述

泪道探通技术是眼科专科护理技术中较为常见的操作之一,对于部分成人泪道阻塞、新生儿泪囊炎、部分先天性泪道阻塞的患者均可进行此项操作技术。

(二)常见并发症的预防和处理

【出血】

1. 原因 泪道黏膜较皮肤薄,且血运丰富;操作中用力过猛损伤黏膜或组织可引起出血。

2. 预防 操作中动作轻柔,如遇阻力不可施加暴力,若患者有泪囊炎、泪小管炎,更应注意。

3. 处理 如果发现有少量出血情况,应立即停止冲洗,用棉签按压 5~10min 至出血停止;如果发现出血量较大,应进一步检查有无其他损伤,除按压止血外,遵医嘱用药。

【假道】

1. 原因 泪道黏膜较皮肤薄,操作中用力过猛损伤

黏膜或组织,如继续推注冲洗液易造成假道。

2. 预防　严格遵守操作流程;操作中如遇阻力不可施加暴力,探通时注意探通针必须顶至鼻骨后略回退1~2mm才可拐弯,如出现假道不可继续推注冲洗液。

3. 处理　操作过程中,出现假道应立即停止操作,局部冷敷,同时请医生检查假道情况,必要时遵医嘱给予抗生素预防感染。在假道痊愈前暂停泪道相关操作。

【疼痛】

1. 原因　泪道黏膜较皮肤薄,末梢神经丰富,操作中用力过猛损伤黏膜或组织,探通针穿破瓣膜组织均可引起轻度疼痛;如果已合并泪囊炎,盐水或抗炎药物刺激亦会引发疼痛。

2. 预防　操作中动作轻柔,如遇阻力不可施加暴力,若患者有泪囊炎、泪小管炎,更应注意。操作前泪小点处可使用表面麻醉药物。做好相关宣教取得家属的理解和配合。

3. 处理　如果患儿表现剧烈的疼痛,应停止操作,分析并判断引起疼痛的原因,解决引起疼痛的原因,取得患儿及家属配合后再进行操作。

三、结膜结石剔除技术并发症的预防及处理

(一) 概述

结膜结石是睑结膜表面出现的黄白色凝结物,常见于慢性结膜炎患者和老年人。结石是由脱落的上皮细胞和变性白细胞凝固而成,一般无症状。如果结石突出于结膜面引起异物感,导致角膜擦伤,此时应剔除。

(二) 常见并发症的预防和处理

【出血】

1. 原因　结膜面血管表浅,毛细血管丰富,损伤后容易出血。操作中过度损伤结膜或剔除时针尖刺入过深易出现出血。

2. 预防　剔除结膜结石时使用眼睑拉钩翻转眼睑,一方面可以充分暴露术野,另一方面可以增加压力减少出血。结石只剔除大而突出的,对于深层没有突出结膜表面

的结石不宜过早剔除。剔除时针尖不要刺入过深,避开较大的血管进行操作。

3. 处理 发现出血较多,可采用压迫止血并在操作之前向患者解释可能出现的原因取得患者理解。操作前询问患者病史,如有凝血功能障碍或高血压及服用抗凝剂,操作时动作需轻柔并及时观察,做好预防措施。

【疼痛】

1. 原因 黏膜较皮肤薄,末梢神经丰富,操作中损伤黏膜或组织会引发疼痛。

2. 预防 操作中动作轻柔,尽量减少对黏膜的损伤,结石多而成堆时,只取大而突出的,操作前做好相关宣教,取得患者理解与配合。

3. 处理 如患者表现剧烈的疼痛,应停止操作,分析并判断引起疼痛的原因,解决引起疼痛的原因后,再进行操作。

四、睑板腺按摩技术并发症的预防及处理

(一)概述

睑板腺阻塞是由于睑缘炎、慢性结膜炎引起的睑板腺排泄管阻塞、分泌物潴留而致。睑板腺按摩技术是对睑板腺阻塞患者,通过物理挤压按摩使睑板腺内的分泌物排出。操作者熟练掌握睑板腺按摩技术,及时为患者解除病痛,同时避免因睑板腺按摩产生的角膜擦伤等。

(二)常见并发症的预防和处理

【疼痛】

1. 原因 操作中挤压局部组织,操作不当损伤角结膜组织均可引起疼痛。

2. 预防 操作过程根据患者睑板腺分泌物排出情况,控制按摩力度,切忌使用暴力。

3. 处理 如患者表现剧烈疼痛,应停止操作,分析并判断引起疼痛的原因,解决引起疼痛的原因后,再进行操作。

【角膜上皮损伤】

1. 原因 操作过程中棉签或 HOTZ 板压迫角膜或反

复摩擦角膜可引起角膜上皮损伤。

2. 预防 使用棉签或 HOTZ 板按摩时,嘱患者向相反方向注视,并在操作过程中随时观察角膜位置,避免擦伤。

3. 处理 如患者主诉睁眼困难、刺激增强、大量流泪等,应及时通知医生行荧光素染色检查,确定有无角膜上皮损伤,并遵医嘱用药和及时随诊复查。

五、眼部球结膜下注射技术并发症的预防及处理

(一) 概述

结膜下给药是将药物注射于结膜下的疏松间隙内,通过巩膜直接渗入眼前段,使房水、前葡萄膜、晶状体以及玻璃体的前部获得较高的药物浓度。对于角膜通透性差的药物,常行结膜下注射以提高眼内药物浓度,但刺激性较强或对局部细胞毒性较大的药物,不宜用此法。结膜下注射的常用部位包括:球结膜及穹窿部结膜,常用于治疗眼球前段疾病。

(二) 常见并发症的预防和处理

【心理障碍】

1. 原因 对眼部球结膜下注射技术不了解、对于眼部注射和预想中的疼痛过分恐惧。

2. 表现 有的患者尚未注射已发生惊恐、出汗、四肢无力、血压升高、多尿、头晕、口渴等症状,甚至有四肢痉挛、呼吸困难、心跳加快、血压下降等虚脱症状。

3. 预防 对有神经质或过度紧张患者,操作前应向患者详细解释操作的必要性,同时告知一般不会有严重并发症,鼓励患者提高勇气。

4. 处理 让其观看其他患者类似治疗过程,缓解焦虑情绪。

【眼球穿通伤】

1. 原因 操作不当或注射针头过于尖锐刺穿眼球。

2. 表现 眼内压下降、球内感染或眼内药物毒性反应等。

3. 预防

(1) 熟练掌握眼球及眶周解剖生理及正确的注射部位。

(2) 球结膜下注射进针时针头方向平行于眼球的角膜切线方向。

(3) 进针时若有阻力应轻提注射器,使针头稍变角度再进针,切勿强行进针,以免因进针用力过猛、过重穿透眼球壁伤及眼球和眼血管神经等组织,从而发生严重的机械性损伤。

4. 处理

(1) 立即联系主管医生,观察眼内情况。

(2) 监测眼压变化。

(3) 遵医嘱给予药物处理,必要时遵医嘱配合前房冲洗。

(4) 嘱患者如有不适及时就诊并定期随诊。

【眼睑、结膜水肿、出血】

1. 原因

(1) 眼睑、结膜水肿多为药物刺激致血管通透性改变所致。

(2) 眼睑及结膜出血为针头伤及皮下或结膜小血管导致皮下淤血或结膜下出血。

2. 预防 操作者熟练掌握操作技巧。嘱患者避免用力摩擦、挤揉或热敷注射部位。勿用力憋气、弯腰和举重物,以免加重其不良反应。

3. 处理

(1) 48h内可根据情况给予冷敷,减少局部出血及渗出。

(2) 48h后若无其他不良反应可行局部热敷,每天2次,可促进渗出和出血的吸收。

【结膜下出血】

1. 原因 操作时误伤血管致结膜下出血,特别是糖尿病患者或有凝血系统异常者,更易引起。

2. 预防 操作前要排除凝血系统异常者,进针、退针要缓慢。

3. 处理 一般淤血在2~3周内吸收,少数可能持续时间较长,但无不良影响,做好患者心理护理和出血观察。

【局部疼痛】

1. 原因　多为药物刺激、药物张力压迫以及操作时的机械刺激所致,与精神紧张有密切关系。

2. 预防　护士应热情对待患者,增强其信任感,耐心讲解治疗的目的、意义及操作方法以及配合的注意事项,消除患者疑虑及紧张、恐惧心理,使其积极配合治疗。

3. 处理

(1) 对于机械性疼痛应提高其操作技能,尽量减轻患者的痛苦。

(2) 遵医嘱注射,药物中加适量麻醉药物可缓解疼痛。

六、眼球周围筋膜注射技术(半球后注射技术)并发症的预防及处理

(一) 概述

半球后注射时针头进入眼球外赤道部附近,药液可通过球周筋膜渗透起效,操作较安全、简单,治疗效果好,避免了全身用药的副作用。

(二) 常见并发症的预防和处理

【心理障碍】

1. 原因　对眼球周围筋膜注射技术(半球后注射技术)不了解,对眼部注射和预想中的疼痛过分恐惧。

2. 表现　有患者尚未注射已发生惊恐、出汗、四肢无力、血压升高、多尿、头晕、口渴等症状,甚至有四肢痉挛、呼吸困难、心跳加快、血压下降等虚脱症状。

3. 预防　对有神经质或过度紧张的患者,操作前应向患者详细讲解操作的必要性,消除其紧张情绪,积极配合。

4. 处理　可让患者观看其他患者类似治疗过程,缓解焦虑情绪。

【眼球穿通伤】

1. 原因　操作不当或注射针头过于尖锐刺穿眼球。

2. 表现　眼内压下降、球内感染或眼内药物毒性反应等。

3. 预防

(1) 熟练掌握眼球及眶周解剖生理及正确的注射部位。

(2) 眼球周围筋膜注射技术(半球后注射技术)进针时针头斜面朝向眼球,进针方向垂直于面部平面。

(3) 进针时若有阻力应轻提注射器,使针头稍变角度再进针,切勿强行进针,以免因进针用力过猛、过重导致穿透眼球壁伤及眼球和眼血管神经等组织,从而发生严重的机械性损伤。

4. 处理

(1) 立即联系主管医生,观察眼内情况。

(2) 监测眼压变化。

(3) 遵医嘱给予药物,必要时遵医嘱配合前房冲洗。

(4) 嘱患者如有不适及时就诊,并定期随诊。

【眼睑、结膜水肿、出血】

1. 原因

(1) 眼睑、结膜水肿多为药物刺激致血管通透性改变所致。

(2) 眼睑及结膜出血为针头伤及皮下或结膜小血管导致皮下淤血或结膜下出血。

2. 预防　操作者熟练掌握操作技巧。嘱患者避免用力摩擦、挤揉或热敷注射部位。勿用力憋气、弯腰和举重物,以免加重其不良反应。

3. 处理

(1) 48h 内可根据情况给予冷敷,减少局部出血及渗出。

(2) 48h 后若无其他不良反应可行局部热敷每天 2 次,可促进渗出和出血的吸收。

【皮下出血】

1. 原因　操作时误伤血管致皮下出血,特别是糖尿病患者或有凝血系统异常者,更易引起。

2. 预防　操作前要排除凝血系统异常情况。不要用过于锋利的针头,进针、退针要缓慢,注射后要用棉签压迫针眼片刻。

3. 处理　发现出血可用棉签压迫针眼片刻即可,如出血量大应遮盖眼垫并用手掌鱼际按压。

【局部疼痛】

1. 原因　多为药物刺激、药物张力压迫以及操作时的机械刺激所致,与精神紧张有密切关系。

2. 预防　护士应热情对待患者,以增强患者信任感,耐心解释治疗的目的、意义及操作方法以及配合的注意事项,消除患者的疑虑及紧张、恐惧心理,使其积极配合治疗。

3. 处理

(1) 对于机械性疼痛应提高其操作技能,尽量减轻患者的痛苦。

(2) 遵医嘱注射,药物中加入适量麻醉药物缓解疼痛。

七、眼部球后注射技术并发症的预防及处理

(一) 概述

球后注射是将药液注射到眼球后部肌锥内以达到治疗及麻醉作用,可以快速、准确地将药物作用于局部,其作用快、疗效可靠,且避免全身用药的副作用,是眼科治疗常用的一种给药途径。多用于治疗葡萄膜炎、眼底病、手术麻醉睫状神经节、急性青光眼止痛降眼压、术后消炎抗感染等。

(二) 常见并发症的预防和处理

【心理障碍】

1. 原因　患者对球后注射技术不了解、对眼部注射和预想中的疼痛过分恐惧。

2. 表现　患者尚未注射已发生惊恐、出汗、四肢无力、血压升高、多尿、头晕、口渴等症状,甚至有四肢痉挛、呼吸困难、心跳加快、血压下降等虚脱症状。

3. 预防　对有神经质或过度紧张的患者,操作前应向患者耐心解释操作的必要性,鼓励患者提高勇气。

4. 处理　可让其观看其他患者类似治疗过程,以缓解焦虑情绪。

【球后出血】

1. 原因　操作时针头伤及球后血管;注射药物的刺激性或张力过大压迫血管;注射后震动头部或用力过度,致球后血管破裂;热敷等原因致球后出血。

2. 表现　进行性眼球突出,睑裂不能闭合,眼压及眶压升高,结膜下出血或皮下淤血、血肿。

3. 预防

(1) 操作者熟练掌握眼及眼眶的解剖结构,掌握正确的操作方法,具备娴熟的操作技术。

(2) 注射前了解患者全身情况,如是否患有高血压、是否应用活血化瘀药物。

(3) 进退针时动作应轻柔徐缓,以减少对血管的损伤。

(4) 注药前应抽取回血,无回血方可注药,若有回血应立即停止操作,操作过程中严密观察眼球突出度。

(5) 操作完毕嘱患者用手掌小鱼际压迫针眼及眼球5min,防止下眼睑及球后出血的发生。

4. 处理

(1) 立即给予注射部位加压,局部冷敷,持续 5~10min后,放松 3~5min。

(2) 对眼压或眶内压升高者,遵医嘱给予高渗脱水剂 20% 甘露醇快速静脉滴注或异山梨醇口服液口服脱水降压。

(3) 监测眶内压对视力及眼压的影响,并检查眼底情况有无问题。

(4) 待眼压、眶压降低后眼部加压包扎,并嘱患者随诊观察。

(5) 做好患者的心理护理及健康宣教。

【一过性黑矇】

1. 原因

(1) 因为视神经走行路径靠近鼻侧,加之眼眶呈锥形,若进针过于偏向鼻侧,药物渗透性又较强,药物极易直接作用于视神经导致其暂时性传导障碍而出现一过性黑矇。

(2) 亦可因患者精神过度紧张,致交感神经兴奋性增加,小动脉痉挛导致视神经缺血而出现黑矇。

2. 预防

(1) 正确选择进针部位,掌握进针角度及方向,不宜过度偏向鼻侧,以免伤及视神经。

(2) 对精神紧张者,操作前做好心理疏导工作,使其配合治疗。

(3) 操作过程中注意观察、询问患者视力变化。

3. 处理

(1) 立即给予半卧位,低流量吸氧,舌下含服硝酸甘油,静脉滴注血管扩张剂,以解除血管痉挛,山莨菪碱球后注射。

(2) 密切监测血压、心率变化,每隔 30min 行视力检查 1 次,直到光感恢复。

【视网膜中央动脉、静脉栓塞】

1. 原因

(1) 是一种多见于中老年人的严重致盲性并发症,有高血压动脉硬化伴精神高度紧张者为高危人群。

(2) 球后注射时可导致眼内压升高致视网膜中央动脉、静脉受压,引起严重缺血状态;患者颈动脉有斑块形成、粥样硬化、血管痉挛血栓脱落导致视网膜中央动脉、静脉栓塞形成。

2. 预防

(1) 对中老年心血管疾病高危患者应谨慎行球后注射。

(2) 操作前测量血压、心率,并做好解释工作,备有急救物品。

(3) 操作过程中及操作后注意倾听患者主诉,当患者感觉无光感时,立即报告医师行眼底、视力检查。

3. 处理

(1) 遵医嘱静脉滴注低分子右旋糖酐、复方丹参等活血化瘀药物治疗。

(2) 若行溶栓治疗需密切监测生命体征,观察有否出血征象。

(3) 嘱患者卧床休息,减少活动,氧气吸入,严密观察光感变化情况。

（4）做好基础护理,饮食清淡易消化富含营养的食物,避免辛辣刺激性食物,保持大便通畅。

【眼心反射】

1. 原因

（1）眼心之间存在眼心反射弧即感受器(眼球及球后组织)、传入途径(睫状神经和三叉神经的眼支)、中枢(延髓迷走神经核)、传出途径(迷走神经)、效应器(心肌)。

（2）发病与年龄有关,年龄偏小易发生。这与在球后注射过程中儿童的哭闹、极不合作,造成过度对眼球加压或牵拉刺激眼肌而诱发眼心反射有关。

（3）紧张、恐惧和疼痛,也是眼心反射的主要诱因之一,与迷走神经过度兴奋有关。

（4）注射药物刺激眼肌,针头伤及眼肌迷走神经等,均可导致迷走神经过度兴奋,诱发眼心反射。

2. 表现

（1）心率 50 次 /min 以下。

（2）伴心悸、胸闷、呼吸困难、口唇发绀。

（3）严重者甚至心跳停止导致死亡。

3. 预防

（1）操作前做好心理护理,以缓解患者的紧张情绪,以便取得患者的配合。

（2）注射技术操作熟练准确,动作轻稳。

（3）注射刺激性强的药物,可根据医嘱加入适量的利多卡因。

（4）注射时,适当分散患者的注意力,以减轻紧张情绪。

（5）对迷走神经兴奋者,心率 <50 次 /min 者,应密切监测心率、血压变化。

（6）治疗室应备有急救药品、器材,以防意外发生。

4. 处理

（1）心率低于 40 次 /min,出现心悸、胸闷等立即肌内注射阿托品,吸氧,以缓解症状。

（2）报告医生并遵医嘱配合抢救,并做好记录。

（3）做好患者及家属的心理护理。

【眼球穿通伤】

1. 原因　操作不当或注射针头过于尖锐刺穿眼球。

2. 表现　眼内压下降、球内感染或眼内药物毒性反应等。

3. 预防

（1）熟练掌握眼球及眶周解剖生理及正确的注射部位。

（2）球后注射针头不宜太锋利，应呈钝圆形，且进针时针头斜面朝向眼球。

（3）进针时若有阻力应轻提注射器，使针头稍变角度再进针，切勿强行进针，以免因进针用力过猛、过重导致穿透眼球壁伤及眼球和眼血管神经等组织，从而发生严重的机械性损伤等并发症。

4. 处理

（1）立即联系主管医生，观察眼内情况。

（2）监测眼压变化。

（3）遵医嘱给予药物，必要时遵医嘱配合前房冲洗。

（4）嘱患者如有不适及时就诊，并定期随诊。

【眼睑、结膜水肿、出血】

1. 原因

（1）眼睑、结膜水肿多为药物刺激致血管通透性改变所致。

（2）眼睑及结膜出血为针头伤及皮下或结膜小血管导致皮下淤血或结膜下出血。

2. 预防　熟练掌握操作技巧，嘱患者不要用力摩擦、挤揉或热敷注射部位，勿用力憋气、弯腰和举重物，以免加重其不良反应。

3. 处理

（1）48h 内可根据情况给予冷敷，减少局部出血及渗出。

（2）48h 后若无其他不良反应可行局部热敷每天 2 次，以促进渗出和出血的吸收。

【皮下出血】

1. 原因　因为误伤血管出现皮下出血，特别是糖尿病患者或有凝血系统异常者。

2. 预防　操作前要排除凝血系统异常,不要使用过于锋利的针头,进针、退针要缓慢,注射后要用棉签压迫针眼片刻。

3. 处理　发现皮下出血可用棉签压迫针眼片刻即可,一般淤血在2~3周内吸收,少数可能持续时间较长,但无不良影响,做好患者心理护理。

【一过性复视、斜视】

1. 原因　眼外肌受药物或机械刺激导致一过性麻痹。

2. 预防

(1) 熟练掌握眼球及眶周解剖生理及正确的注射部位。

(2) 注射技术操作熟练准确,动作轻稳。

(3) 注射刺激性强的药物时,可根据医嘱加入适量的1%的利多卡因。

(4) 注射时,适当分散患者注意力,以减轻紧张情绪。

3. 处理

(1) 做好患者安抚工作,嘱其勿紧张,注意休息,其症状随药物吸收、眼外肌麻痹缓解可自行消失。

(2) 加强基础护理及巡视,防范意外损伤。

(3) 定期行视力及眼位检查,以观察其恢复情况。

【局部疼痛】

1. 原因　多为药物刺激、药物张力压迫以及操作时的机械刺激所致,与精神紧张有密切关系。

2. 预防　热情接待患者,增强其信任感,并耐心讲解治疗的目的、意义及操作方法以及配合的注意事项,消除患者的疑虑及紧张、恐惧心理,使其积极配合治疗。

3. 处理

(1) 对于机械性疼痛应提高其操作技能,尽量减轻患者痛苦。

(2) 遵医嘱注射,药物中加入适量麻醉药物缓解疼痛。

【刺伤下直肌】

1. 原因　进针过于靠下缘中部偏眼球方向。

2. 表现　眼球活动受限,复视,特别是向下注视时症状明显。

3. 预防

(1) 熟练掌握眼球及眶周解剖生理及正确的注射部位。

(2) 注射技术操作熟练准确,动作轻稳,进针部位要准确。

4. 处理 一般不用处理,症状体征会逐步消失,做好患者心理护理。

【视神经损伤】

1. 原因 进针过深引起。

2. 表现 患者有明显疼痛和眼前闪光或视力下降。

3. 预防 操作过程中如发现进针过深略后退方可继续操作,术后遵医嘱给予神经营养药物,扩血管药物治疗。进针深度不超过 3.5cm,8 岁以下小儿进针深度不超过 3cm。

4. 处理

(1) 立即联系主管医生,观察损伤情况。

(2) 监测眼部病情变化。

(3) 遵医嘱给予药物。

(4) 嘱患者如有不适及时就诊,并定期随诊。

八、颞浅动脉旁注射技术并发症的预防及处理

(一) 概述

颞浅动脉是颈外动脉的分支之一,起始于下颌颈后方的腮腺内,经颞骨颧突根后方上行,在颧弓上下分成额支和顶支。由于颞浅动脉通过脑膜中动脉与眶内动脉相连,所以比一般肌肉注射用量小,而效果更明显。用于治疗缺血性视神经、视网膜、脉络膜病变。

(二) 常见并发症的预防和处理

【心理障碍】

1. 原因 对颞浅动脉旁注射技术不了解、对于眼部注射和预想中的疼痛过分恐惧。

2. 表现 有的患者尚未注射已发生惊恐、出汗、四肢无力、血压升高、多尿、头晕、口渴等症状,甚至有四肢痉挛、呼吸困难、心跳加快、血压下降等虚脱症状。

3. 预防　对有神经质或过度紧张的患者,操作前应耐心解释操作的必要性,鼓励患者提高勇气。

4. 处理　可让其观看其他患者类似治疗过程,缓解焦虑情绪。

【皮下出血】

1. 原因　因为误伤血管出现皮下出血,特别是糖尿病患者或有凝血系统异常者。

2. 预防　操作前要排除凝血系统异常,不要用过于锋利的针头,进针、退针要缓慢,注射后要用棉签压迫针眼片刻。

3. 处理

(1) 局部注射药液后,嘱患者按压针眼 5~10min,防止皮下出血。

(2) 操作过程中不慎刺破毛细血管,引起皮下淤血者,可冰块在 48 h 内间断冷敷后改为热敷,告知患者 7~14 天后皮下淤血可渐消失。

(3) 做好患者心理护理,一般淤血在 2~3 周内吸收,少数可能持续时间较长,但无不良影响。

【瘙痒或红肿】

1. 原因　多为药物刺激、药物张力压迫以及操作时的机械刺激所致,与精神紧张有密切关系。

2. 预防　护士应热情对待患者,增强其信任感,耐心解释治疗的目的、意义及操作方法以及配合注意事项,消除患者的疑虑及紧张、恐惧心理,使其积极配合治疗。

3. 处理

(1) 注射后注意观察局部皮肤的情况,发现瘙痒或红肿应立即停药。

(2) 根据医嘱使用抗过敏药物。

【口干、视物模糊、面红、短暂头晕】

1. 原因　多与药物的副反应有关。

2. 预防　注射前询问患者用药及过敏史,及时联系医生并密切观察患者各项生理变化及反应。

3. 处理

(1) 尽量避免患者空腹时注射。

(2) 首次注射药物后应观察 15~30min 后,方可让患者离开。

（3）如出现口干、视物模糊、面红、短暂头晕症状应告诉患者不要紧张，观察 20~30min，一般症状会自行消失，若症状加重，及时报告医生处理。

【局部疼痛】

1. 原因 多为药物刺激、药物张力压迫以及操作时的机械刺激所致，与精神紧张有密切关系。

2. 预防 护士应热情接待患者，增强其信任感，耐心解释治疗的目的、意义及操作方法以及配合的注意事项，消除患者的疑虑及紧张、恐惧心理，使其积极配合治疗。

3. 处理 对于机械性疼痛应提高其操作技能，尽量减轻患者的痛苦。

九、眶上神经封闭技术并发症的预防及处理

（一）概述

眶上神经封闭技术是将药液注射于眶上神经周围，阻滞神经冲动传导，使局部感觉功能暂时性丧失，从而使疼痛消失。同时局部封闭后还能阻断从病灶传向中枢神经系统的劣性刺激，有利于局部组织的营养和整复，从而达到治疗的目的。常用于眶上神经疼痛的患者。

（二）常见并发症的预防和处理

【心理障碍】

1. 原因 对眶上神经封闭技术不了解、对于眼部注射和预想中的疼痛过分恐惧。

2. 表现 有的患者尚未注射已发生惊恐、出汗、四肢无力、血压升高、多尿、头晕、口渴等症状，甚至有四肢痉挛、呼吸困难、心跳加快、血压下降等虚脱症状。

3. 预防 对有神经质或过度紧张的患者，操作前做好解释工作，告知操作的必要性，鼓励患者提高勇气。

4. 处理 可让患者观看其他患者类似治疗过程，缓解焦虑情绪。

【眼心反射】

1. 原因

（1）眼心反射弧、感受器(眼球及球后组织)、传入途径

(睫状神经和三叉神经的眼支)、中枢(延髓迷走神经核)、传出途径(迷走神经)、效应器(心肌)。

(2) 与眼球加压或牵拉刺激眼肌而诱发眼心反射有关。

(3) 紧张、恐惧和疼痛,也是眼心反射的主要诱因之一,与迷走神经过度兴奋有关。

(4) 注射药物刺激眼肌、针头伤及眼肌迷走神经等,均可导致迷走神经过度兴奋,诱发眼心反射。

2. 表现

(1) 心率 50 次 /min 以下。

(2) 伴心悸、胸闷、呼吸困难、口唇发绀。

(3) 严重者甚至心跳停止导致死亡。

3. 预防

(1) 操作前做好心理护理,以缓解患者紧张情绪,以便取得患者的配合。

(2) 注射技术操作熟练准确,动作轻稳。

(3) 注射刺激性强的药物,可根据医嘱加入适量的1%的利多卡因。

(4) 注射时,适当分散患者的注意力,以减轻紧张情绪。

(5) 对迷走神经兴奋者,心率 <50 次 /min 者,应密切监测心率、血压变化。

(6) 治疗室应备有急救药品、器材,以防意外发生。

4. 处理

(1) 心率低于 40 次 /min,出现心悸、胸闷等立即肌内注射阿托品,氧气吸入,以缓解症状。

(2) 同时报告医生,遵医嘱配合抢救,并做好记录。

(3) 做好患者及家属的心理护理。

【眼球穿通伤】

1. 原因　操作不当或注射针头过于尖锐刺穿眼球。

2. 表现　眼内压下降、球内感染或眼内药物毒性反应等。

3. 预防

(1) 熟练掌握眼球及眶周解剖生理及正确的注射部位。

(2) 进针时若有阻力应轻提注射器,使针头稍变角度再进针,切勿强行进针,以免因进针用力过猛、过重导致穿透眼球壁伤及眼球和眼血管神经等组织,从而发生严重的机械性损伤等并发症。

4. 处理

(1) 立即联系主管医生,观察眼内情况。

(2) 监测眼压变化。

(3) 遵医嘱给予药物,必要时遵医嘱配合前房冲洗手术处理。

(4) 嘱患者如有不适及时就诊,并定期随诊。

【眼睑、结膜水肿、出血】

1. 原因

(1) 眼睑、结膜水肿多为药物刺激致血管通透性改变所致。

(2) 眼睑及结膜出血为针头伤及皮下或结膜小血管导致皮下淤血或结膜下出血。

2. 预防　熟练掌握操作技巧,操作完毕嘱患者避免用力摩擦、挤揉或热敷注射部位,勿用力憋气、弯腰和举重物,以免加重其不良反应。

3. 处理

(1) 48h 内可根据情况给予冷敷,减少局部出血及渗出。

(2) 48h 后若无其他不良反应可行局部热敷每天 2 次,可促进渗出和出血的吸收。

【皮下出血】

1. 原因　因为误伤血管出现皮下出血,特别是糖尿病患者或有凝血系统异常者。

2. 预防　操作前要排除凝血系统异常,进针、退针要缓慢,注射后要用棉签压迫针眼片刻。

3. 处理　一旦出现皮下出血可用棉签压迫针眼片刻即可,一般瘀血在 2~3 周内吸收,少数可能持续时间较长,但无不良影响,做好患者心理护理。

【局部疼痛】

1. 原因　多为药物刺激、药物张力压迫以及操作时的机械刺激所致,与精神紧张有密切关系。

2. 预防　护士应热情对待患者,增强其信任感,耐心解释治疗的目的、意义及操作方法以及配合的注意事项,消除患者的疑虑及紧张、恐惧心理,使其积极配合治疗。

3. 处理

(1) 对于机械性疼痛应提高其操作技能,尽量减轻患者的痛苦。

(2) 遵医嘱注射,药物中加入适量麻醉药物缓解疼痛。

十、A 型肉毒毒素注射技术并发症的预防及处理

(一) 概述

注射用 A 型肉毒毒素是第一个用于临床的微生物毒素制品,是厌氧梭状芽孢杆菌属肉毒杆菌产生的一种嗜神经毒素,该毒素可以阻断乙酰胆碱的钙离子介导性释放,注射后在局部肌肉弥散,迅速与神经接头的胆碱能突触前受体结合,引起较持久的肌肉松弛作用,从而缓解肌肉痉挛。药效维持时间为 4~32 周,平均 15 周,已成为眼睑痉挛、面肌痉挛、痉挛性斜颈等的首选药物。常用于治疗由局部肌张力障碍为主要表现的如眼睑痉挛、面肌痉挛、痉挛性斜颈等疾病。

(二) 常见并发症的预防和处理

【心理障碍】

1. 原因　对 A 型肉毒毒素注射技术不了解、对于眼部注射和预想中的疼痛过分恐惧。

2. 表现　有的患者尚未注射已发生惊恐、出汗、四肢无力、血压升高、多尿、头晕、口渴等症状,甚至有四肢痉挛、呼吸困难、心跳加快、血压下降等虚脱症状。

3. 预防　对有神经质或过度紧张的患者,操作前应向患者解释操作的必要性,鼓励患者提高勇气。

4. 处理　可让其观看其他患者类似治疗过程,缓解焦虑情绪。

【皮下出血】

1. 原因　因为误伤血管出现皮下出血,特别是糖尿病患者或有凝血系统异常者。

2. 预防 操作前要排除凝血系统异常,进针、退针要缓慢,注射后要用棉签压迫针眼片刻。

3. 处理

(1) 一般发现后可用棉签压迫针眼片刻即可,一般淤血在 2～3 周内吸收,少数可能持续时间较长,但无不良影响,做好患者的心理护理。

(2) 48h 内可根据情况给予冷敷,减少局部出血及渗出。

(3) 48h 后若无其他不良反应可行局部热敷每天 2 次,可促进渗出和出血的吸收。

【局部疼痛】

1. 原因 多为药物刺激、药物张力压迫以及操作时的机械刺激所致,与精神紧张有密切关系。

2. 预防 护士应热情接待患者,增强其信任感,耐心解释治疗的目的、意义及操作方法以及配合的注意事项,消除患者的疑虑及紧张、恐惧心理,使其积极配合治疗。

3. 处理 对于机械性疼痛应提高其操作技能,尽量减轻患者的痛苦。

第二节 眼科急诊操作的急救处理

一、眼睑皮肤裂伤的急救处理

(一) 概述

眼睑皮肤薄而松弛,血液循环丰富。在受外伤时,可出现眼睑皮肤全层裂伤,甚至深达肌层、睑板和睑结膜。对新鲜眼睑皮肤伤口应尽早清创缝合,尽量保留可存活的组织,仔细对合,减小瘢痕形成和眼睑畸形。

(二) 评估

1. 评估环境是否清洁。

2. 评估眼部情况,合作程度。

3. 告知患者伤口冲洗、缝合的目的、方法,以取得配合。

(三) 准备

1. 操作人员仪表要求 仪表端庄,服装整齐、干净;洗手,戴口罩。

2. 患者体位要求　取仰卧位。

3. 物品准备　灭菌生理盐水、10% 肥皂水溶液、破伤风抗毒素注射液、注射器、洗眼装置、授水器、皮肤消毒剂（如 75% 乙醇溶液、安尔碘、过氧化氢溶液）、消毒棉签或棉块、无菌眼垫、2% 利多卡因、一次性无菌手套、无菌缝合包（孔巾、持针器、弯剪、有齿镊、5-0 缝线）。

（四）处理流程

1. 核对医嘱、患者姓名、性别、年龄、眼别等。

2. 患者取仰卧位。

3. 操作者用消毒棉签蘸 10% 肥皂水溶液充分擦拭伤口，嘱患者头向冲洗侧倾斜，将授水器紧贴患者受伤侧的面颊部，由患者自持授水器，操作者用连接好的生理盐水溶液，距伤口 5~10cm 彻底反复冲洗伤口，去除肉眼可见异物，后用消毒棉签或棉块擦净伤口，用 75% 乙醇溶液/安尔碘消毒伤口处皮肤（如伤口较深还应加用过氧化氢溶液彻底消毒伤口深部），消毒直径不小于 5cm。

4. 无菌台打开无菌包，用无菌持物镊依次摆好缝合物品：孔巾、持针器、弯剪、有齿镊、5-0 缝线、无菌眼垫、75% 乙醇溶液、棉签或棉块。

5. 协助医生进行缝合。

6. 缝合完毕，告知注意事项、复诊时间。

7. 整理用物，洗手。

8. 遵医嘱给予患者注射破伤风抗毒素。

二、眼睑皮肤浅层爆炸伤的急救处理

（一）概述

爆炸产生大量碎片，同时产生高热、冲击波，患者出现特殊面容：面部浅表烧伤、水肿，大量异物嵌入皮肤及眼球表面，个别异物还可进入眼内且可能多种异物混杂。

（二）评估

1. 评估环境是否清洁。

2. 评估眼部情况，合作程度。

3. 告知患者伤口冲洗、异物取出的目的、方法，以取得配合。

（三）准备

1. 操作人员仪表要求　仪表端庄，服装整齐、干净；洗手、戴口罩。

2. 患者体位要求　取仰卧位。

3. 物品准备　灭菌生理盐水、10%肥皂水溶液、破伤风抗毒素注射液、注射器、洗眼装置、授水器、皮肤消毒剂（75%乙醇）、10%碘仿甘油、消毒棉签或棉块、无菌眼垫、无菌有齿镊。

（四）处理流程

1. 核对医嘱、患者姓名、性别、年龄、眼别等。

2. 患者取仰卧位。

3. 操作者用消毒棉签蘸10%肥皂水溶液充分擦拭伤口，嘱患者头向冲洗侧倾斜，将授水器紧贴患者的面颊部，由患者自持授水器，操作者用装有生理盐水的洗眼装置头端，距伤口5~10cm冲洗伤口，然后用消毒棉签或棉块擦净伤口。

4. 有皮肤裂伤的伤口，同皮肤裂伤缝合法；皮肤擦伤者，应先用75%乙醇溶液消毒伤口，彻底清除污物和坏死组织，如有异物嵌入皮肤表面，应详细检查每处伤口及伤道，先用无菌有齿镊尽可能将异物取出，然后再用涂有10%碘仿甘油的无菌眼垫覆盖伤口，以减少创面渗血、渗液，防止伤口与敷料粘连。

5. 处理过程中，注意患者有无合并全身其他部位的损伤，密切观察生命体征变化，发现异常及时通知医生，并协助处理。

6. 协助医生进行缝合。

7. 治疗完毕，告知注意事项、复诊时间。

8. 整理用物，洗手。

9. 遵医嘱为患者注射破伤风抗毒素。

三、泪小管断裂伤的急救处理

（一）概述

泪小管断裂是眼科常见急症之一，其原因多为外伤时眼睑内眦皮肤受到内眦韧带牵拉破裂，并波及深部泪小管使其断裂。泪小管断裂时泪小点远离,冲洗泪道时水从伤口断端溢出。

(二) 评估

1. 评估环境是否清洁。

2. 评估眼部情况、合作程度。

3. 告知患者泪道冲洗、泪小管吻合 / 皮肤裂伤缝合的目的、方法,以取得配合。

(三) 准备

1. 操作人员仪表要求 仪表端庄,服装整齐、干净;洗手,戴口罩。

2. 患者体位要求 取仰卧位。

3. 物品准备 灭菌生理盐水、10% 肥皂水溶液、破伤风抗毒素注射液、注射器、洗眼装置、授水器、皮肤消毒剂(75% 乙醇)、消毒棉签或棉块、无菌眼垫、一次性泪道冲洗器、表面麻醉剂(盐酸丙美卡因滴眼液)、无菌手术台。

(四) 处理流程

1. 核对医嘱、患者姓名、性别、年龄、眼别等。

2. 患者取仰卧位。

3. 首先彻底清理伤口,操作者用消毒棉签蘸 10% 肥皂水溶液充分擦拭伤口,嘱患者头向冲洗侧倾斜,将授水器紧贴患者的面颊部,由患者自持授水器,操作者用装有生理盐水的洗眼装置头端,距伤口 5~10cm 冲洗伤口,然后用消毒棉签或棉块擦净伤口,75% 乙醇棉签消毒伤口处皮肤,消毒面积的直径不小于 5cm。

4. 铺无菌台打开无菌包,用无菌持物镊依次摆好缝合物品:显微剪、显微持针器、显微有齿镊、眼睑拉钩、持针器、弯剪、有齿镊、5-0 缝合线、6-0 缝合线、冲洗针头、泪点扩张器、探针、针灸针、硬膜外管。

5. 协助医生进行缝合。

6. 缝合完毕,告知注意事项、复诊时间。

7. 整理用物,洗手。

8. 遵医嘱为患者注射破伤风抗毒素。

9. 告知患者硬膜外管用缝线固定在下睑皮肤,切忌自行拔管,出现感染、管路滑脱、移位,应就近及时到医院就诊。并注意保持眼部清洁,洗脸时注意需防止义管脱落。

四、外伤性前房积血的急救处理

(一) 概述

外伤性前房积血是由于外力作用于眼球的表面,使前房的压力骤升,房水冲击虹膜或睫状体撕裂而出血,吸收主要通过小梁网 Schlemm 管、巩膜静脉。少量出血且无其他并发症者,1~3 天内可完全吸收,无需特别治疗。但出血多或治疗不及时,血液长期淤积可引起继发性青光眼、葡萄膜炎、角膜血染、晶状体混浊等并发症,严重者可导致失明。

(二) 评估

1. 评估环境是否清洁。

2. 评估眼部情况,合作程度。

3. 告知患者治疗的目的、方法,以取得配合。

(三) 准备

1. 操作人员仪表要求 仪表端庄,服装整齐、干净;洗手,戴口罩。

2. 患者体位要求 取坐位或半卧位。

3. 物品准备 消毒棉签或棉块、无菌眼垫、眼用5列绷带。

(四) 处理流程

1. 核对医嘱、患者姓名、性别、年龄、眼别等。

2. 患者取仰卧位。

3. 遵医嘱包扎双眼 眼垫遮盖后,以绷带卷从右侧耳上开始,在前额缠绕一圈后,向下斜至对侧耳下,水平绕颈部,由右侧耳下向上斜过前额水平缠绕一圈,再向下斜至对侧耳下,如此重复斜绕数次,最后在前额水平缠绕固定。

4. 遵医嘱给予止血药物治疗。

5. 高眼压患者遵医嘱给予降眼压治疗。

6. 整理用物,洗手。

五、酸烧伤的急救处理

(一) 概述

酸烧伤是指酸性化学物品的溶液、粉尘或气体接触眼部而引起的损伤。多发生在化工厂、实验室或施工场所。酸对蛋白质有凝固作用。酸性溶液浓度较低时,仅有刺激作用;强酸能使组织蛋白凝固坏死。一旦发生酸烧伤,应立即争分夺秒地在现场大量水彻底冲洗眼部,最大限度地减少眼部损伤,然后及时就诊。

(二) 评估

1. 评估环境是否清洁。

2. 评估眼部情况,合作程度。

3. 告知患者冲洗结膜囊的目的、方法,以取得配合。

(三) 准备

1. 操作人员仪表要求　仪表端庄,服装整齐、干净;洗手,戴口罩。

2. 患者体位要求　仰卧位。

3. 物品准备　生理盐水或 2% 碳酸氢钠溶液、洗眼装置、授水器、消毒棉签或棉块、无菌眼垫。

(四) 处理流程

1. 核对医嘱、患者姓名、性别、年龄、眼别等。

2. 患者取仰卧位,滴表面麻醉剂 2~3 次,头向冲洗侧倾斜,将授水器紧贴待洗眼一侧的面颊部并由患者自持,嘱患者睁开双眼,不能自行睁眼者,操作者应先用消毒棉签或棉块擦净眼部分泌物。

3. 操作者左手分开患者上、下眼睑,充分暴露结膜,右手持已连接好的生理盐水或 2% 碳酸氢钠溶液的洗眼装置头端,距眼球 10~15cm 进行冲洗,冲洗时先使水流冲于面颊部,然后再移至眼部,进行结膜冲洗,距离由近至较远以增大水的冲力。

4. 冲洗时嘱患者将眼球向各方向转动,并分别翻转上下眼睑,充分暴露眼睑、上下穹窿及结膜皱褶处、内外眦等,目的是彻底清除致伤物质。

5. 冲洗后用消毒干棉球擦净眼睑及面部的残余冲洗液,取下患者自持的授水器。

6. 洗手,签字,告知注意事项。

7. 整理用物。

六、碱烧伤的急救处理

(一) 概述

碱烧伤是指碱性化学物品的溶液、粉尘或气体接触眼部而引起的损伤。多发生在化工厂、实验室或施工场所，其中常见的有氢氧化钠、生石灰、氨水等。碱能溶解脂肪和蛋白质，与组织接触后能很快渗透到深层和眼内，使细胞分解坏死。因此，碱烧伤的后果非常严重，一旦发现碱烧伤，应立即争分夺秒地在现场大量水彻底冲洗眼部，最大限度地减少眼部损伤。

(二) 评估

1. 评估环境是否清洁。

2. 评估眼部情况，合作程度。

3. 告知患者冲洗结膜囊的目的、方法，以取得配合。

(三) 准备

1. 操作人员仪表要求 仪表端庄，服装整齐、干净；洗手，戴口罩。

2. 患者体位要求 仰卧位。

3. 物品准备 生理盐水或 3% 硼酸溶液、洗眼装置、授水器、消毒棉签或棉块、无菌眼垫。

(四) 处理流程

1. 核对医嘱、患者姓名、性别、年龄、眼别等。

2. 患者取仰卧位，滴表面麻醉剂 2~3 次，头向冲洗侧倾斜，将授水器紧贴待洗眼一侧的面颊部，由患者自持，嘱患者睁开双眼，不能自行睁眼者，操作者应先用消毒棉签或棉块擦净眼部分泌物。

3. 操作者左手分开患者上、下眼睑，充分暴露结膜，右手持已连接好的装有生理盐水或 3% 硼酸溶液的洗眼装置头端，距眼球 10~15cm 进行冲洗，冲洗时先使水流冲于面颊部，然后再移至眼部，进行结膜冲洗，距离由近至较远以增大水的冲力。

4. 冲洗时嘱患者将眼球向各方向转动，并分别翻转上下眼睑，充分暴露眼睑、上下穹窿及结膜皱褶处、内外眦等，目的是彻底清除致伤物质。

5. 冲洗后用消毒干棉球擦净眼睑及面部的残余冲洗液,取下患者自持的授水器。

6. 洗手,签字,告知注意事项。

7. 整理用物。

七、眼球穿通伤的急救处理

(一)概述

眼球穿通伤是指外界物体伤及眼球,致眼球外壁穿孔者。穿孔仅限于角膜者称角膜穿通伤;穿孔仅限于巩膜者称巩膜穿通伤;角膜和巩膜同时穿孔者称角巩膜穿通伤;同一致伤物造成眼球壁两次穿孔者称眼球贯通伤。

(二)评估

1. 评估环境是否清洁。

2. 评估眼部情况,合作程度。

3. 告知患者冲洗结膜囊的目的、方法,以取得配合。

(三)准备

1. 操作人员仪表要求 仪表端庄,服装整齐、干净;洗手,戴口罩。

2. 患者体位要求 坐位或仰卧位。

3. 物品准备 眼科所有急救物品、专科检查仪器。

(四)处理流程

1. 核对医嘱、患者姓名、性别、年龄、眼别等。

2. 检查视力并准确记录。

3. 遵医嘱清洁伤口,进行初步检查,动作应轻柔,如虹膜玻璃体嵌顿于伤口,切忌加压。

4. 遵医嘱进行眼部包扎。

5. 如需进行急诊手术,即刻进行术前准备。

6. 如需住院,即刻进行相关入院检查,同时与病房联系。

7. 全身情况严重者,应检查、观察生命体征的变化,及时联系医生处置。

8. 协助医生与患者进行有效沟通,准确处理病情,使患者得到及时有效的诊治。

八、闭角型青光眼急性发作的急救处理

(一) 概述

闭角型青光眼是一种常见的青光眼类型,是由于患者的房角关闭,眼内的房水流出受阻所致。急性闭角型青光眼,是一种严重的致盲性眼病。急性闭角型青光眼的发作,往往出现在情绪波动(如悲伤、愤怒)、精神刺激、用脑过度、极度疲劳、气候突变,以及暴饮暴食等情况下,睫状体毛细血管扩张,血管渗透压增加,房水增多,后房压力增高,眼压急剧升高,导致青光眼的急性发作。

(二) 评估

1. 评估环境 是否适合此项操作。

2. 评估患者的眼部情况、全身情况及合作程度。

3. 告知患者操作的目的、方法及注意事项,以取得配合。

(三) 准备

1. 操作人员仪表要求 仪表端庄,服装整齐、干净;洗手、戴口罩。

2. 患者体位要求 坐位或仰卧位。

3. 物品准备 缩瞳剂(2%毛果芸香碱滴眼液)、高渗剂(20%甘露醇溶液、50%甘油盐水、异山梨醇口服溶液)、碳酸酐酶抑制剂、消毒棉签或棉块、无菌眼垫、静脉输液物品一套。

(四) 处理流程

1. 核对医嘱,做好三查七对及解释工作,尤其要核对好眼别。

2. 协助患者取坐位,输液患者取仰卧位。

3. 缩瞳剂使用 不能自行睁眼者,操作者应用无菌棉签或棉块擦净眼周分泌物,左手持消毒棉签向下轻拉患者下眼睑,充分暴露结膜囊,右手持2%毛果芸香碱滴眼液,滴入结膜囊内1~2滴,轻提上睑使药物均匀弥散在角结膜表面,每5~10min一次,每次点药后嘱患者压迫内眦部5min,1h后眼压明显下降,需复测眼压,药效可持续4~8h。

4. 碳酸酐酶抑制剂使用 口服乙酰唑胺500mg,碳酸氢钠 0.5g/片、2 片/次,或醋甲唑胺 50mg,1~2h 产生降眼压效果,需复测眼压。

5. 高渗剂使用 遵医嘱静脉滴注 20% 甘露醇 250ml 或口服 50% 的甘油盐水 50~100ml 或口服异山梨醇口服溶液 50~100ml。使用高渗剂后嘱患者 3h 内勿大量饮水避免影响药物效果,1h 后眼压明显下降,需复测眼压。

6. 眼球按摩 患者取仰卧位,嘱其眼球向下方注视并轻闭双眼,操作者将双手示指指腹放在患者上睑穹窿处,交替按压,按摩时应稍加用力,以患者可以承受的力度为宜,按摩力度应由轻到重,每次 300 下,持续时间 1h,按摩结束后需要复测眼压。

7. 操作完毕后,洗手,签字。

8. 告知患者注意事项。

9. 整理用物。

九、视网膜中央动脉阻塞的急救处理

(一) 概述

视网膜中央动脉阻塞为一种严重的突发眼病。由于视网膜中央动脉阻塞,其所供应区域发生急性缺血,引起视网膜内层缺氧坏死,可造成难逆性视功能严重损害。操作者应熟练掌握视网膜中央动脉阻塞急救技术,把握抢救时机,争分夺秒抢救患者的视力,将患者的痛苦减到最小,同时减轻患者的心理恐惧。

(二) 评估

1. 评估患者的眼部情况、全身状况及合作程度。

2. 评估患者的心理状况。

(三) 准备

1. 操作人员仪表要求 仪表端庄,服装整齐、干净;洗手,戴口罩。

2. 患者体位要求 取坐位或仰卧位。

3. 用物准备 血管扩张剂(亚硝酸异戊酯、硝酸甘油、妥拉唑林、阿托品注射液、葛根素注射液)、5% 葡萄糖注射液或 0.9% 氯化钠注射液、灭菌注射用水、氧气、5ml 注射器、球后注射器、输液器、吸氧管、皮肤消毒剂(75% 乙醇溶液、安尔碘)、无菌棉签或棉块、无菌眼垫、快速手消毒液。

（四）处理流程

1. 主动热情接待患者，认真查对医嘱。

2. 协助患者取坐位，操作者掰开亚硝酸异戊酯药瓶（0.2ml）放置在患者鼻前，嘱其吸入（或将硝酸甘油 0.5mg 放置患者舌下含服）。

3. 遵医嘱球后注射阿托品 1mg（或妥拉唑林 25mg）。

4. 吸氧患者取坐位或仰卧位，清洁鼻腔，向湿化瓶注入灭菌注射用水，连接吸氧管，调节氧流量 2~3L/min，将吸氧管置于患者鼻孔前。

5. 静脉给药　遵医嘱将葛根素注射液 200~400mg 加入 5% 葡萄糖注射液或 0.9% 氯化钠注射液中，静脉滴注。

6. 洗手，签字，告知患者注意事项。

7. 整理用物。

十、视网膜中央静脉阻塞的急救处理

（一）概述

视网膜中央静脉阻塞是最常见的视网膜血管病，也是导致盲的眼病之一。本病发病率随年龄增大而增高，病因较复杂，常由多种因素造成，与全身心血管病关系密切，如本病合并高血压者占 60%~75%，合并视网膜动脉硬化者占 70%~90%。根据血管阻塞程度分为非缺血型和缺血型，荧光素眼底血管造影视网膜循环时间延长，黄斑可有弥漫荧光素渗漏或花瓣状渗漏。

（二）评估

1. 评估患者的眼部情况、全身状况及合作程度。

2. 评估患者的心理状况。

3. 告知患者操作的目的、方法及注意事项，以取得配合。

（三）准备

1. 操作者仪表要求　仪表端庄，服装整齐、干净；洗手，戴口罩。

2. 患者体位要求　取坐位或仰卧位。

3. 用物准备 抗凝剂(阿司匹林、双嘧达莫)、抗VEGF药物(雷珠单抗、康柏西普)、糖皮质激素药物(地塞米松、泼尼松)、生理盐水、输液器、皮肤消毒剂(75%乙醇溶液、安尔碘)、无菌棉签或棉块、无菌眼垫、快速手消毒液。

(四) 处理流程

1. 认真核对患者及医疗信息,做好三查十对。

2. 准确记录患者视力情况,用药后定时复查并记录视力变化。

3. 准确记录患者眼压情况,患者出现高眼压时,及时配合医生用药或治疗,并及时复测记录眼压变化情况。

4. 应用抗凝剂的患者,用药过程中应注意保障给药的时间、全程监测凝血时间检查回报,患者有无异常症状,及时联系医师,以免发生全身性出血。给药前后,应关注患者是否使用喹诺酮类药物、大环内酯类药物、抗病毒药物等可能与抗凝剂发生协同或拮抗作用的药物,关注用药后反应与凝血酶原时间的变化,如有异常及时联系医师,协助处置。

5. 应用抗VEGF药物的患者,注药前3天指导患者使用抗生素滴眼液点眼,每天4次;并指导患者训练眼球向上、下、左、右4个方向转动及固视,以便术中配合。术前冲洗结膜囊,使用复方托吡卡胺滴眼液充分散瞳。注射后协助患者保持坐位至少2h,避免抗VEGF药物沉积在黄斑区而影响视力。观察患者术后有无眼睛刺痛、流泪、胀痛、视物变形和急剧视力下降,恶心、呕吐等情况,注意患者是否发生角膜上皮擦伤、高眼压、视网膜色素上皮(RPE)撕裂等并发症,一旦出现应立即联系医师,及时采取措施。

6. 应用糖皮质激素药物的患者 ①局部用药,尤其是用药时间超过一周的应密切观察患者的眼压变化。一旦出现眼压升高应立即联系医师,及时采取措施。患者出院带药时做好出院药物指导,告知患者激素类滴眼液需遵医嘱逐步停药,不可长期使用,复查时需复测眼压,如有眼痛、眼胀等不适需要立即就医。②全身用药之前护士应详细询问患者既往史,有无胃病、糖尿病、骨质疏松等疾病,应多注意观察患者使用糖皮质激素药物后的各种反应和化验结果,一旦出现应立即联系医师,及时采取措施。出院时护士应做好出院药物相关指导,糖皮质激素药物常规于晨起早餐后 0.5h 一次给予,可减轻药物的不良反应。停药需要逐渐减量,禁止突然停药和滥用。注意定期复查体重、血压、血钾、血糖和尿常规,嘱患者进食低盐、低糖、高蛋白、清淡易消化食物和含钾丰富的水果。

十一、电光性眼炎的急救处理

(一) 概述

电光性眼炎是因眼睛的角膜上皮细胞和结膜吸收大量强烈的紫外线所引起的急性炎症,可由长时间在冰雪、沙漠、盐田、广阔水面作业,行走时未带防护眼镜而引起,或由太阳、紫外线灯、电焊等强烈紫外线的照射而致。潜伏期 6~8h,两眼突发烧灼感和剧痛,伴畏光、流泪、眼睑痉挛,头痛,眼睑及面部皮肤潮红和灼痛感,球结膜充血、水肿。经过治疗及休息可痊愈。

(二) 评估

1. 评估患者的眼部情况、全身状况及合作程度。

2. 评估患者的心理状况。

(三) 准备

1. 操作者仪表要求　仪表端庄,服装整齐、干净;洗手,戴口罩。

2. 患者体位要求　取仰卧位。

3. 用物准备　表面麻醉剂、抗生素眼药膏或多黏菌素眼药膏、灭菌眼垫。

(四) 处理流程

1. 认真查对医嘱。

2. 协助患者取仰卧位,止痛用表面麻醉剂滴眼 3 次,每次间隔 5min。

3. 止痛后遵医嘱涂抗生素眼膏,用无菌眼垫遮盖。

4. 洗手,签字,告知患者注意事项,解释病程缓解患者的焦虑情绪。整理用物。

十二、眼内炎的急救处理

(一)概述

眼内炎是一种凶险的感染性化脓性眼病。由于玻璃体内无血管组织且富含水分和蛋白质,是细菌等微生物极好的生长基,致病菌一旦侵入,极易繁殖而引发炎症。眼内炎是眼外伤后常见的并发症之一,其中以被尖锐物刺伤为眼内炎的主要原因之一。

(二)评估

1. 评估患者的眼部情况、全身状况及合作程度。

2. 评估患者的心理状况。

3. 告知患者操作的目的、方法及注意事项,以取得配合。

(三)准备

1. 操作者仪表要求 仪表端庄,服装整齐、干净;洗手,戴口罩。

2. 患者体位要求 取仰卧位。

3. 用物准备 生理盐水、输液器、皮肤消毒剂(75%乙醇溶液、安尔碘)、无菌棉签或棉块、无菌眼垫、快速手消毒液。

(四)处理流程

1. 认真核对患者及医疗信息,做好三查十对。

2. 准确记录患者视力情况,用药后定时复查并记录视力变化。

3. 准确记录患者眼压情况,患者出现眼压过高或过低时,及时配合医生用药或治疗,并及时复测记录眼压变化情况。

4. 手术前3天指导患者使用抗生素滴眼液点眼,注意防止交叉感染。完善术前常规检查,告知患者术前检查的注意事项和正确留取标本的方法,当检查结果异常时,通知医生并给予患者相应的处理。

5. 向患者做好疾病相关知识宣教、手术前宣教,告知患者手术目的、方法及注意事项,加强术后俯卧位的宣教和训练。做好患者围手术期的病情观察与护理,包括术眼情况观察和生命体征的观察。

6. 术后保持特殊体位的患者,术后 2 周内,患者面部向下平行于地面保持 18h 每日,告知患者交替使用俯卧位、低头坐位、站立头低位、健侧眼侧卧位,观察长期受压部位的皮肤,检查患者的受压部位(额头、两侧手臂的肘部等)有无变红、潮湿等情况。

眼外科疾病护理常规

第一节　眼科住院患者护理常规

一、手术前一般护理常规

眼科手术多为复明手术,包括角膜、虹膜、晶状体、玻璃体、视网膜等部位的多种手术,为保证手术顺利进行,术前必须做好充分准备,术前护理则为重要环节。

1. **心理护理**　重视患者心理护理,患者希望手术改善视力,却又惧怕手术失败、意外等。所以,医护人员应根据病情及拟行手术向患者及家属介绍术前、术中、术后的注意事项及愈合的一般情况,以取得患者的信任和对手术的配合。对有顾虑和思想过于紧张的患者应耐心解释、开导,不可嘲笑患者,加重患者思想顾虑和负担而影响手术的顺利进行。决定手术日后应及时通知患者,以使患者及家属在心理和物质上都有良好的准备。

2. **手术前注意事项**

(1) 手术成功与否,与患者全身情况有一定关系,护理人员应协助医师观察和掌握患者全身情况,并采取必要的治疗和护理措施。特别是高血压、心脏病、糖尿病患者,精神紧张会使症状加重,均须给予药物控制。

(2) 发现患者有发热、高血压(舒张压 >100mmHg、收缩压 >170mmHg,即舒张压达 13.3kPa、收缩压达 22.7kPa)、腹泻、感冒、精神异常、月经来潮、颜面疖疮及全身感染等情况,均应暂时推延手术。

(3) 小儿全麻患者应了解有无蛔虫病,以免引起术后腹痛或呕吐影响手术效果。

3. 手术前准备

（1）完善各项术前检查。术前常规检查项目：血、尿常规，肝肾常规，凝血功能 APTT+PT，HbsAg，HIV，HCV，梅毒抗体，心电图，胸部 X 线片。

（2）训练患者在仰卧、头部不动的情况下，按要求向各方向转动眼球以便配合手术操作和术后观察效果。

（3）为防止咳嗽、喷嚏振动眼部，要教会患者有咳嗽、喷嚏冲动时张口呼吸，用舌尖顶住上腭，以缓解冲动，避免手术意外和术后出血。

（4）嘱患者做好个人清洁卫生，洗头、洗澡，换好干净内衣、内裤。

（5）术前按内眼常规备皮，并给予抗生素眼药水滴眼，并嘱患者保持眼部卫生，避免用手和不洁手帕擦眼，以防污染，延误手术进行。

（6）术前做好术中、术后用药应做的过敏试验。需输血的患者做好交叉配血的准备。

（7）情绪紧张者可在手术前晚遵医嘱给予镇静安眠药，以保证充足睡眠，确保手术顺利进行。全麻患者需在术前禁食、水 6~8h。局麻患者术日晨可进少量易消化食物，不可过饱，以免术中发生呕吐。

（8）术日晨测体温、脉搏、血压，并记录于病历上，如有异常应及时通知医师处理。

（9）更换干净的住院服，摘掉假牙，取下手表，将贵重物品交予家属妥善保存，入手术室前排空二便。

（10）术日晨以温度适宜的生理盐水洗眼遮盖眼垫，并遵医嘱于术前 1h 给予术前止血针，散瞳或缩瞳以及降压药，并将病历及术中用物带入手术室。

（11）患者离开病房后，按手术种类要求更换病床床单、被罩、枕套，准备术后护理用品，等待患者术后回病房。

二、手术后一般护理常规

1. 全麻患者按全麻术后护理常规

（1）患者由麻醉医生护送至病房，主管护士协助将患者移至病床上,并为其整理好床单并注意保暖,术后去枕平卧 3~4h,头偏向一侧。清醒后可取平卧,4h 以后可头下垫枕。嘱患者及家属术后禁食、水 4~6h。

(2) 待麻醉医生为患者测得血压后,主管护士为其测量体温、脉搏、呼吸,并记录在护理记录单上。

(3) 呼唤患者姓名,观察患者清醒程度,并与麻醉医生交接班,询问该患者的麻醉恢复情况,有无特殊注意事项,是否需要吸氧等护理。

(4) 交接患者带液情况,注意液体名称、剩余量、滴速及穿刺部位情况等。

(5) 观察患者何时排尿,是否为自主排尿及尿量,并记录在护理记录单上。

2. 全麻术后搬动患者注意事项 术毕包扎术眼或双眼,以平车将患者推至床旁,避免震动。嘱患者头部保持不动,张口呼吸,腹部不可用力,同时托起患者头部和腰部,将患者轻轻移至床上。

3. 遵医嘱采取体位

(1) 普通体位:青光眼手术、周边虹膜切除术、板层角膜移植术等,通常卧床数小时后,即可自选体位。

(2) 特殊体位:视网膜脱离手术后要严格执行特殊体位要求。

4. 关注患者主诉 询问患者术后感觉,嘱患者安静休养,不得用力挤眼,咳嗽及大声说笑。

5. 术后呕吐处理 呕吐是常见的术后反应,如因麻醉药反应或术中牵拉眼外肌而引起的呕吐,可遵医嘱肌内注射维生素 B_6 或口服其他止吐和镇静剂。

6. 疼痛的处理 如有疼痛可遵医嘱酌情给予镇静、止痛剂。但术眼剧痛并伴有头痛、恶心、呕吐及其他情况应及时报告医师。

7. 术后注意事项

(1) 眼部术后感染通常发生于 48h 内,如能及早发现,往往可通过紧急有效的处理而得到挽救。所以护理人员要按时巡视患者,注意观察眼部情况及全身情况。注意敷料有无松动、移位和渗血渗液等。

（2）嘱患者不要弄湿、污染和自行拆开敷料，眼部有痒感或不适时不要用力闭睑或用手搔痒。

8. 术后饮食

（1）术后卧床应进易消化或半流饮食，不可食带有骨刺、坚硬或刺激性强的食物，以免影响术眼休息。

（2）术后嘱患者多吃水果和蔬菜，以保持大小便通畅。

（3）术后适当增加维生素及蛋白质，对创口愈合会有所帮助，但正常人都具有创口自然愈合的功能，眼部手术创口一般较小，不必迷信某些贵重药物或营养品。除避免坚硬食物外，可自由选择。

（4）术后便秘增加腹压，对伤口不利，3日内无大便，应给缓泻剂。

（5）更改护理等级后，应嘱患者量力而行，逐步适应，不要剧烈运动，勿低头取物，避免碰撞。

9. 并发症的观察

（1）感染：观察眼部分泌物情况，观察体温变化，倾听患者主诉。

（2）眼内出血：密切观察患者视功能，倾听患者主诉，如有异常及时报告医生。

（3）眼压增高：注意观察患者视力有无改变，有无眼痛、眼胀、偏头痛、恶心、呕吐等眼内压增高的症状。

10. 出院宣教

（1）休养环境应安静舒适，保持温湿度适宜，注意通风，使室内空气新鲜。

（2）保持良好的心理状态，避免紧张激动的情绪，适当参加锻炼，增强自信心，愉快的心情有利于疾病的恢复。

（3）疾病恢复期应选择含丰富维生素、蛋白质的饮食以增强体质，促进疾病的康复，如：瘦肉、鸡蛋、鱼类、新鲜蔬菜和水果，还应注意粗细粮的搭配。

（4）出院后常规一周复诊，复诊时请携带就诊卡或医保卡，以及出院相关资料到门诊复查，若病情发生变化，应及时来院就诊，以免延误病情。

（5）坚持按时点药，按时服药，预防感染。

(6) 适当休息,避免急、剧烈活动,避免高空作业,搬运重物,勿用力大便。

(7) 如出现视力下降和恶心呕吐,应随时来医院就诊。

第二节 眼外科手术护理常规

一、白内障类手术护理常规

【术前护理】

1. 评估和观察要点

1) 病情评估。①专科评估:评估患者视力情况,包括视力下降的时间、程度、进展情况,有无单眼复视、屈光改变等症状。②基础病评估:患者生命体征、原发病治疗用药情况、既往病史以及全身有无合并症等。③日常生活能力评估:自理能力,饮食、二便及睡眠情况,女性患者是否在月经期内。

2) 安全评估:评估患者有无视觉障碍、头晕等症状,评估患者年龄、精神状况,以及皮肤危险因素等。

3) 疾病认知:了解患者及家属对疾病和手术的认知程度,评估患者及家属的配合程度。

4) 心理状况:了解患者和家属的心理状态。

2. 护理要点

(1) 术前检查

1) 常规检查:血、尿常规,肝肾常规、凝血三项、酶联免疫四项、心电图、胸部 X 线片检查。

2) 专科检查。①影像学检查:眼科 B 超检查;②眼专科检查:视力、眼压测量、角膜内皮检查、人工晶状体测量及验光检查。

3) 注意事项:向患者及家属讲解术前检查的目的、方法,积极协助其完成各项检查;告知患者静脉抽血前需要禁食、水 6h 以上;留取尿标本时,应取晨起、空腹、首次、中段尿液。

(2) 术前准备

1) 呼吸道:保暖,预防感冒,必要时遵医嘱应用抗生

素控制感染。

2）胃肠道：全麻手术需禁食、水6~8h，防止全身麻醉所致的吸入性肺炎、窒息等，局麻患者术日晨可进少量易消化食物，不可过饱，以免术中发生呕吐。

3）术眼准备：术前三日点抗生素滴眼液，术晨以温度适宜的生理盐水清洁术眼并眼垫遮盖，遵医嘱点散瞳眼药，充分散大瞳孔。

4）个人卫生：术前一日沐浴、剪指/趾甲，保持全身清洁，男性患者剃净胡须，女性勿化妆、勿涂指甲油，长发者梳理好头发，为患者更换新病号服。

5）睡眠：创造良好环境，保证充足的睡眠，必要时，遵医嘱于手术前晚给予口服镇静剂。

6）术晨准备：嘱患者取下假牙、眼镜，将首饰及贵重物品交予家属妥善保存，入手术室前应排空二便。检查患者腕带的信息是否清楚、准确、齐全，以便术中进行患者身份识别。

7）床单位准备：全麻患者需备全麻床、血压计、听诊器等。

8）心理护理：合理运用沟通技巧，与患者进行有效沟通；向患者进行健康宣教，讲解简要手术方法，告知患者白内障手术所需时间不长，但术中需要患者密切配合，这点非常重要。并向患者讲解术后可能出现的不适及需要的医疗处置；使患者有充分的心理准备，解除顾虑，消除紧张情绪，增强信心，促进患者术后的康复。

3. 宣教和指导要点

（1）病种宣教：就所患疾病对患者及家属进行宣教，包括疾病的原因、临床表现、治疗原则、预后、预防等。

（2）用药宣教：患者术前三日给予抗生素眼药水点眼，向患者讲解主要目的、方法及副作用，为手术做好准备。

（3）饮食指导：告知患者术后进温凉清淡易消化食物，避免进食酸、辣、坚硬等刺激性食物，以免因进食不善引起出血。

（4）体位指导：告知患者全麻术后回病房3~4h内，采取去枕平卧位，头偏向一侧，目的是避免呕吐发生窒息及促进分泌物引流,局麻患者可采取自由体位,以不压迫术眼为宜。

(5) 手术禁忌:注意患者有无上呼吸道感染症状,术前监测生命体征,注意有无发热,若有异常,应及时通知医生予以处理;女性患者月经来潮时及时通知医生。

(6) 服药禁忌:入院后及时询问患者是否长期服用抗凝或麻醉禁忌的药物,服用者应及时通知医生,术前应停药一周,以免引起术中出血或麻醉意外。

4. 效果评价　评价患者对眼病相关知识的了解程度,医患配合效果;评估责任护士对患者病情和精神状态的掌握程度。

【术后护理】

1. 评估和观察要点

(1) 手术交接评估:患者安返病房后,责任护士与麻醉护士严格交班,了解患者的麻醉方式、术中病情变化、生命体征、出血量、意识恢复状态及皮肤完整性。

(2) 病情评估:密切观察患者病情变化,如生命体征、意识、呼吸道通畅情况;观察伤口疼痛、敷料渗血渗液情况。

(3) 并发症的观察:观察患者有无畏光、流泪等角膜水肿症状,观察有无人工晶状体易位、感染等症状。

(4) 术后不适症状评估:观察患者有无明显眼痛、恶心、呕吐、发热等术后反应。

2. 护理要点

(1) 体位护理:全麻术后回病房 3~4h 内,应保持呼吸道通畅,采取去枕平卧,头偏向一侧,以免呕吐物误吸入呼吸道发生窒息;局麻患者可采取自由体位,以不压迫术眼为宜。

(2) 生命体征监测:术后严密监测患者生命体征,每日四次测量体温、脉搏、呼吸。

(3) 术眼护理:敷料打开后,观察术眼眼睑是否红肿、结膜是否充血及术眼分泌物情况,如分泌物较多者,可用无菌棉签蘸取生理盐水擦拭干净,部分患者术后仍有视物不清、轻度眼睑红肿、轻度结膜充血、轻度异物感、眼眶淤血情况,属于正常现象,如有明显眼痛、恶心、呕吐症状,应及时通知主管医生予以处理。

(4) 并发症观察与护理

1) 感染:监测患者体温,若体温升高,或患者主诉视力下降,应及时遵医嘱给予处理及用药,嘱患者放松心情,适量多饮水,注意休息,术后两周内勿让不洁水进入眼内,保持局部清洁干燥。

2) 植入性人工晶状体脱位:倾听患者主诉是否有视物模糊,如出现症状及时通知医生给予处理。嘱患者术后避免长时间弯腰低头,避免用力过度,避免剧烈活动。

3) 角膜水肿:观察患者有无畏光、流泪症状,轻度角膜水肿可不予特殊处理,若出现严重异物感、疼痛等症状,应通知医生给予处理。

4) 切口虹膜嵌顿:观察切口处有无虹膜嵌顿,瞳孔是否变形移位等,如有上述情况发生,需手术处理。

(5) 疼痛护理:患者术后出现头部轻微疼痛或眼痛属正常现象,可让患者听音乐、闭目休息或适当聊天等分散注意力;疼痛较重或不可耐受的患者,必要时遵医嘱使用止痛药。

(6) 基础护理:关注患者的需求,随时询问,积极提供相应的帮助,并按等级护理的要求及专科特点完成患者的基础护理内容。

3. 宣教和指导要点

(1) 用药宣教:告知患者术后给予抗炎治疗的目的是为了预防感染、减轻黏膜水肿、减少出血。

(2) 饮食指导:根据患者的身体状况,个性化地有针对性地指导患者进食,以清淡易消化饮食为主,避免进食酸、辣、坚硬刺激性食物,多进食高营养、高维生素食物,多食新鲜蔬菜水果,糖尿病患者应选择低糖、低脂、适量蛋白质、高纤维素、高维生素食物。保持大便通畅,注意饮食卫生,以免发生腹泻、腹胀等不适。

(3) 安全指导:术后观察患者有无乏力、头晕等症状,指导患者首次下床时应渐进进行,防止虚脱摔倒,教会患者使用床旁呼叫系统;老年人活动时应注意地面湿滑,防止摔倒,儿童患者注意不要随处跑动,以免撞伤。

（4）活动指导：避免长时间弯腰低头，避免用力过度，避免剧烈活动。

4. 效果评价　评价患者对眼病相关知识的了解程度，医患配合效果；评估责任护士对患者病情和精神状态的掌握程度。

【出院指导】

1. 眼部护理　适当避免剧烈活动，勿碰伤术眼，以免引起植入的人工晶状体移位、出血，避免长时间弯腰低头，避免用力过度。术后两周勿让不洁水进入眼内，以免引起感染，保持眼局部清洁干燥。

2. 治疗指导　嘱坚持按时点药，预防感染，点药前洁净双手，将下睑缘向下牵拉，眼药滴入下结膜囊内，轻轻闭合眼睑，缓慢转动眼球，使药液均匀分布，眼药瓶口距眼睛1~2cm，用后将瓶盖拧紧。

3. 复查　出院后常规一周复诊，复诊时请携带医保卡或就诊卡以及出院相关病历资料复查，若病情发生变化，应及时来院就诊，以免延误病情。

4. 饮食　疾病恢复期应选择含丰富维生素、蛋白质的食物以增强体质，促进疾病的康复，如：瘦肉、鸡蛋、鱼类、新鲜蔬菜、水果（糖尿病患者除外），还应注意粗细粮的搭配。

5. 验光配镜　做白内障手术，未植入人工晶状体者，可在术后三个月验光配镜。

6. 环境　环境应安静舒适，保持温湿度适宜，注意通风，保持室内空气清新。

7. 心理　保持良好的心理状态，避免情绪激动，适当参加锻炼，增强自信心，愉快的心情有利于疾病的康复。

8. 其他　人工晶状体植入术后视力下降，可能是出现晶状体后囊膜混浊，医生检查后可行激光治疗。

二、青光眼类手术护理常规

（一）非穿透小梁切除手术护理常规

【术前护理】

1. 评估和观察要点

（1）病情评估。①专科评估：患者发病的时间，起病的缓急、视功能改变情况,特别是视野有无缺损以及眼底视盘改变情况,评估24h眼压波动范围及眼压高峰值,眼压升高的程度、进展等。②基础病评估:患者的生命体征、原发病治疗用药情况、既往病史、家族史以及全身有无合并症等。③日常生活能力评估:自理能力,饮食、二便及睡眠情况,女性患者是否在月经期内。

(2) 安全评估:评估患者有无视觉障碍、头晕等症状,评估患者年龄、精神状况,评估患者皮肤危险因素等。

(3) 疾病认知:了解患者及家属对疾病和手术的认知程度,评估患者及家属的配合程度。

(4) 心理状况:了解患者和家属的心理状态。

2. 护理要点

(1) 术前检查

1) 常规检查:血、尿常规,肝肾常规、凝血三项、酶联免疫四项、心电图、胸部X线片检查。

2) 专科检查:房角镜检查、视野检查、眼部超声检查、超声生物显微镜检查、眼底立体像检查。

3) 注意事项:向患者及家属讲解术前检查的目的、方法,积极协助其完成各项检查;告知患者静脉抽血前需要禁食、水 6h 以上;留取尿标本时,应取晨起、空腹、首次、中段尿液。

(2) 术前准备

1) 呼吸道:保暖,预防感冒,必要时遵医嘱应用抗生素控制感染。

2) 胃肠道:全麻手术需禁食、水 6~8h,防止全身麻醉所导致的吸入性肺炎、窒息等,局麻患者术日晨可进少量易消化食物,不可过饱,以免术中发生呕吐。

3) 术眼准备:术前三日点抗生素滴眼液,术晨以温度适宜的生理盐水洗眼遮盖眼垫,眼压较高不稳定者,遵医嘱术前给予降眼压药物。

4) 个人卫生:术前一日沐浴、剪指/趾甲,保持全身清洁,男性患者剃净胡须,女性勿化妆、勿涂指甲油,长发者梳理好头发,为患者更换新病号服。

5) 睡眠:创造良好环境,保证充足的睡眠。

6）术晨准备：嘱患者取下假牙、眼镜，将首饰及贵重物品交予家属妥善保存，入手术室前应排空二便。

7）床单位准备：全麻患者需备全麻床、血压计、听诊器等。

8）心理护理：针对青光眼患者的性格特点，耐心讲解青光眼手术的治疗方法、目的及简要手术步骤。讲解各项检查的目的、意义，争取患者配合。

3. 宣教和指导要点

（1）病种宣教：就所患疾病对患者及家属进行宣教，包括疾病的原因、临床表现、治疗原则、预后、预防等。

（2）用药宣教：患者术前三日给予抗生素眼药水点眼，向患者讲解主要目的、方法及副作用，为手术做好准备。

（3）饮食指导：告知患者术后进温凉清淡易消化食物，避免进食刺激性食物，保持排便通畅。饮水以分次少量为宜，每次饮水量不超过 300ml，不饮用如浓茶、咖啡等有兴奋作用的饮品。

（4）体位指导：告知患者全麻术后回病房 3~4h 内，采取去枕平卧位，头偏向一侧，目的是避免呕吐发生窒息及促进分泌物引流，局麻患者可采取自由体位，以不压迫术眼为宜。

（5）手术禁忌：注意患者有无上呼吸道感染症状，术前监测生命体征，注意有无发热，若有异常，应及时通知医生予以处理；女性患者月经来潮时及时通知医生。

（6）服药禁忌：入院后及时询问患者是否长期服用抗凝或麻醉禁忌的药物，服用者应及时通知医生，术前应停药一周，以免引起术中出血或麻醉意外。

4. 效果评价　评价患者对眼病相关知识的了解程度，医患配合效果；评估责任护士对患者病情和精神状态的掌握程度。

【术后护理】

1. 评估和观察要点

（1）手术交接评估：患者安返病房后，责任护士与麻醉护士严格交班，了解患者的麻醉方式、术中病情变化、生命体征、意识恢复状态及皮肤完整性。

（2）病情评估：密切观察患者眼压的变化，病情变化如生命体征、意识、呼吸道通畅情况；观察伤口疼痛，敷料渗血渗液情况、有无松脱，观察有无视力突然丧失等症状。

（3）并发症的观察：观察患者有无眼痛、眼胀、头痛、恶心、呕吐等高眼压症状，观察有无浅前房、脉络膜上腔出血等症状。

（4）术后不适症状评估：观察患者有无明显眼痛、眼胀、恶心、呕吐、发热等常见术后反应。

2. 护理要点

（1）体位护理：全麻术后回病房 3~4h 内，应保持呼吸道通畅，采取去枕平卧，头偏向一侧，以免呕吐物误吸入呼吸道发生窒息；局麻患者可采取自由体位，以不压迫术眼为宜。

（2）生命体征监测：术后严密监测患者生命体征，每日测量体温、脉搏、呼吸 4 次。

（3）术眼护理：敷料打开后，观察术眼眼睑是否红肿、结膜是否充血及术眼分泌物情况，如分泌物较多者，可用无菌棉签蘸取生理盐水擦拭干净，如患者有明显眼痛、眼胀、恶心、呕吐症状，应及时通知主管医生予以处理。

（4）并发症观察与护理

1）高眼压：密切观察患者眼压的变化，倾听患者主诉，告知患者如出现眼痛、眼胀、头痛、恶心症状，应立即通知医护人员，遵医嘱应用降眼压药物，并嘱患者饮水注意分次少量，每次饮水量不超过 300ml。

2）浅前房：注意观察患者视力有无明显下降，角膜有无水肿或角膜刺激症状，如有此类症状应通知主管医师。对于伴有低眼压的Ⅰ度浅前房，可加强病情观察，不需要特殊治疗，对于伴有低眼压的Ⅱ度浅前房，采取药物保守治疗，局部加压包扎。

3）脉络膜上腔出血：密切观察患者可有剧烈的眼痛，视力突然丧失，头痛等症状，出现上述症状，应立即通知医生，遵医嘱给予镇静剂、止血剂、高渗脱水剂治疗，控制出血和眼压。

4）感染：监测患者体温，若体温升高，或患者主诉视力下降,应及时遵医嘱给予处理及用药,嘱患者放松心情,适量多饮水,注意休息,术后两周内勿让不洁水及肥皂水进入眼内,保持局部清洁干燥。

5) 疼痛护理:患者术后出现头部轻微疼痛或眼痛属正常现象,可让患者听音乐、聊天等转移注意力;疼痛较重或不可耐受的患者,必要时遵医嘱使用止痛药。

6) 基础护理:关注患者的需求,随时询问,积极提供相应的帮助,并按等级护理的要求及专科特点完成患者的基础护理内容。

3. 宣教和指导要点

(1) 用药宣教:告知患者术后给予抗炎治疗的目的是为了预防感染,减轻黏膜水肿,减少出血。给予散瞳剂的目的是预防炎症发生和促进前房形成。

(2) 饮食指导:根据患者的身体状况,个性化地有针对性地指导患者进食,以清淡易消化饮食为主,避免进食刺激性食物,保持大便通畅,注意饮食卫生,以免发生腹泻、腹胀等不适。饮水宜分次少量,每次饮水量不超过300ml。避免饮用兴奋性饮品。

(3) 安全指导:术后观察患者有无乏力、头晕等症状,指导患者首次下床时应渐进下床活动,防止虚脱摔倒,教会患者使用床旁呼叫系统;对视觉障碍患者,应保持病室整洁无障碍物,防止磕碰;老年人活动时应注意地面湿滑,防止摔倒;儿童患者注意不要随处跑动,以免撞伤。

(4) 按摩眼球指导:协助和指导患者按摩眼球,并按医嘱监督患者按摩。具体方法为:嘱其闭眼,示指和中指适当用力,一放一压,压迫眼球 10~15s,以促进视网膜动脉扩张,加速眼内血液流通,降低眼压。

(5) 病情观察:密切观察眼压的变化,如出现头痛、眼痛、恶心呕吐,应遵医嘱给予降眼压药物治疗。

(6) 术后体位与活动:非穿透性小梁切除手术因为术中未进入前房,所以术后炎症反应轻,并发症小,患者不适感小,因此更应提醒患者注意休息,避免过分低头、弯腰的动作,避免大声说话、打喷嚏、擤鼻涕等。

4. 效果评价 评价患者对眼病相关知识的了解程

度,医患配合效果;评估责任护士对患者病情和精神状态的掌握程度。

【出院指导】

1. 眼部护理　做滤过手术的患者遵照医生的要求,定时按摩眼球,保证房水的正常流通,维持正常眼压。嘱患者不要在阴暗处久留,看电视时要开小瓦数的照明灯。术后两周勿让不洁水进入眼内,以免引起感染,保持眼局部清洁干燥。

2. 治疗指导　嘱坚持按时点药,预防感染,防止眼压升高,点药前洁净双手,将下睑缘向下牵拉,眼药滴入下结膜囊内,轻轻闭合眼睑,缓慢转动眼球,使药液均匀分布,眼药瓶口距眼睛 1~2cm,用后将瓶盖拧紧。

3. 复查　出院后常规一周复诊,若病情发生变化,如眼红、畏光、流泪,应及时来院就诊,以免延误病情。

4. 饮食　疾病恢复期应选择含丰富维生素、蛋白质的食物以增强体质,促进疾病的恢复,如:瘦肉、鸡蛋、鱼类、新鲜蔬菜、水果(糖尿病患者除外),还应注意粗细粮的搭配。少吃或不吃刺激性较强的食物如辣椒、酒类。饮水宜分次少量,每次饮水量不超过 300ml。避免饮用兴奋性饮品。

5. 环境　环境应安静舒适,保持温湿度适宜,注意通风,保持室内空气清新。

6. 心理　保持良好的心理状态,避免情绪激动,适当参加锻炼,增强自信心,愉快的心情有利于疾病的康复。

(二) 复合式青光眼滤过手术护理常规

【术前护理】

1. 评估和观察要点

(1) 病情评估。①专科评估:患者发病的时间,起病的缓急,视功能改变情况,特别是视野缺损,以及眼底视盘改变情况;评估 24h 眼压的波动范围及眼压高峰值、眼压升高的程度、进展情况等症状;②基础病评估:患者的生命体征、原发病治疗用药情况、既往病史以及全身有无合并症等;③日常生活能力评估:自理能力,饮食、二便及睡眠情况,女性患者是否在月经期内。

（2）安全评估：评估患者有无视觉障碍、头晕等症状，评估患者年龄、精神状况，评估患者皮肤危险因素等。

（3）疾病认知：了解患者及家属对疾病和手术的认知程度，评估患者及家属的配合程度。

（4）心理状况：了解患者和家属的心理状态。

2. 护理要点

（1）术前检查

1）常规检查：血、尿常规，肝肾常规，凝血三项，酶联免疫四项，心电图，胸部 X 线片检查。

2）专科检查：房角镜检查、视野检查、眼部超声检查、超声生物显微镜检查。

3）注意事项：向患者及家属讲解术前检查的目的、方法，积极协助其完成各项检查；告知患者静脉抽血前需要禁食、水 6h 以上；留取尿标本时，应取晨起、空腹、首次、中段尿液。

（2）术前准备

1）呼吸道：保暖，预防感冒，必要时遵医嘱应用抗生素控制感染。

2）胃肠道：全麻手术需禁食、水 6~8h，防止全身麻醉所导致的吸入性肺炎、窒息等，局麻患者术日晨可进食少量易消化食物，不可过饱，以免术中发生呕吐。

3）术眼准备：术前三日点抗生素滴眼液，术晨以温度适宜的生理盐水洗眼并遮盖眼垫，眼压较高不稳定者，遵医嘱术前给予降眼压药物。

4）个人卫生：术前一日沐浴、剪指/趾甲，保持全身清洁，男性患者剃净胡须，女性勿化妆，勿涂指甲油，长发者梳理好头发，为患者更换新病号服。

5）睡眠：创造良好环境，保证充足的睡眠。

6）术晨准备：嘱患者取下假牙、眼镜、角膜接触镜，将首饰及贵重物品交予家属妥善保存，入手术室前应排空二便。

7）床单位准备：全麻患者需备全麻床、血压表、听诊器等。

8）心理护理：针对青光眼患者的性格特点，耐心讲解青光眼手术的治疗方法、目的及简要手术步骤。讲解各项检查的目的、意义,争取患者配合。

3. 宣教和指导要点

(1) 病种宣教:就所患疾病对患者及家属进行宣教,包括疾病的原因、临床表现、治疗原则、预后、预防等。

(2) 用药宣教:患者术前三日给予抗生素眼药水点眼,向患者讲解主要目的、方法及副作用,为手术做好准备。

(3) 饮食指导:告知患者术后进温凉清淡易消化食物,避免进食刺激性食物,保持排便通畅。饮水以分次少量为宜,每次饮水量不超过 300ml,不饮用如浓茶、咖啡等有兴奋作用的饮品。

(4) 体位指导:告知患者全麻术后回病房 3~4h 内,采取去枕平卧位,头偏向一侧,目的是避免呕吐发生窒息及促进分泌物引流,局麻患者可采取自由体位,以不压迫术眼为宜。

(5) 手术禁忌:注意患者有无上呼吸道感染症状,术前监测生命体征,注意有无发热,若有异常,应及时通知医生予以处理;女性患者月经来潮时及时通知医生。

(6) 服药禁忌:入院后及时询问患者是否长期服用抗凝或麻醉禁忌的药物,服用者应及时通知医生,术前应停药一周,以免引起术中出血或麻醉意外。

4. 效果评价　评价患者对眼病相关知识的了解程度,医患配合效果;评估责任护士对患者病情和精神状态的掌握程度。

【术后护理】

1. 评估和观察要点

(1) 手术交接评估:患者安返病房后,责任护士与麻醉护士严格交班,了解患者的麻醉方式、术中病情变化、生命体征、意识恢复状态及皮肤完整性。

(2) 病情评估:密切观察患者眼压的变化,病情变化如生命体征、意识、呼吸道通畅情况;观察伤口疼痛、敷料渗血渗液情况,有无松脱,观察有无视力突然丧失等症状。

(3) 并发症的观察:观察患者有无眼痛、眼胀、头痛、恶心、呕吐等高眼压症状,观察有无浅前房、脉络膜上腔出血等症状。

(4) 术后不适症状评估:观察患者有无明显眼痛、眼胀、恶心、呕吐、发热等常见术后反应。

2. 护理要点

(1) 体位护理:全麻术后回病房 3~4h 内,应保持呼吸道通畅,采取去枕平卧,头偏向一侧,以免呕吐物误吸入呼吸道发生窒息;局麻患者可采取自由体位,以不压迫术眼为宜。

(2) 生命体征监测:术后严密监测患者生命体征,每日测量体温、脉搏、呼吸 4 次。

(3) 术眼护理:敷料打开后,观察术眼眼睑是否红肿、结膜是否充血及术眼分泌物情况,如分泌物较多者,可用无菌棉签蘸取生理盐水擦拭干净,如患者有明显眼痛、眼胀、恶心、呕吐等症状,应及时通知主管医生予以处理。

(4) 并发症观察与护理

1) 高眼压:密切观察患者眼压的变化,倾听患者主诉,告知患者如出现眼痛、眼胀、头痛、恶心等症状,应立即通知医护人员,遵医嘱应用降眼压药物,并嘱患者饮水注意分次少量,每次饮水量不超过 300ml。

2) 浅前房:注意观察患者视力有无明显下降,角膜有无水肿或角膜刺激症状,如有此类症状应通知主管医师。对于伴有低眼压的 I 度浅前房,可加强病情观察,不需要特殊治疗,对于伴有低眼压的 II 度浅前房,采取药物保守治疗,局部加压包扎。

3) 脉络膜上腔出血:密切观察患者可有剧烈的眼痛、视力突然丧失、头痛等症状,出现上述症状,应立即通知医生,遵医嘱给予镇静剂、止血剂、高渗脱水剂治疗,控制出血和眼压。

4) 感染:监测患者体温,若体温升高或患者主诉视力下降,应及时遵医嘱给予处理及用药,嘱患者放松心情,适量多饮水,注意休息,术后两周内勿让不洁水及肥皂水进入眼内,保持局部清洁干燥。

(5) 疼痛护理:患者术后出现头部轻微疼痛或眼痛属

正常现象,可让患者听音乐、聊天等转移注意力;疼痛较重或不可耐受的患者,必要时遵医嘱使用止痛药。

(6)基础护理:关注患者的需求,随时询问,积极提供相应的帮助,并按等级护理的要求及专科特点完成患者的基础护理内容。

3. 宣教和指导要点

(1)用药宣教:告知患者术后给予抗炎治疗的目的是为了预防感染、减轻黏膜水肿、减少出血。给予散瞳剂的目的是预防炎症发生和促进前房形成。

(2)饮食指导:根据患者的身体状况,个性化地有针对性地指导患者进食,以清淡易消化食物为主,避免进食刺激性食物,保持大便通畅,注意饮食卫生,以免发生腹泻、腹胀等不适。饮水宜分次少量,每次饮水量不超过300ml。避免饮用兴奋性饮品。

(3)安全指导:术后观察患者有无乏力、头晕等症状,指导患者首次下床时应渐进下床活动,防止虚脱摔倒,教会患者使用床旁呼叫系统;对视觉障碍患者,应保持病室整洁无障碍物,防止磕碰;老年人活动时应注意地面湿滑,防止摔倒;儿童患者注意不要随处跑动,以免撞伤。

(4)按摩眼球指导:协助和指导患者按摩眼球,并按医嘱监督患者按摩,具体方法为嘱其闭眼,示指和中指适当用力,一放一压,压迫眼球 10～15s,以促进视网膜动脉扩张,加速眼内血液流通,降低眼压。

(5)病情观察:密切观察眼压的变化,如出现头痛、眼痛、恶心、呕吐,应遵医嘱给予降眼压药物治疗。

4. 效果评价 评价患者对眼病相关知识的了解程度,医患配合效果;评估责任护士对患者病情和精神状态的掌握程度。

【出院指导】

1. 眼部护理 做滤过手术的患者遵照医生的要求,定时按摩眼球,保证房水的正常流通,维持正常眼压。嘱患者不要在阴暗处久留,看电视时要开小瓦数的照明灯。术后两周勿让不洁水进入眼内,以免引起感染,保持眼局部清洁干燥。

2. 治疗指导 嘱坚持按时点药,预防感染,防止眼压升高,点药前洁净双手,将下睑缘向下牵拉,眼药滴入下结膜囊内,轻轻闭合眼睑,缓慢转动眼球,使药液均匀分布,眼药瓶口距眼睛 1~2cm,用后将瓶盖拧紧。

3. 复查 出院后常规一周复诊,若病情发生变化,应及时来院就诊,以免延误病情。

4. 饮食 疾病恢复期应选择含丰富维生素、蛋白质的食物以增强体质,促进疾病的恢复,如:瘦肉、鸡蛋、鱼类、新鲜蔬菜、水果(糖尿病患者除外),还应注意粗细粮的搭配。少吃或不吃刺激性较强的食物如辣椒、酒类。饮水宜分次少量,每次饮水量不超过 300ml。避免饮用兴奋性饮品。

5. 环境 环境应安静舒适,保持温湿度适宜,注意通风,保持室内空气清新。

6. 心理 保持良好的心理状态,避免情绪激动,适当参加锻炼,增强自信心,愉快的心情有利于疾病的康复。

(三)小青白联合手术(白内障超声乳化人工晶状体植入联合房角分离手术)护理常规

【术前护理】

1. 评估和观察要点

(1)病情评估。①专科评估:患者发病的时间,起病的缓急,视功能改变情况,特别是视野缺损,以及眼底视盘改变情况;评估 24h 眼压的波动范围及眼压高峰值,眼压升高的程度,进展情况等症状;②基础病评估:患者的生命体征、原发病治疗用药情况、既往病史以及全身有无合并症等;③日常生活能力评估:自理能力,饮食、二便及睡眠情况,女性患者是否在月经期内。

(2)安全评估:评估患者有无视觉障碍、头晕等症状,评估患者年龄、精神状况,评估患者皮肤危险因素等。

(3)疾病认知:了解患者及家属对疾病和手术的认知程度,评估患者及家属的配合程度。

(4)心理状况:了解患者和家属的心理状态。

2. 护理要点

(1)术前检查

1) 常规检查:血、尿常规,肝肾常规,凝血三项,酶联免疫四项,心电图,胸部 X 线片检查。

2) 专科检查:角膜内皮镜检查、房角镜检查、视野检查、眼底立体像检查、眼部超声生物显微镜检查、眼科 AB 超声检查。

3) 注意事项:向患者及家属讲解术前检查的目的、方法,积极协助其完成各项检查;告知患者静脉抽血前需要禁食、水 6h 以上;留取尿标本时,应取晨起、空腹、首次、中段尿液。

(2) 术前准备

1) 呼吸道:保暖,预防感冒,必要时遵医嘱应用抗生素控制感染。

2) 胃肠道:全麻手术需禁食、水 6~8h,防止全身麻醉所导致的吸入性肺炎、窒息等,局麻患者术日晨可进少量易消化食物,不可过饱,以免术中发生呕吐。

3) 术眼准备:术前三日点抗生素滴眼液,术晨以温度适宜的生理盐水洗眼遮盖眼垫,眼压较高不稳定者,遵医嘱术前给予降眼压药物。

4) 个人卫生:术前一日沐浴、剪指 / 趾甲,保持全身清洁,男性患者剃净胡须,女性勿化妆、勿涂指甲油,长发者梳理好头发,为患者更换新病号服。

5) 睡眠:创造良好环境,保证充足的睡眠。

6) 术晨准备:嘱患者取下假牙、眼镜、角膜接触镜,将首饰及贵重物品交予家属妥善保存,入手术室前应排空二便。

7) 床单位准备:全麻患者需备全麻床、血压表、听诊器等。

8) 心理护理:讲解小青白手术的治疗方法、目的及简要手术步骤以及术中的配合。重点向患者解释通过白内障手术如何降低闭角型青光眼眼压的原理。

3. 宣教和指导要点

(1) 病种宣教:就所患疾病对患者及家属进行宣教,包括疾病的原因、临床表现、治疗原则、预后、预防等。

(2) 用药宣教:患者术前三日给予抗生素眼药水点

眼,向患者讲解主要目的、方法及副作用,为手术做好准备。

(3) 饮食指导:告知患者术后进温凉清淡易消化食物,避免进食刺激性食物,保持排便通畅。饮水以分次少量为宜,每次饮水量不超过 300ml,不饮用如浓茶、咖啡等有兴奋作用的饮品。

(4) 体位指导:告知患者全麻术后回病房 3~4h 内,采取去枕平卧位,头偏向一侧,目的是避免呕吐发生窒息及促进分泌物引流,局麻患者可采取自由体位,以不压迫术眼为宜。

(5) 手术禁忌:注意患者有无上呼吸道感染症状,术前监测生命体征,注意有无发热,若有异常,应及时通知医生予以处理;女性患者月经来潮时及时通知医生。

(6) 服药禁忌:入院后及时询问患者是否长期服用抗凝或麻醉禁忌的药物,服用者应及时通知医生,术前应停药一周,以免引起术中出血或麻醉意外。

4. 效果评价 评价患者对眼病相关知识的了解程度,医患配合效果;评估责任护士对患者病情和精神状态的掌握程度。

【术后护理】

1. 评估和观察要点

(1) 手术交接评估:患者安返病房后,责任护士与麻醉护士严格交班,了解患者的麻醉方式、术中病情变化、生命体征、意识恢复状态及皮肤完整性。

(2) 病情评估:密切观察患者眼压的变化,病情变化如生命体征、意识、呼吸道通畅情况;观察伤口疼痛、敷料渗血渗液情况、有无松脱,观察有无视力突然丧失等症状。

(3) 并发症的观察:观察患者有无眼痛、眼胀、头痛、恶心、呕吐等高眼压症状,观察有无浅前房、脉络膜上腔出血等症状。

(4) 术后不适症状评估:观察患者有无明显眼痛、眼胀、恶心、呕吐、发热等常见术后反应。

2. 护理要点

(1) 体位护理:全麻术后回病房 3~4h 内,应保持呼吸道通畅,采取去枕平卧,头偏向一侧,以免呕吐物误吸入呼吸道发生窒息;局麻患者可采取自由体位,以不压迫术眼为宜。

(2) 生命体征监测:术后严密监测患者生命体征,每日测量体温、脉搏、呼吸 4 次。

(3) 术眼护理:敷料打开后,观察术眼眼睑是否红肿、结膜是否充血及术眼分泌物情况,如分泌物较多者,可用无菌棉签蘸取生理盐水擦拭干净,如患者有明显眼痛、眼胀、恶心、呕吐等症状,应及时通知主管医生予以处理。

(4) 并发症观察与护理

1) 高眼压:密切观察患者眼压的变化,倾听患者主诉,告知患者如出现眼痛、眼胀、头痛、恶心等症状,应立即通知医护人员,遵医嘱应用降眼压药物,并嘱患者饮水注意分次少量,每次饮水量不超过 300ml。

2) 浅前房:注意观察患者视力有无明显下降,角膜有无水肿或角膜刺激症状,如有此类症状应通知主管医师。对于伴有低眼压的Ⅰ度浅前房,可加强病情观察,不需要特殊治疗,对于伴有低眼压的Ⅱ度浅前房,采取药物保守治疗,局部加压包扎。

3) 脉络膜上腔出血:密切观察患者可有剧烈的眼痛、视力突然丧失、头痛等症状,出现上述症状,应立即通知医生,遵医嘱给予镇静剂、止血剂、高渗脱水剂治疗,控制出血和眼压。

4) 感染:监测患者体温,若体温升高,或患者主诉视力下降,应及时遵医嘱给予处理及用药,嘱患者放松心情,适量多饮水,注意休息,术后两周内勿让不洁水及肥皂水进入眼内,保持局部清洁干燥。

(5) 疼痛护理:患者术后出现头部轻微疼痛或眼痛属正常现象,可让患者听音乐、聊天等转移注意力;疼痛较重或不可耐受的患者,必要时遵医嘱使用止痛药。

(6) 基础护理:关注患者的需求,随时询问,积极提供相应的帮助,并按等级护理的要求及专科特点完成患者的基础护理内容。

3. 宣教和指导要点

(1) 用药宣教:告知患者术后给予抗炎治疗的目的是

为了预防感染、减轻黏膜水肿、减少出血。给予散瞳剂的目的是预防炎症发生和促进前房形成。

(2) 饮食指导：根据患者的身体状况，个性化地有针对性地指导患者进食，以清淡易消化食物为主，避免进食刺激性食物，保持大便通畅，注意饮食卫生，以免发生腹泻、腹胀等不适。饮水宜分次少量，每次饮水量不超过300ml。避免饮用兴奋性饮品。

(3) 安全指导：术后观察患者有无乏力、头晕等症状，指导患者首次下床时应渐进下床活动，防止虚脱摔倒，教会患者使用床旁呼叫系统；对视觉障碍患者，应保持病室整洁无障碍物，防止磕碰；老年人活动时应注意地面湿滑，防止摔倒，儿童患者注意不要随处跑动，以免撞伤。

(4) 病情观察：密切观察眼压的变化，如出现头痛、眼痛、恶心、呕吐，应遵医嘱给予降眼压药物治疗。

4. 效果评价　评价患者对眼病相关知识的了解程度，医患配合效果；评估责任护士对患者病情和精神状态的掌握程度。

【出院指导】

1. 眼部护理　嘱患者不要在阴暗处久留，看电视时要开小瓦数的照明灯。术后两周勿让不洁水进入眼内，以免引起感染，保持眼局部清洁干燥。术后仍视物不清，轻度异物感，眼眶淤血属于正常现象，患者不必紧张。少数患者术后 5~7 天内眼红、畏光、流泪等，及时到医院就诊。

2. 治疗指导　嘱坚持按时点药，预防感染，防止眼压升高，点药前洁净双手，将下睑缘向下牵拉，眼药滴入下结膜囊内，轻轻闭合眼睑，缓慢转动眼球，使药液均匀分布，眼药瓶口距眼睛 1~2cm，用后将瓶盖拧紧。

3. 复查　出院后定期复查，如果视力下降及时就诊，若发生后发性白内障需要激光治疗。

4. 饮食　疾病恢复期应选择含丰富维生素、蛋白质的食物以增强体质，促进疾病的康复，如：瘦肉、鸡蛋、鱼类、新鲜蔬菜、水果(糖尿病患者除外)，还应注意粗细粮的搭配。少吃或不吃刺激性较强的食物如辣椒、酒类。饮水宜分次少量,每次饮水量不超过 300ml。避免饮用兴奋性饮品。

5. 环境　环境应安静舒适,保持温湿度适宜,注意通风,保持室内空气清新。

6. 心理　保持良好的心理状态,避免情绪激动,适当参加锻炼,增强自信心,愉快的心情有利于疾病的康复。

(四)大青白联合手术(小梁切除联合白内障超声乳化人工晶状体植入手术)护理常规

【术前护理】

1. 评估和观察要点

(1) 病情评估。①专科评估:患者发病的时间,起病的缓急,视功能改变情况,特别是视野缺损,以及眼底视盘改变情况;评估 24h 眼压的波动范围及眼压高峰值,眼压升高的程度、进展情况等症状;②基础病评估:患者的生命体征、原发病治疗用药情况、既往病史以及全身有无合并症等;③日常生活能力评估:自理能力,饮食、二便及睡眠情况,女性患者是否在月经期内。

(2) 安全评估:评估患者有无视觉障碍、头晕等症状,评估患者年龄、精神状况,评估患者皮肤危险因素等。

(3) 疾病认知:了解患者及家属对疾病和手术的认知程度,评估患者及家属的配合程度。

(4) 心理状况　了解患者和家属的心理状态。

2. 护理要点

(1) 术前检查

1) 常规检查:血、尿常规,肝肾常规,凝血三项,酶联免疫四项,心电图,胸部 X 线片检查。

2) 专科检查:角膜内皮镜检查、房角镜检查、视野检查、眼底立体像检查、眼部超声生物显微镜检查、眼科 AB 超声检查。

3) 注意事项:向患者及家属讲解术前检查的目的、方法,积极协助其完成各项检查;告知患者静脉抽血前需要禁食、水 6h 以上;留取尿标本时,应取晨起、空腹、首次、中段尿液。

(2) 术前准备

1）呼吸道：保暖，预防感冒，必要时遵医嘱应用抗生素控制感染。

2）胃肠道：全麻手术需禁食、水 6~8h，防止全身麻醉所导致的吸入性肺炎、窒息等，局麻患者术日晨可进少量易消化食物，不可过饱，以免术中发生呕吐。

3）术眼准备：术前三日点抗生素滴眼液，术晨以温度适宜的生理盐水洗眼遮盖眼垫，眼压较高不稳定者，遵医嘱术前给予降眼压药物。

4）个人卫生：术前一日沐浴、剪指/趾甲，保持全身清洁，男性患者剃净胡须，女性勿化妆、勿涂指甲油，长发者梳理好头发，为患者更换新病号服。

5）睡眠：创造良好环境，保证充足的睡眠。

6）术晨准备：嘱患者取下假牙、眼镜、角膜接触镜，将首饰及贵重物品交予家属妥善保存，入手术室前应排空二便。

7）床单位准备：全麻患者需备全麻床、血压表、听诊器等。

8）心理护理：讲解青光眼白内障手术的治疗方法、目的及简要手术步骤以及术中的配合。因为此手术相对常规滤过手术复杂，对术者要求较高，所以争取患者的配合也非常重要。

3. 宣教和指导要点

（1）病种宣教：就所患疾病对患者及家属进行宣教，包括疾病的原因、临床表现、治疗原则、预后、预防等。

（2）用药宣教：患者术前三日给予抗生素眼药水点眼，向患者讲解主要目的、方法及副作用，为手术做好准备。

（3）饮食指导：告知患者术后进温凉清淡易消化食物，避免进食刺激性食物，保持排便通畅。饮水以分次少量为宜，每次饮水量不超过 300ml，不饮用如浓茶、咖啡等有兴奋作用的饮品。

（4）体位指导：告知患者全麻术后回病房 3~4h 内，采取去枕平卧位，头偏向一侧，目的是避免呕吐发生窒息及促进分泌物引流，局麻患者可采取自由体位，以不压迫术眼为宜。

（5）手术禁忌：注意患者有无上呼吸道感染症状，术前监测生命体征，注意有无发热，若有异常，应及时通知医生予以处理；女性患者月经来潮时及时通知医生。

（6）服药禁忌：入院后及时询问患者是否长期服用抗凝或麻醉禁忌的药物，服用者应及时通知医生，术前应停药一周，以免引起术中出血或麻醉意外。

4. 效果评价　评价患者对眼病相关知识的了解程度，医患配合效果；评估责任护士对患者病情和精神状态的掌握程度。

【术后护理】

1. 评估和观察要点

（1）手术交接评估：患者安返病房后，责任护士与麻醉护士严格交班，了解患者的麻醉方式、术中病情变化、生命体征、意识恢复状态及皮肤完整性。

（2）病情评估：密切观察患者眼压的变化，病情变化如生命体征、意识、呼吸道通畅情况；观察伤口疼痛、敷料渗血渗液情况、有无松脱，观察有无视力突然丧失等症状。

（3）并发症的观察：观察患者有无眼痛、眼胀、头痛、恶心、呕吐等高眼压症状，观察有无浅前房、脉络膜上腔出血等症状。

（4）术后不适症状评估：观察患者有无明显眼痛、眼胀、恶心、呕吐、发热等常见术后反应。

2. 护理要点

（1）体位护理：全麻术后回病房 3~4h 内，应保持呼吸道通畅，采取去枕平卧，头偏向一侧，以免呕吐物误吸入呼吸道发生窒息；局麻患者可采取自由体位，以不压迫术眼为宜。

（2）生命体征监测：术后严密监测患者生命体征，每日测量体温、脉搏、呼吸 4 次。

（3）术眼护理：敷料打开后，观察术眼眼睑是否红肿、结膜是否充血及术眼分泌物情况，如分泌物较多者，可用无菌棉签蘸取生理盐水擦拭干净，如患者有明显眼痛、眼胀、恶心、呕吐等症状，应及时通知主管医生予以处理。

（4）并发症观察与护理

1) 高眼压:密切观察患者眼压的变化,倾听患者主诉,告知患者如出现眼痛、眼胀、头痛、恶心等症状,应立即通知医护人员,遵医嘱应用降眼压药物,并嘱患者饮水注意分次少量,每次饮水量不超过 300ml。

2) 浅前房:注意观察患者视力有无明显下降,角膜有无水肿或角膜刺激症状,如有此类症状应通知主管医师。对于伴有低眼压的 I 度浅前房,可加强病情观察,不需要特殊治疗,对于伴有低眼压的 II 度浅前房,采取药物保守治疗,局部加压包扎。

3) 脉络膜上腔出血:密切观察患者可有剧烈的眼痛、视力突然丧失、头痛等症状,出现上述症状,应立即通知医生,遵医嘱给予镇静剂、止血剂、高渗脱水剂治疗,控制出血和眼压。

4) 感染:监测患者体温,若体温升高,或患者主诉视力下降,应及时遵医嘱给予处理及用药,嘱患者放松心情,适量多饮水,注意休息,术后两周内勿让不洁水及肥皂水进入眼内,保持局部清洁干燥。

(5) 疼痛护理:患者术后出现头部轻微疼痛或眼痛属正常现象,可让患者听音乐、聊天等转移注意力;疼痛较重或不可耐受的患者,必要时遵医嘱使用止痛药。

(6) 基础护理:关注患者的需求,随时询问,积极提供相应的帮助,并按等级护理的要求及专科特点完成患者的基础护理内容。

3. 宣教和指导要点

(1) 用药宣教:告知患者术后给予抗炎治疗的目的是为了预防感染、减轻黏膜水肿、减少出血。给予散瞳剂的目的是预防炎症发生和促进前房形成。

(2) 饮食指导:根据患者的身体状况,个性化地有针对性地指导患者进食,以清淡易消化食物为主,避免进食刺激性食物,保持大便通畅,注意饮食卫生,以免发生腹泻、腹胀等不适。饮水宜分次少量,每次饮水量不超过 300ml。避免饮用兴奋性饮品。

(3) 安全指导:术后观察患者有无乏力、头晕等症状,指导患者首次下床时应渐进下床活动,防止虚脱摔倒,教会患者使用床旁呼叫系统;对视觉障碍患者,应保持病室整洁无障碍物,防止磕碰;老年人活动时应注意地面湿滑,防止摔倒,儿童患者注意不要随处跑动,以免撞伤。

(4) 病情观察:密切观察眼压的变化,如出现头痛、眼痛、恶心、呕吐,应遵医嘱给予降眼压药物治疗。

4. 效果评价　评价患者对眼病相关知识的了解程度,医患配合效果;评估责任护士对患者病情和精神状态的掌握程度。

【出院指导】

1. 眼部护理　术后仍视物不清,轻度异物感,眼眶淤血属于正常现象,患者不必紧张。少数患者术后 5~7 天内眼红、畏光、流泪等,及时到医院就诊。嘱患者不要在阴暗处久留,看电视时要开一小瓦数的照明灯。术后两周勿让不洁水进入眼内,以免引起感染,保持眼局部清洁干燥。

2. 治疗指导　嘱坚持按时点药,预防感染,防止眼压升高,点药前洁净双手,将下睑缘向下牵拉,眼药滴入下结膜囊内,轻轻闭合眼睑,缓慢转动眼球,使药液均匀分布,眼药瓶口距眼睛 1~2cm,用后将瓶盖拧紧。

3. 复查　出院后定期复查,如果视力下降及时就诊,若发生后发性白内障需要激光治疗。

4. 饮食　疾病恢复期应选择含丰富维生素、蛋白质的食物以增强体质,促进疾病的恢复,如:瘦肉、鸡蛋、鱼类、新鲜蔬菜、水果(糖尿病患者除外),还应注意粗细粮的搭配。少吃或不吃刺激较强的食物如辣椒、酒类。饮水宜分次少量,每次饮水量不超过 300ml。避免饮用兴奋性饮品。

5. 环境　环境应安静舒适,保持温湿度适宜,注意通风,保持室内空气清新。

6 心理　保持良好的心理状态,避免情绪激动,适当参加锻炼,增强自信心,愉快的心情有利于疾病的康复。

(五) 硅管植入手术护理常规

【术前护理】

1. 评估和观察要点

(1) 病情评估。①专科评估:患者发病的时间,起病的缓急,视功能改变情况,特别是视野缺损,以及眼底视盘改变情况;评估 24h 眼压的波动范围及眼压高峰值、眼压升高的程度、进展情况等症状;②基础病评估:患者的生命体征、原发病治疗用药情况、既往病史以及全身有无合并症等;③日常生活能力评估:自理能力,饮食、二便及睡眠情况,女性患者是否在月经期内。

(2) 安全评估:评估患者有无视觉障碍、头晕等症状,评估患者年龄、精神状况,评估患者皮肤危险因素等。

(3) 疾病认知:了解患者及家属对疾病和手术的认知程度,评估患者及家属的配合程度。

(4) 心理状况:了解患者和家属的心理状态。

2. 护理要点

(1) 术前检查

1) 常规检查:血、尿常规,肝肾常规,凝血三项,酶联免疫四项,心电图,胸部 X 线片检查。

2) 专科检查:角膜内皮镜检查、房角镜检查、视野检查、眼底立体像检查、眼部超声生物显微镜检查、眼科超声检查。

3) 注意事项:向患者及家属讲解术前检查的目的、方法,积极协助其完成各项检查;告知患者静脉抽血前需要禁食、水 6h 以上;留取尿标本时,应取晨起、空腹、首次、中段尿液。

(2) 术前准备

1) 呼吸道:保暖,预防感冒,必要时遵医嘱应用抗生素控制感染。

2) 胃肠道:全麻手术需禁食、水 6~8h,防止全身麻醉所导致的吸入性肺炎、窒息等,局麻患者术日晨可进少量易消化食物,不可过饱,以免术中发生呕吐。

3) 术眼准备:术前三日点抗生素滴眼液,术晨以温度适宜的生理盐水洗眼遮盖眼垫,眼压较高不稳定者,遵医嘱术前给予降眼压药物。

4) 个人卫生:术前一日沐浴、剪指/趾甲,保持全身清洁,男性患者剃净胡须,女性勿化妆、勿涂指甲油,长发者梳理好头发,为患者更换新病号服。

5) 睡眠:创造良好环境,保证充足的睡眠。

6) 术晨准备:嘱患者取下假牙、眼镜、角膜接触镜,将首饰及贵重物品交予家属妥善保存,入手术室前应排空二便。

7) 床单位准备:全麻患者需备全麻床、血压表、听诊器等。

8) 心理护理:讲解硅管植入手术的治疗方法、目的及简要手术步骤以及术中的配合。因为此手术相对常规滤过手术复杂,对术者要求较高,所以争取患者的配合也非常重要。

3. 宣教和指导要点

(1) 病种宣教:就所患疾病对患者及家属进行宣教,包括疾病的原因、临床表现、治疗原则、预后、预防等。

(2) 用药宣教:患者术前三日给予抗生素眼药水点眼,向患者讲解主要目的、方法及副作用,为手术做好准备。

(3) 饮食指导:告知患者术后进温凉清淡易消化食物,避免进食刺激性食物,保持排便通畅。饮水以分次少量为宜,每次饮水量不超过 300ml,不饮用如浓茶、咖啡等有兴奋作用的饮品。

(4) 体位指导:告知患者全麻术后回病房 3~4h 内,采取去枕平卧位,头偏向一侧,目的是避免呕吐发生窒息及促进分泌物引流,局麻患者可采取自由体位,以不压迫术眼为宜。

(5) 手术禁忌:注意患者有无上呼吸道感染症状,术前监测生命体征,注意有无发热,若有异常,应及时通知医生予以处理;女性患者月经来潮时及时通知医生。

(6) 服药禁忌:入院后及时询问患者是否长期服用抗凝或麻醉禁忌的药物,服用者应及时通知医生,术前应停药一周,以免引起术中出血或麻醉意外。

4. 效果评价 评价患者对眼病相关知识的了解程度,医患配合效果;评估责任护士对患者病情和精神状态的掌握程度。

【术后护理】

1. 评估和观察要点

(1) 手术交接评估:患者安返病房后,责任护士与麻

醉护士严格交班,了解患者的麻醉方式、术中病情变化、生命体征、意识恢复状态及皮肤完整性。

(2) 病情评估:密切观察患者眼压的变化,病情变化如生命体征、意识、呼吸道通畅情况;观察伤口疼痛,敷料渗血渗液情况、有无松脱,观察有无视力突然丧失等症状。

(3) 并发症的观察:观察患者有无眼痛、眼胀、头痛、恶心、呕吐等高眼压症状,观察有无浅前房、脉络膜上腔出血等症状。

(4) 术后不适症状评估:观察患者有无明显眼痛、眼胀、恶心、呕吐、发热等常见术后反应。

2. 护理要点

(1) 体位护理:全麻术后回病房 3~4h 内,应保持呼吸道通畅,采取去枕平卧,头偏向一侧,以免呕吐物误吸入呼吸道发生窒息;局麻患者可采取自由体位,以不压迫术眼为宜。

(2) 生命体征监测:术后严密监测患者生命体征,每日测量体温、脉搏、呼吸 4 次。

(3) 术眼护理:敷料打开后,观察术眼眼睑是否红肿、结膜是否充血及术眼分泌物情况,如分泌物较多者,可用无菌棉签蘸取生理盐水擦拭干净,如患者有明显眼痛、眼胀、恶心、呕吐等症状,应及时通知主管医生予以处理。

(4) 并发症观察与护理

1) 高眼压:密切观察患者眼压的变化,倾听患者主诉,告知患者如出现眼痛、眼胀、头痛、恶心等症状,应立即通知医护人员,遵医嘱应用降眼压药物,并嘱患者饮水注意分次少量,每次饮水量不超过 300ml。

2) 浅前房:注意观察患者视力有无明显下降,角膜有无水肿或角膜刺激症状,如有此类症状应通知主管医师。对于伴有低眼压的 I 度浅前房,可加强病情观察,不需要特殊治疗,对于伴有低眼压的 II 度浅前房,采取药物保守治疗,局部加压包扎。

3) 脉络膜上腔出血:密切观察患者可有剧烈的眼痛、视力突然丧失、头痛等症状,出现上述症状,应立即通知医生,遵医嘱给予镇静剂、止血剂、高渗脱水剂治疗,控制出血和眼压。

4）前房积血：注意患者有无视力明显下降、视物发红等症状。

（5）疼痛护理：患者术后出现头部轻微疼痛或眼痛属正常现象，可让患者听音乐、聊天等转移注意力；疼痛较重或不可耐受的患者，必要时遵医嘱使用止痛药。

（6）基础护理：关注患者的需求，随时询问，积极提供相应的帮助，并按等级护理的要求及专科特点完成患者的基础护理内容。

3. 宣教和指导要点

（1）用药宣教：告知患者术后给予抗炎治疗的目的是为了预防感染、减轻黏膜水肿、减少出血。给予散瞳剂的目的是预防炎症发生和促进前房形成。

（2）饮食指导：根据患者的身体状况，个性化地有针对性地指导患者进食，以清淡易消化食物为主，避免进食刺激性食物，保持大便通畅，注意饮食卫生，以免发生腹泻、腹胀等不适。饮水宜分次少量，每次饮水量不超过300ml。避免饮用兴奋性饮品。

（3）安全指导：术后观察患者有无乏力、头晕等症状，指导患者首次下床时应渐进下床活动，防止虚脱摔倒，教会患者使用床旁呼叫系统；对视觉障碍患者，应保持病室整洁无障碍物，防止磕碰；老年人活动时应注意地面湿滑，防止摔倒，儿童患者注意不要随处跑动，以免撞伤。

（4）病情观察：密切观察眼压的变化，如出现头痛、眼痛、恶心、呕吐，应遵医嘱给予降眼压药物治疗。

4. 效果评价 评价患者对眼病相关知识的了解程度，医患配合效果；评估责任护士对患者病情和精神状态的掌握程度。

【出院指导】

1. 眼部护理 嘱患者不要在阴暗处久留，看电视时要开小瓦数的照明灯。术后两周勿让不洁水进入眼内，以免引起感染，保持眼局部清洁干燥。

2. 治疗指导 嘱坚持按时点药，预防感染，防止眼压升高，点药前洁净双手，将下睑缘向下牵拉，眼药滴入下结膜囊内,轻轻闭合眼睑,缓慢转动眼球,使药液均匀分布,眼药瓶口距眼睛 1~2cm,用后将瓶盖拧紧。

3. 复查 出院后常规一周复诊,若病情发生变化,如眼红、畏光、流泪应及时来院就诊,以免延误病情。

4. 饮食 疾病恢复期应选择含丰富维生素、蛋白质的食物以增强体质,促进疾病的康复,如:瘦肉、鸡蛋、鱼类、新鲜蔬菜、水果(糖尿病患者除外),还应注意粗细粮的搭配。少吃或不吃刺激较强的食物如辣椒、酒类。饮水宜分次少量,每次饮水量不超过 300ml。避免饮用兴奋性饮品。

5. 环境 环境应安静舒适,保持温湿度适宜,注意通风,保持室内空气清新。

6. 心理 保持良好的心理状态,避免情绪激动,适当参加锻炼,增强自信心,愉快的心情有利于疾病的康复。

（六）EX-PRESS 手术护理常规

【术前护理】

1. 评估和观察要点

（1）病情评估。①专科评估:患者发病的时间,起病的缓急,视功能改变情况,特别是视野缺损,以及眼底视盘改变情况;评估 24h 眼压的波动范围及眼压高峰值,眼压升高的程度、进展情况等症状;②基础病评估:患者的生命体征、原发病治疗用药情况、既往病史以及全身有无合并症等;③日常生活能力评估:自理能力,饮食、二便及睡眠情况,女性患者是否在月经期内。

（2）安全评估:评估患者有无视觉障碍、头晕等症状,评估患者年龄、精神状况,评估患者皮肤危险因素等。

（3）疾病认知:了解患者及家属对疾病和手术的认知程度,评估患者及家属的配合程度。

（4）心理状况:了解患者和家属的心理状态。

2. 护理要点

（1）术前检查

1）常规检查:血、尿常规,肝肾常规,凝血三项,酶联免疫四项,心电图,胸部 X 线片检查。

2）专科检查:房角镜检查、视野检查、眼部超声检查、超声生物显微镜检查。

3）注意事项：向患者及家属讲解术前检查的目的、方法，积极协助其完成各项检查；告知患者静脉抽血前需要禁食、水 6h 以上；留取尿标本时，应取晨起、空腹、首次、中段尿液。

（2）术前准备

1）呼吸道：保暖，预防感冒，必要时遵医嘱应用抗生素控制感染。

2）胃肠道：全麻手术需禁食、水 6~8h，防止全身麻醉所导致的吸入性肺炎、窒息等，局麻患者术日晨可进少量易消化食物，不可过饱，以免术中发生呕吐。

3）术眼准备：术前三日点抗生素滴眼液，术晨以温度适宜的生理盐水洗眼遮盖眼垫，眼压较高不稳定者，遵医嘱术前给予降眼压药物。

4）个人卫生：术前一日沐浴、剪指／趾甲，保持全身清洁，男性患者剃净胡须，女性勿化妆、勿涂指甲油，长发者梳理好头发，为患者更换新病号服。

5）睡眠：创造良好环境，保证充足的睡眠。

6）术晨准备：嘱患者取下假牙、眼镜、角膜接触镜，将首饰及贵重物品交予家属妥善保存，入手术室前应排空二便。

7）床单位准备：全麻患者需备全麻床、血压表、听诊器等。

8）心理护理：EX-PRESS 手术是近一年新开展的手术方式，患者对于新式术后效果往往期望值较高，对手术医生的要求更高。因此要求我们术前必须完善各种检查，耐心回答患者的各项疑问，消除患者紧张情绪，从而以最好的精神状态迎接手术。耐心讲解 EX-PRESS 手术的目的、基本手术步骤及术中注意事项。讲解各项检查的目的、意义争取患者配合。

3. 宣教和指导要点

（1）病种宣教：就所患疾病对患者及家属进行宣教，包括疾病的原因、临床表现、治疗原则、预后、预防等。

（2）用药宣教：患者术前三日给予抗生素眼药水点

眼,向患者讲解主要目的、方法及副作用,为手术做好准备。

(3) 饮食指导:告知患者术后进温凉清淡易消化食物,避免进食刺激性食物,保持排便通畅。饮水以分次少量为宜,每次饮水量不超过 300ml,不饮用如浓茶、咖啡等有兴奋作用的饮品。

(4) 体位指导:告知患者全麻术后回病房 3~4h 内,采取去枕平卧位,头偏向一侧,目的是避免呕吐发生窒息及促进分泌物引流,局麻患者可采取自由体位,以不压迫术眼为宜。

(5) 手术禁忌:注意患者有无上呼吸道感染症状,术前监测生命体征,注意有无发热,若有异常,应及时通知医生予以处理;女性患者月经来潮时及时通知医生。

(6) 服药禁忌:入院后及时询问患者是否长期服用抗凝或麻醉禁忌的药物,服用者应及时通知医生,术前应停药一周,以免引起术中出血或麻醉意外。

4. 效果评价 评价患者对眼病相关知识的了解程度,医患配合效果;评估责任护士对患者病情和精神状态的掌握程度。

【术后护理】

1. 评估和观察要点

(1) 手术交接评估:患者安返病房后,责任护士与麻醉护士严格交班,了解患者的麻醉方式、术中病情变化、生命体征、意识恢复状态及皮肤完整性。

(2) 病情评估:密切观察患者眼压的变化,病情变化如生命体征、意识、呼吸道通畅情况;观察伤口疼痛,敷料渗血渗液情况、有无松脱,观察有无视力突然丧失等症状。

(3) 并发症的观察:观察患者有无眼痛、眼胀、头痛、恶心、呕吐等高眼压症状,观察有无浅前房、脉络膜脱离、滤过泡漏等症状。

(4) 术后不适症状评估:观察患者有无明显眼痛、眼胀、恶心、呕吐、发热等常见术后反应。

2. 护理要点

(1) 体位护理:全麻术后回病房 3~4h 内,应保持呼吸道通畅,采取去枕平卧,头偏向一侧,以免呕吐物误吸入呼吸道发生窒息;局麻患者可采取自由体位,以不压迫术眼为宜。

(2)生命体征监测:术后严密监测患者生命体征,每日测量体温、脉搏、呼吸 4 次。

(3)术眼护理:敷料打开后,观察术眼眼睑是否红肿、结膜是否充血及术眼分泌物情况,如分泌物较多者,可用无菌棉签蘸取生理盐水擦拭干净,如患者有明显眼痛、眼胀、恶心、呕吐等症状,应及时通知主管医生予以处理。

(4)并发症观察与护理

1)浅前房、低眼压:注意观察患者视力有无明显下降,角膜有无水肿或角膜刺激症状,如有此类症状应通知主管医师。对于伴有低眼压的Ⅰ度浅前房,可加强病情观察,不需要特殊治疗,对于伴有低眼压的Ⅱ度浅前房,采取药物保守治疗,局部加压包扎。

2)脉络膜脱离:注意观察患者视力是否有明显下降。

3)滤过泡漏:注意听取患者主诉,如眼泪流出眼外等。

(5)疼痛护理:患者术后出现头部轻微疼痛或眼痛属正常现象,可让患者听音乐、聊天等转移注意力;疼痛较重或不可耐受的患者,必要时遵医嘱使用止痛药。

(6)基础护理:关注患者的需求,随时询问,积极提供相应的帮助,并按等级护理的要求及专科特点完成患者的基础护理内容。

3. 宣教和指导要点

(1)用药宣教:告知患者术后给予抗炎治疗的目的是为了预防感染、减轻黏膜水肿、减少出血。给予散瞳剂的目的是预防炎症发生和促进前房形成。

(2)饮食指导:根据患者的身体状况,个性化地有针对性地指导患者进食,术后需清淡饮食,为了减少术后滤过通道瘢痕化,必要时遵医嘱素食三个月。避免进食刺激性食物,保持大便通畅,注意饮食卫生,以免发生腹泻、腹胀等不适。饮水宜分次少量,每次饮水量不超过 300ml。避免饮用兴奋性饮品。

(3)安全指导:术后观察患者有无乏力、头晕等症状,指导患者首次下床时应渐进下床活动,防止虚脱摔倒,教会患者使用床旁呼叫系统;对视觉障碍患者,应保持病室整洁无障碍物,防止磕碰;老年人活动时应注意地面湿滑,防止摔倒;儿童患者注意不要随处跑动,以免撞伤。

(4)病情观察:密切观察眼压的变化,如出现头痛、眼痛、恶心、呕吐,应遵医嘱给予降眼压药物治疗。

4. 效果评价　评价患者对眼病相关知识的了解程度,医患配合效果;评估责任护士对患者病情和精神状态的掌握程度。

【出院指导】

1. 眼部护理　嘱患者不要在阴暗处久留,看电视时要开一小瓦数的照明灯。术后两周勿让不洁水进入眼内,以免引起感染,保持眼局部清洁干燥。术后仍视物不清,轻度异物感,眼眶淤血属于正常现象,患者不必紧张。

2. 治疗指导　嘱坚持按时点药,预防感染,防止眼压升高,点药前洁净双手,将下睑缘向下牵拉,眼药滴入下结膜囊内,轻轻闭合眼睑,缓慢转动眼球,使药液均匀分布,眼药瓶口距眼睛 1~2cm,用后将瓶盖拧紧。指导患者出院后在医生指导下按摩眼球。

3. 复查　告知患者青光眼术后早期定期复查的重要性,医师会根据患者的前房、滤过泡及眼压情况决定何时拆除可调缝线。告知患者即使做了抗青光眼手术仍需终身定期复查。

4. 饮食　疾病恢复期应选择含丰富维生素、蛋白质的食物以增强体质,促进疾病的康复,如:瘦肉、鸡蛋、鱼类、新鲜蔬菜、水果(糖尿病患者除外),还应注意粗细粮的搭配。少吃或不吃刺激较强的食物如辣椒、酒类。饮水宜分次少量,每次饮水量不超过 300ml。避免饮用兴奋性饮品。

5. 环境　环境应安静舒适,保持温湿度适宜,注意通风,保持室内空气清新。

6. 心理　保持良好的心理状态,避免情绪激动,适当参加锻炼,增强自信心,愉快的心情有利于疾病的康复。

三、角膜类手术护理常规

(一)板层角膜移植手术护理常规

【术前护理】

1. 评估和观察

(1)病情评估。①专科评估:评估患眼疼痛、畏光、流泪、异物感、视力下降情况,起病的缓急,评估患者眼睑肿胀,球结膜充血、水肿,角膜溃疡情况;②基础病评估:原发病治疗用药情况、既往病史、外伤史、家族史以及全身有无合并症等;③日常生活能力评估:自理能力,饮食、二便及睡眠情况,女性患者是否在月经期内。

(2)安全评估:评估患者有无视觉障碍,评估患者年龄、精神状况,评估患者皮肤危险因素等。

(3)疾病认知:了解患者及家属对疾病和手术的认知程度,评估患者及家属的配合程度。

(4)心理状况:了解患者和家属的心理状态。

2. 护理要点

(1)术前检查

1)常规检查:血、尿常规,生化常规,凝血三项,酶联免疫四项,心电图,胸部 X 线片。

2)专科检查:泪液分泌试验、眼科超声检查。

3)注意事项:向患者及家属讲解术前检查的目的、方法,积极协助其完成各项检查;告知患者静脉抽血前需要禁食、水 6h 以上;留取尿标本时,应取晨起、空腹、首次、中段尿液。

(2)术前准备

1)呼吸道:保暖,预防感冒,必要时遵医嘱应用抗生素控制感染。

2)胃肠道:全麻手术需禁食、水 6~8h,防止全身麻醉所导致的吸入性肺炎、窒息等,局麻患者术日晨可进少量易消化食物,不可过饱,以免术中发生呕吐。

3)术眼准备:冲洗泪道,术晨以温度适宜的生理盐水冲洗结膜囊(角膜穿孔严禁冲洗),遮盖眼垫。

4)术前用药:术前 1h 滴用 2% 毛果芸香碱眼药水,

10min 1 次,共 3 次。术前 30min 给予 20% 甘露醇 250ml 静脉快速滴注(全麻患者禁止)。

5) 个人卫生:术前 1 日沐浴、剪指 / 趾甲,保持全身清洁,男性患者剃净胡须,女性勿化妆、勿涂指甲油,长发者梳理好头发,为患者更换新病号服。

6) 睡眠:创造良好环境,保证充足的睡眠。

7) 术晨准备:嘱患者取下假牙、眼镜、角膜接触镜,将首饰及贵重物品交予家属妥善保存,入手术室前应排空二便。

8) 床单位准备:全麻患者需备全麻床、血压表、听诊器等。

9) 心理护理:向患者讲述手术前注意事项,讲解术前用药的目的。讲解放松技巧,减轻疼痛,提高睡眠质量。介绍麻醉方式、手术医生,手术前晚嘱患者保证充足睡眠,防止感冒。

3. 宣教和指导要点

(1) 病种宣教:就所患疾病对患者及家属进行宣教,包括疾病的原因、临床表现、治疗原则、预后、预防等。

(2) 用药宣教:患者术前给予抗生素眼药水、缩瞳剂点眼,降眼压药物静脉滴注,向患者讲解主要目的、方法及副作用,为手术做好准备。

(3) 饮食指导:告知患者术后进温凉清淡易消化食物,鼓励患者多食富含维生素 A 的食物,以促进溃疡面的愈合,禁食刺激性食物。

(4) 体位指导:告知患者全麻术后回病房 3~4h 内,采取去枕平卧位,头偏向一侧,目的是避免呕吐发生窒息及促进分泌物引流,局麻患者可采取自由体位,以不压迫术眼为宜。

(5) 手术禁忌:注意患者有无全身手术禁忌证,全身情况能否耐受眼科手术,如严重高血压、糖尿病、心脏病、精神障碍等;注意有无眼部禁忌证,如青光眼、眼内活动性炎症、麻痹性角膜炎等;注意患者有无上呼吸道感染症状,术前监测生命体征,注意有无发热,若有异常,应及时通知医生予以处理;女性患者月经来潮时及时通知医生。

（6）服药禁忌：入院后及时询问患者是否长期服用抗凝或麻醉禁忌的药物，服用者应及时通知医生，术前应停药一周，以免引起术中出血或麻醉意外。

4. 效果评价　评价患者对角膜疾病相关知识的了解程度，医患配合效果；评估责任护士对患者病情和精神状态的掌握程度。

【术后护理】

1. 评估和观察要点

（1）手术交接评估：患者安返病房后，责任护士与麻醉护士严格交班，了解患者的麻醉方式、术中病情变化、生命体征、意识恢复状态及皮肤完整性。

（2）病情评估：密切观察患者眼压的变化，观察病情变化如生命体征、意识、呼吸道通畅情况，观察伤口疼痛，敷料渗血渗液情况、有无松脱，观察有无疼痛、流泪、畏光等症状。

（3）并发症的观察：观察患者有无高眼压症状，观察有无疼痛及有无角膜穿孔等征象。

（4）术后不适症状评估：观察患者有无视力改变、眼磨、流泪、眼痛、眼胀、恶心、呕吐、发热等常见术后反应。

2. 护理要点

（1）体位护理：全麻术后回病房 3~4h 内，应保持呼吸道通畅，采取去枕平卧，头偏向一侧，以免呕吐物误吸入呼吸道发生窒息；局麻患者可采取自由体位，以不压迫术眼为宜。有前房积血者取半卧位，利于血液沉积于前房下部。

（2）生命体征监测：术后严密监测患者生命体征，每日测量体温、脉搏、呼吸 4 次。

（3）术眼护理：术后佩戴硬性眼罩，保护术眼；患者主诉眼磨、流泪等不适均属于术后正常反应，应向患者做好解释工作。敷料打开后，观察术眼眼睑是否红肿、结膜是否充血及术眼分泌物情况，如分泌物较多者，可用无菌棉签蘸取生理盐水擦拭干净，如患者有视力改变、明显眼痛、眼胀、恶心、呕吐等症状，应及时通知主管医生予以处理。

（4）并发症观察与护理

1）高眼压：密切观察患者眼压的变化，倾听患者主诉,告知患者如出现眼痛、眼胀、头痛、恶心等症状,应立即通知医护人员,遵医嘱应用降眼压药物,并嘱患者饮水注意分次少量,每次饮水量不超过300ml。

2) 角膜穿孔的危险:注意患者有无视力改变,患眼有无疼痛、流泪等不适症状。

对患者进行眼部操作时动作须轻柔,避免对眼球施压;嘱患者勿用力打喷嚏、咳嗽;患眼遮盖眼垫,嘱患者勿用手揉眼;遵医嘱使用散瞳剂,防止虹膜后粘连,防止眼压升高。

3) 感染:监测患者体温,若体温升高,或患者主诉视力下降,应及时遵医嘱给予处理及用药,嘱患者放松心情,适量多饮水,注意休息,术后两周内勿让不洁水及肥皂水进入眼内,保持局部清洁干燥。

(5) 疼痛护理:注意观察患者的面部表情以及患者的主诉。患者术后出现轻微疼痛属正常现象,可让患者听音乐、聊天等转移注意力;疼痛较重或不可耐受的患者,必要时遵医嘱使用止痛药。

(6) 保护隔离:术后实行保护性隔离,眼药专用,操作前消毒双手。

(7) 基础护理:关注患者的需求,随时询问,积极提供相应的帮助,并按等级护理的要求及专科特点完成患者的基础护理内容。

3. 宣教和指导要点

(1) 用药宣教:告知患者术后遵医嘱应用糖皮质激素及免疫抑制剂者,注意观察有无药物副作用。糖皮质激素有抗排斥作用,要坚持足量、规则用药和缓慢停药的原则,并注意观察有无眼压升高等副作用。

(2) 饮食指导:根据患者的身体状况,个性化地有针对性地指导患者进食,以清淡易消化食物为主,避免进食刺激性食物,鼓励患者多食富含维生素A的食物,以促进溃疡面的愈合,保持大便通畅。

(3) 安全指导:术后观察患者有无乏力、头晕等症状,指导患者首次下床时应渐进下床活动,防止虚脱摔倒,教会患者使用床旁呼叫系统;对视觉障碍患者,应保持病室整洁无障碍物,防止磕碰;老年人活动时应注意地面湿滑,防止摔倒;儿童患者注意不要随处跑动,以免撞伤。

（4）培养良好卫生习惯:嘱患者不随意用脏手或脏手帕揉拭眼睛,洗脸用具定期煮沸消毒,预防感染。

（5）动作轻柔:对患者实施眼部操作时,动作要轻柔,严防对眼球施压而致移植片移位、创口裂开、创口渗漏等并发症。

4. 效果评价　评价患者对眼病相关知识的了解程度,医患配合效果;评估责任护士对患者病情和精神状态的掌握程度。

【出院指导】

1. 眼部护理　培养良好卫生习惯,嘱患者不随意用脏手或脏手帕揉拭眼睛,洗脸用具定期煮沸消毒,预防感染。术后两周勿让不洁水进入眼内,以免引起感染,保持眼局部清洁干燥。避免长时间低头及俯卧,避免用力咳嗽等动作。

2. 治疗指导　讲解家庭用药的注意事项,遵医嘱坚持按时用药,不可随意停用糖皮质激素类药物,停药时应遵医嘱逐渐减量。滴眼液用药前洁净双手,将下睑缘向下牵拉,眼药滴入下结膜囊内,轻轻闭合眼睑,缓慢转动眼球,使药液均匀分布,眼药瓶口距眼睛 1~2cm,用后将瓶盖拧紧。

3. 复查　出院后常规一周复诊,若病情发生变化,如出现移植片混浊,结膜充血,可随时来院复诊。以免延误病情。

4. 拆线　角膜移植缝线一般于术后 6 个月至 1 年拆线。

5. 饮食　疾病恢复期应选择含丰富维生素、蛋白质的食物以增强体质,促进疾病的康复,如:瘦肉、鸡蛋、鱼类、新鲜蔬菜、水果(糖尿病患者除外),还应注意粗细粮的搭配。

6. 环境　环境应安静舒适,保持温湿度适宜,注意通风,保持室内空气清新。

7. 心理　保持良好的心理状态,避免情绪激动,适当参加锻炼,增强自信心,愉快的心情有利于疾病的康复。

(二)穿透性角膜移植手术护理常规

【术前护理】

1. 评估和观察要点

(1)病情评估:①专科评估:评估患眼疼痛、畏光、流泪、异物感、视力下降情况,起病的缓急,评估患者眼睑肿胀,球结膜充血、水肿,角膜溃疡情况;②基础病评估:原发病治疗用药情况、既往病史、外伤史、家族史以及全身有无合并症等;③日常生活能力评估:自理能力,饮食、二便及睡眠情况,女性患者是否在月经期内。

(2)安全评估:评估患者有无视觉障碍,评估患者年龄、精神状况,评估患者皮肤危险因素等。

(3)疾病认知:了解患者及家属对疾病和手术的认知程度,评估患者及家属的配合程度。

(4)心理状况:了解患者和家属的心理状态。

2. 护理要点

(1)术前检查

1)常规检查:血、尿常规,生化常规,凝血三项,酶联免疫四项,心电图,胸部 X 线片。

2)专科检查:泪液分泌试验、眼科超声检查。

3)注意事项:向患者及家属讲解术前检查的目的、方法,积极协助其完成各项检查;告知患者静脉抽血前需要禁食、水 6h 以上;留取尿标本时,应取晨起、空腹、首次、中段尿液。

(2)术前准备

1)呼吸道:保暖,预防感冒,必要时遵医嘱应用抗生素控制感染。

2)胃肠道:全麻手术需禁食、水 6~8h,防止全身麻醉所导致的吸入性肺炎、窒息等,局麻患者术日晨可进少量易消化食物,不可过饱,以免术中发生呕吐。

3)术眼准备:冲洗泪道,术晨以温度适宜的生理盐水冲洗结膜囊(角膜穿孔严禁冲洗),遮盖眼垫。

4)术前用药:术前 1h 滴用 2% 毛果芸香碱眼药水,10min 一次,共 3 次。术前 30min 给予 20% 甘露醇 250ml

静脉快速滴注(全麻患者禁止)。

5) 个人卫生:术前一日沐浴、剪指 / 趾甲,保持全身清洁,男性患者剃净胡须,女性勿化妆、勿涂指甲油,长发者梳理好头发,为患者更换新病号服。

6) 睡眠:创造良好环境,保证充足的睡眠。

7) 术晨准备:嘱患者取下假牙、眼镜、角膜接触镜,将首饰及贵重物品交予家属妥善保存,入手术室前应排空二便。

8) 床单位准备:全麻患者需备全麻床、血压表、听诊器等。

9) 心理护理:向患者讲述手术前注意事项,讲解术前用药的目的。讲解放松技巧,减轻疼痛,提高睡眠质量。介绍麻醉方式、手术医生,手术前晚嘱患者保证充足睡眠,防止感冒。

3. 宣教和指导要点

(1) 病种宣教:就所患疾病对患者及家属进行宣教,包括疾病的原因、临床表现、治疗原则、预后、预防等。

(2) 用药宣教:患者术前给予抗生素眼药水、缩瞳剂点眼,降眼压药物静脉滴注,向患者讲解主要目的、方法及副作用,为手术做好准备。

(3) 饮食指导:告知患者术后进温凉清淡易消化食物,鼓励患者多食富含维生素 A 的食物,以促进溃疡面的愈合,禁食刺激性食物。

(4) 体位指导:告知患者全麻术后回病房 3~4h 内,采取去枕平卧位,头偏向一侧,目的是避免呕吐发生窒息及促进分泌物引流,局麻患者可采取自由体位,以不压迫术眼为宜。

(5) 手术禁忌:注意患者有无全身手术禁忌证,全身情况能否耐受眼科手术,如严重高血压、糖尿病、心脏病、精神障碍等;注意有无眼部禁忌证,如青光眼、眼内活动性炎症、麻痹性角膜炎;注意患者有无上呼吸道感染症状,术前监测生命体征,注意有无发热,若有异常,应及时通知医生予以处理;女性患者月经来潮时及时通知医生。

(6) 服药禁忌:入院后及时询问患者是否长期服用抗

凝或麻醉禁忌的药物,服用者应及时通知医生,术前应停药一周,以免引起术中出血或麻醉意外。

4. **效果评价** 评价患者对角膜疾病相关知识的了解程度,医患配合效果;评估责任护士对患者病情和精神状态的掌握程度。

【术后护理】

1. 评估和观察要点

(1) **手术交接评估**:患者安返病房后,责任护士与麻醉护士严格交班,了解患者的麻醉方式、术中病情变化、生命体征、意识恢复状态及皮肤完整性。

(2) **病情评估**:密切观察患者眼压的变化;观察病情变化如生命体征、意识、呼吸道通畅情况;观察伤口疼痛,敷料渗血渗液情况、有无松脱;观察有无疼痛、流泪、畏光等症状。

(3) **并发症的观察**:观察患者有无高眼压症状,观察有无疼痛及有无排斥反应等症状。

(4) **术后不适症状评估**:观察患者有无视力改变、眼磨、流泪、眼痛、眼胀、恶心、呕吐、发热等常见术后反应。

2. 护理要点

(1) **体位护理**:全麻术后回病房 3~4h 内,应保持呼吸道通畅,采取去枕平卧,头偏向一侧,以免呕吐物误吸入呼吸道发生窒息;局麻患者可采取自由体位,以不压迫术眼为宜。有前房积血者取半卧位,利于血液沉积于前房下部。

(2) **生命体征监测**:术后严密监测患者生命体征,每日测量体温、脉搏、呼吸 4 次。

(3) **术眼护理**:术后佩戴硬性眼罩,保护术眼;患者主诉磨、流泪等不适均属于术后正常反应,应向患者做好解释工作。敷料打开后,观察术眼眼睑是否红肿、结膜是否充血及术眼分泌物情况,如分泌物较多者,可用无菌棉签蘸取生理盐水擦拭干净,如患者有视力改变、明显眼痛、眼胀、恶心、呕吐等症状,应及时通知主管医生予以处理。

(4) **并发症观察与护理**

1) **高眼压**:密切观察患者眼压的变化,倾听患者主诉,告知患者如出现眼痛、眼胀、头痛、恶心等症状,应立即通知医护人员,遵医嘱应用降眼压药物,并嘱患者饮水注意分次少量,每次饮水量不超过 300ml。

2) 排斥反应:注意患者有无视力改变,患眼有无疼痛,观察角膜植片的透明度及有无水肿、混浊等现象。如出现上述症状,立即通知医生,遵医嘱用药。

3) 感染:监测患者体温,若体温升高,或患者主诉视力下降,应及时遵医嘱给予处理及用药,嘱患者放松心情,少量多次饮水,注意休息,术后两周内勿让不洁水及肥皂水进入眼内,保持局部清洁干燥。

(5) 疼痛护理:注意观察患者的面部表情以及患者的主诉。患者术后出现轻微疼痛属正常现象,可让患者听音乐、聊天等转移注意力;疼痛较重或不可耐受的患者,必要时遵医嘱使用止痛药。

(6) 保护隔离:术后实行保护性隔离,眼药专用,操作前消毒双手。

(7) 基础护理:关注患者的需求,随时询问,积极提供相应的帮助,并按等级护理的要求及专科特点完成患者的基础护理内容。

3. 宣教和指导要点

(1) 用药宣教:告知患者术后遵医嘱应用糖皮质激素及免疫抑制剂者,注意观察有无药物副作用。糖皮质激素有抗排斥作用,要坚持足量、规则用药和缓慢停药的原则,并注意观察有无眼压升高等副作用。

(2) 饮食指导:根据患者的身体状况,个性化地有针对性地指导患者进食,以清淡易消化食物为主,避免进食刺激性食物,鼓励患者多食富含维生素 A 的食物,以促进溃疡面的愈合,保持大便通畅。

(3) 安全指导:术后观察患者有无乏力、头晕等症状,指导患者首次下床时应渐进下床活动,防止虚脱摔倒,教会患者使用床旁呼叫系统;对视觉障碍患者,应保持病室整洁无障碍物,防止磕碰;老年人活动时应注意地面湿滑,防止摔倒;儿童患者注意不要随处跑动,以免撞伤。

(4) 培养良好卫生习惯:嘱患者不随意用脏手或脏手帕揉拭眼睛,洗脸用具定期煮沸消毒,预防感染。

（5）动作轻柔：对患者实施眼部操作时，动作要轻柔，严防对眼球施压而致移植片移位、创口裂开、创口渗漏等并发症。

4. 效果评价　评价患者对眼病相关知识的了解程度，医患配合效果；评估责任护士对患者病情和精神状态的掌握程度。

【出院指导】

1. 眼部护理　培养良好卫生习惯，嘱患者不随意用脏手或脏手帕揉拭眼睛，洗脸用具定期煮沸消毒，预防感染。术后两周勿让不洁水进入眼内，以免引起感染，保持眼局部清洁干燥。避免长时间低头及俯卧，避免用力咳嗽等动作。

2. 治疗指导　讲解家庭用药的注意事项，遵医嘱坚持按时用药，不可随意停用糖皮质激素类药物，停药时应遵医嘱逐渐减量。滴眼液用药前洁净双手，将下睑缘向下牵拉，眼药滴入下结膜囊内，轻轻闭合眼睑，缓慢转动眼球，使药液均匀分布，眼药瓶口距眼睛1~2cm，用后将瓶盖拧紧。

3. 复查　出院后常规一周复诊，若病情发生变化，如出现移植片混浊，结膜充血，可随时来院复诊，以免延误病情。排斥反应多发生在术后数周到术后两年，即使手术成功也不能掉以轻心，凡出现视力下降、眼部红痛、畏光、流泪等症状，应及时就诊。

4. 拆线　角膜移植缝线一般于术后6个月至1年拆线。

5. 饮食　疾病恢复期应选择含丰富维生素、蛋白质的食物以增强体质，促进疾病的康复，如：瘦肉、鸡蛋、鱼类、新鲜蔬菜、水果（糖尿病患者除外），还应注意粗细粮的搭配。

6. 环境　环境应安静舒适，保持温湿度适宜，注意通风，保持室内空气清新。

7. 心理　保持良好的心理状态，避免情绪激动，适当参加锻炼，增强自信心，愉快的心情有利于疾病的康复。

（三）角膜内皮移植手术护理常规

【术前护理】

1. 评估和观察要点

（1）病情评估。①专科评估：评估患眼疼痛、畏光、流泪、异物感、视力下降情况,起病的缓急,评估患者眼睑肿胀、球结膜充血、水肿,角膜溃疡情况;②基础病评估:原发病治疗用药情况、既往病史、外伤史、家族史以及全身有无合并症等;③日常生活能力评估:自理能力,饮食、二便及睡眠情况,女性患者是否在月经期内。

（2）安全评估:评估患者有无视觉障碍,评估患者年龄、精神状况,评估患者皮肤危险因素等。

（3）疾病认知:了解患者及家属对疾病和手术的认知程度,评估患者及家属的配合程度。

（4）心理状况:了解患者和家属的心理状态。

2. 护理要点

（1）术前检查

1）常规检查:血、尿常规,生化常规,凝血三项,酶联免疫四项,心电图,胸部 X 线片。

2）专科检查:眼 B 超、角膜内皮镜、角膜地形图等。

3）注意事项:向患者及家属讲解术前检查的目的、方法,积极协助其完成各项检查;告知患者静脉抽血前需要禁食、水 6h 以上;留取尿标本时,应取晨起、空腹、首次、中段尿液。

（2）术前准备

1）呼吸道:保暖,预防感冒,必要时遵医嘱应用抗生素控制感染。

2）胃肠道:全麻手术需禁食、水 6~8h,防止全身麻醉所导致的吸入性肺炎、窒息等,局麻患者术日晨可进少量易消化食物,不可过饱,以免术中发生呕吐。

3）术眼准备:冲洗泪道,术晨以温度适宜的生理盐水冲洗结膜囊(角膜穿孔严禁冲洗),遮盖眼垫。

4）术前用药:术前 1h 滴用 2% 毛果芸香碱眼药水,10min 一次,共 3 次。术前 30min 给予 20% 甘露醇 250ml 静脉快速滴注(全麻患者禁止)。

5）个人卫生:术前一日沐浴、剪指／趾甲,保持全身清洁,男性患者剃净胡须,女性勿化妆、勿涂指甲油,长发者梳理好头发,为患者更换新病号服。

6）睡眠:创造良好环境,保证充足的睡眠。

7) 术晨准备:嘱患者取下假牙、眼镜、角膜接触镜,将首饰及贵重物品交予家属妥善保存,入手术室前应排空二便。

8) 床单位准备:全麻患者需备全麻床、血压表、听诊器等。

9) 心理护理:根据患者所表现出来的心理反应采取相应的心理护理。担心手术疼痛及预后往往是患者最常见及突出的心理问题。主管护士术前一天向患者简单介绍手术方式、麻醉效果、手术过程及时间,耐心回答患者的疑问,帮助患者树立战胜疾病的信心,赢得患者对医护人员的信任。

3. 宣教和指导要点

(1) 病种宣教:就所患疾病对患者及家属进行宣教,包括疾病的原因、临床表现、治疗原则、预后、预防等。

(2) 用药宣教:患者术前给予抗生素眼药水、缩瞳剂点眼,降眼压药物静脉滴注,向患者讲解主要目的、方法及副作用,为手术做好准备。局麻患者遵医嘱于术前一小时给予20%甘露醇快速静脉滴注,降低眼压。全麻患者按要求于术前 6~8 小时禁食、水。注意全麻患者禁止在术前静脉滴注 20% 甘露醇。

(3) 饮食指导:告知患者术后进温凉清淡易消化食物,鼓励患者多食富含维生素 A 的食物,以促进溃疡面的愈合,禁食刺激性食物。

(4) 体位指导:考虑到患者术后保持面部向上平卧位1~2 天,故提前 2 天指导患者行体位练习,在患者完全耐受的前提下,循序渐进增加练习时间。

(5) 手术禁忌:注意患者有无全身手术禁忌证,全身情况能否耐受眼科手术,如严重高血压、糖尿病、心脏病、精神障碍等;注意有无眼部禁忌证,如青光眼、眼内活动性炎症、麻痹性角膜炎等;注意患者有无上呼吸道感染症状,术前监测生命体征,注意有无发热,若有异常,应及时通知医生予以处理;女性患者月经来潮时及时通知医生。

(6) 服药禁忌:入院后及时询问患者是否长期服用抗凝或麻醉禁忌的药物,服用者应及时通知医生,术前应停药一周,以免引起术中出血或麻醉意外。

4. 效果评价　评价患者对角膜疾病相关知识的了解程度,医患配合效果;评估责任护士对患者病情和精神状态的掌握程度。

【术后护理】

1. 评估和观察要点

(1) 手术交接评估:患者安返病房后,责任护士与麻醉护士严格交班,了解患者的麻醉方式、术中病情变化、生命体征、意识恢复状态及皮肤完整性。

(2) 病情评估:密切观察患者眼压的变化;观察病情变化如生命体征、意识、呼吸道通畅情况;观察伤口疼痛,敷料渗血渗液情况、有无松脱;观察有无疼痛、流泪、畏光等症状。

(3) 并发症的观察:观察患者有无高眼压症状,观察有无疼痛及有无排斥反应等症状。

(4) 术后不适症状评估:观察患者有无视力改变、眼磨、流泪、眼痛、眼胀、恶心、呕吐、发热等常见术后反应。

2. 护理要点

(1) 体位护理:全麻术后遵医嘱给予患者 6~8 h 去枕平卧,并保持面部朝上、不侧头以保证植床与植片对合完好,气体顶压充分。

(2) 生命体征监测:术后严密监测患者生命体征,每日测量体温、脉搏、呼吸 4 次。

(3) 术眼护理:评估手术区域情况,观察伤口敷料有无渗血、渗液,有无松脱,必要时更换无菌敷料。敷料打开后,观察患者前房气体吸收的进度及植片是否移位,并观察生命体征,观察术眼眼睑是否红肿、结膜是否充血及术眼分泌物情况,如分泌物较多者,可用无菌棉签蘸取生理盐水擦拭干净,如患者有视力改变,明显眼痛、眼胀、恶心、呕吐等症状,应及时通知主管医生予以处理。

(4) 并发症观察与护理

高眼压:密切观察患者眼压的变化,倾听患者主诉,告知患者如出现眼痛、眼胀、头痛、恶心等症状,应立即通知医护人员,遵医嘱应用降眼压药物,并嘱患者饮水注意分次少量,每次饮水量不超过 300ml。

(5) 疼痛护理:注意观察患者的面部表情以及患者的主诉。患者术后出现轻微疼痛属正常现象,可让患者听音乐、聊天等转移注意力;疼痛较重或不可耐受的患者,必要时遵医嘱使用止痛药。

(6) 基础护理:关注患者的需求,随时询问,积极提供相应的帮助,并按等级护理的要求及专科特点完成患者的基础护理内容。

3. 宣教和指导要点

(1) 用药宣教:告知患者术后遵医嘱应用糖皮质激素及免疫抑制剂者,注意观察有无药物副作用。糖皮质激素有抗排斥作用,要坚持足量、规则用药和缓慢停药的原则,并注意观察有无眼压升高等副作用。

(2) 饮食指导:根据患者的身体状况,个性化地有针对性地指导患者进食,以清淡易消化食物为主,避免进食刺激性食物,鼓励患者多食富含维生素 A 的食物,以促进溃疡面的愈合,保持大便通畅。

(3) 安全指导:术后观察患者有无乏力、头晕等症状,指导患者首次下床时应渐进下床活动,防止虚脱摔倒,教会患者使用床旁呼叫系统;对视觉障碍患者,应保持病室整洁无障碍物,防止磕碰;老年人活动时应注意地面湿滑,防止摔倒;儿童患者注意不要随处跑动,以免撞伤。

(4) 培养良好卫生习惯:嘱患者不随意用脏手或脏手帕揉拭眼睛,洗脸用具定期煮沸消毒,预防感染。

(5) 动作轻柔:对患者实施眼部操作时,动作要轻柔,严防对眼球施压而致移植片移位、创口裂开、创口渗漏等并发症。

4. 效果评价 评价患者对眼病相关知识的了解程度,医患配合效果;评估责任护士对患者病情和精神状态的掌握程度。

【出院指导】

1. 眼部护理 培养良好卫生习惯,嘱患者不随意用脏手或脏手帕揉拭眼睛,洗脸用具定期煮沸消毒,预防感染。术后两周勿让不洁水进入眼内,以免引起感染,保持眼局部清洁干燥。避免长时间低头及俯卧,避免用力咳嗽等动作。

2. 治疗指导 讲解家庭用药的注意事项,遵医嘱坚持按时用药,不可随意停用糖皮质激素类药物,停药时应遵医嘱逐渐减量。滴眼液用药前洁净双手,将下睑缘向下牵拉,眼药滴入下结膜囊内,轻轻闭合眼睑,缓慢转动眼球,使药液均匀分布,眼药瓶口距眼睛 1~2cm,用后将瓶盖拧紧。

3. 复查 出院后常规一周复诊,若病情发生变化,如出现移植片混浊,结膜充血,可随时来院复诊,以免延误病情。排斥反应多发生在术后数周到术后两年,即使手术成功也不能掉以轻心,凡出现视力下降、眼部红痛、畏光、流泪等症状,应及时就诊。

4. 饮食 疾病恢复期应选择含丰富维生素、蛋白质的食物以增强体质,促进疾病的康复,如:瘦肉、鸡蛋、鱼类、新鲜蔬菜、水果(糖尿病患者除外),还应注意粗细粮的搭配。

5. 环境 环境应安静舒适,保持温湿度适宜,注意通风,保持室内空气清新。

6. 心理 保持良好的心理状态,避免情绪激动,适当参加锻炼,增强自信心,愉快的心情有利于疾病的康复。

四、整形类手术护理常规

(一)上睑下垂手术护理常规

【术前护理】

1. 评估和观察要点

(1) 病情评估。①专科评估:评估患者眼部情况,视力及屈光度。主要是提上睑肌功能,是否存在上睑部分或全部不能提起,是否遮挡部分或全部瞳孔,有无眼睑手术史。②基础评估:评估患者的生命体征、原发病以及治疗用药情况,全身有无合并症特别是有无胸腺疾病病史等;③日常生活能力评估:自理能力,饮食、二便及睡眠情况;女性患者是否在月经期内。

(2) 安全评估:评估患者有无视觉障碍、昏迷,评估患者年龄、精神状况。

(3) 疾病认知:了解患者及家属对疾病和手术的认知程度,评估患者及家属的配合程度。

(4) 心理状况:因上睑下垂患者多有睁眼困难,双眼大小不对称,因此了解患者和家属的心理状态很重要。

2. 护理要点

(1) 术前检查

1) 常规检查:血、尿常规,生化常规,凝血三项,酶联免疫四项,心电图,胸部 X 线片。

2) 专科检查:眼睑下垂程度的检查;睑裂高度检查(包括上视、平视及下视);提上睑肌肌力检查;Bell 征检查以及下颌瞬目综合征的检查。

3) 注意事项:向患者及家属讲解术前检查的目的、方法,积极协助其完成各项检查;告知患者静脉抽血前需要禁食、水 6h 以上;留取尿标本时,应取晨起、空腹、首次、中段尿液。

(2) 术前准备

1) 呼吸道:保暖,预防感冒,必要时遵医嘱应用抗生素控制感染。

2) 胃肠道:全麻手术需禁食、水 6~8h,防止全身麻醉所导致的吸入性肺炎、窒息等,局麻患者术日晨可进少量易消化食物,不可过饱,以免术中发生呕吐。

3) 术眼准备:术前 1h 以 20% 的肥皂水充分擦洗备皮范围,用生理盐水洗眼遮盖眼垫,遵医嘱注射术前药。

4) 个人卫生:术前一日沐浴、剪指 / 趾甲,保持全身清洁,男性患者剃净胡须,女性勿化妆、勿涂指甲油,长发者梳理好头发,为患者更换新病号服。

5) 睡眠:创造良好环境,保证充足的睡眠,必要时,遵医嘱于手术前晚给予口服镇静剂。

6) 术晨准备:嘱患者取下假牙、眼镜、角膜接触镜,将首饰及贵重物品交予家属妥善保存,入手术室前应排空二便。全身麻醉患者病号服内只能穿内裤。如觉寒冷可在病号服外增加衣服。

7) 床单位准备:全麻患者需备全麻床、血压表、听诊器等。

8）心理护理:先天性上睑下垂患者大多有自卑心理,心理负担较重,对术后效果期望较高。应多关心鼓励患者,讲解手术前的注意事项,讲解手术用药的目的。讲解放松技巧,提高睡眠质量。并向患者介绍手术医生及麻醉方式,取得患者的积极配合。

3. 宣教和指导要点

（1）病种宣教:就所患疾病对患者及家属进行宣教,包括疾病的原因、临床表现、治疗原则、预后等。

（2）用药宣教:患者术前三日给予抗生素眼药水点眼,向患者讲解主要目的、方法及副作用,为手术做好准备。

（3）饮食指导:告知患者术后进温凉清淡易消化食物,避免进食酸、辣、硬、刺激性食物。

（4）体位指导:告知患者全麻术后回病房 3~4h 内,采取去枕平卧位,头偏向一侧,目的是避免呕吐发生窒息及促进分泌物引流,局麻患者可采取自由体位,以不压迫术眼为宜。

（5）手术禁忌:注意患者有无全身手术禁忌证,全身情况能否耐受眼科手术,如严重高血压、糖尿病、心脏病、精神障碍等;注意有无眼部禁忌证,如青光眼、眼内活动性炎症、麻痹性角膜炎等;注意患者有无上呼吸道感染症状,术前监测生命体征,注意有无发热,若有异常,应及时通知医生予以处理;女性患者月经来潮时及时通知医生。

（6）服药禁忌:入院后及时询问患者是否长期服用抗凝或麻醉禁忌的药物,服用者应及时通知医生,以免引起术中出血或麻醉意外。（长期服用抗凝药物者应在内科医生指导下停药或改药,不可擅自停药。）

4. 效果评价　评价患者对眼病相关知识的了解程度,医患配合效果;评估责任护士对患者病情和精神状态的掌握程度。

【术后护理】

1. 评估和观察要点

（1）手术交接评估:患者安返病房后,责任护士与麻醉护士严格交班,了解患者的麻醉方式、术中病情变化、生命体征、出血量、意识恢复状态、术中用药及带回病房药液名称等,共同检查皮肤完整性。

(2) 病情评估:密切观察患者病情变化,如生命体征、意识情况、呼吸道通畅情况;观察伤口疼痛、敷料渗血渗液、敷料有无松脱;液体滴注速度及穿刺部位的观察。

(3) 并发症的观察:观察患者有无恶心、呕吐等全麻反应症状,观察有无疼痛、出血、感染等症状。

2. 护理要点

(1) 体位护理:全麻术后回病房 3~4h 内,应保持呼吸道通畅,采取去枕平卧,头偏向一侧,以免呕吐物误吸入呼吸道发生窒息;局麻患者可采取自由体位,以不压迫术眼为宜。

(2) 生命体征监测:术后严密监测患者生命体征,每日测量体温、脉搏、呼吸 4 次。

(3) 术眼护理:手术当日严密观察敷料有无渗血、渗液,包扎带有无松脱,如渗血较多应及时更换敷料,重新包扎。敷料打开后,观察眼睑伤口,如有出血等症状,应及时通知主管医生予以处理。若疼痛不耐受者应遵医嘱给予止痛剂。上睑下垂患者要嘱晚上涂好眼膏,以防术后因眼睑闭合不全而引起暴露性角膜炎。

(4) 并发症观察与护理

1) 疼痛:对于轻微的疼痛,不需要用止痛药,可让患者听音乐、聊天等转移注意力;如疼痛剧烈或不耐受者应及时通知医生,以免延误病情,必要时遵医嘱使用止痛药。

2) 出血:注意观察伤口敷料有无渗血,如渗血较多者,通知医生,重新包扎,必要时给予止血剂。

3) 感染:观察眼部疼痛情况,观察体温变化。如出现异常情况,应及时遵医嘱给予处理及用药,嘱患者放松心情,适量多饮水,注意休息,保持局部清洁干燥。

(5) 基础护理:关注患者的需求,随时询问,积极提供相应的帮助,并按等级护理的要求及专科特点完成患者的基础护理内容。

3. 宣教和指导要点

(1) 用药宣教:根据医嘱选择药物,术后眼内涂抗生素眼膏,抗生素眼膏涂抹伤口,必要时预防术后感染发生,遵医嘱口服抗生素和止血药,起到抗感染和预防术后出血发生的作用,注意观察患者用药后反应。

(2) 饮食指导:以清淡易消化饮食为主,避免进食酸、辣、硬刺激性食物,多食新鲜蔬菜水果,保持大便通畅,注意饮食卫生,以免发生腹泻、腹胀等不适。

(3) 安全指导:术后观察患者有无乏力、头晕等症状,指导患者首次下床时应渐进下床活动,防止虚脱摔倒,教会患者使用床旁呼叫系统;视觉障碍的患者,应加强巡视,避免摔伤或坠床等意外情况发生。老年人活动时应注意地面湿滑,防止摔倒,儿童患者注意不要随处跑动,以免撞伤。

(4) 心理护理:因上睑下垂严重影响容貌,因此患者多有自卑心理,向患者介绍成功病例,鼓励患者正确对待疾病,积极配合,以力争取得术后理想效果。

4. 效果评价 评价患者对眼病相关知识的了解程度,医患配合效果;评估责任护士对患者病情和精神状态的掌握程度。

【出院指导】

1. 眼部护理 适当避免剧烈活动,勿用不洁手或脏手帕擦眼睛,保持眼局部清洁干燥。不得用力挤眼及大声说笑。勿碰伤术眼,以免引起出血感染。

2. 治疗指导 嘱坚持按时点药,预防感染,点药前洁净双手,将下睑缘向下牵拉,眼药滴入下结膜囊内,轻轻闭合眼睑,缓慢转动眼球,使药液均匀分布,眼药瓶口距眼睛1~2cm,用后将瓶盖拧紧,先点刺激性弱的,后滴刺激性强的,混悬液摇匀后滴,两种及以上眼药水之间间隔5~10min。

3. 复查 出院后常规一周复诊,如有异常情况,如出现视力改变、疼痛、分泌物增多等症状时,应及时到医院复诊。上睑下垂患儿术后1个月要验光,必要时配戴眼镜和做相应的弱视训练,关注儿童的视力变化。

4. 饮食 疾病恢复期应选择含丰富维生素、蛋白质的食物以增强体质,促进疾病的康复,如:瘦肉、鸡蛋、鱼类、新鲜蔬菜、水果(糖尿病患者除外),还应注意粗细粮的搭配。

5. 环境　环境应安静舒适,保持温湿度适宜,注意通风,保持室内空气清新。

6. 心理　保持良好的心理状态,避免紧张激动的情绪,适当参加锻炼,增强自信心,愉快的心情有利于疾病的恢复。

(二) 结膜囊整形手术护理常规

【术前护理】

1. 评估和观察要点

(1) 病情评估。①专科评估:评估患者眼部情况,视力及屈光度。有无结膜充血,有无眼睑手术史。②基础评估:评估患者的生命体征、原发病治疗用药情况,以及全身有无合并症特别是有无胸腺疾病病史等。③日常生活能力评估:自理能力,饮食、二便及睡眠情况;女性患者是否在月经期内。

(2) 安全评估:评估患者有无视觉障碍、昏迷,评估患者年龄、精神状况。

(3) 疾病认知:了解患者及家属对疾病和手术的认知程度,评估患者及家属的配合程度。

(4) 心理状况:了解患者和家属的心理状态。嘱患者及家属做好多次手术的准备。

2. 护理要点

(1) 术前检查

1) 常规检查:血、尿常规,生化常规,凝血三项,酶联免疫四项,心电图,胸部 X 线片检查。

2) 专科检查:检查眼睛局部是否有炎症反应;选取合适部位的黏膜或皮肤进行移植前的准备,并检查相应部位有无红肿、硬结、瘢痕等。

3) 注意事项:向患者及家属讲解术前检查的目的、方法,积极协助其完成各项检查;告知患者静脉抽血前需要禁食、水 6h 以上;留取尿标本时,应取晨起、空腹、首次、中段尿液。

(2) 术前准备

1) 呼吸道:保暖,预防感冒,必要时遵医嘱应用抗生

素控制感染。

2）胃肠道：全麻手术需禁食、水 6~8h，防止全身麻醉所导致的吸入性肺炎、窒息等，局麻患者术日晨可进少量易消化食物，不可过饱，以免术中发生呕吐。

3）术眼准备：术前 1h 以 20% 的肥皂水充分擦洗备皮范围，用生理盐水洗眼遮盖眼垫，遵医嘱注射术前药。

4）移植局部准备：如果移植口腔黏膜，术前 3 天用复方氯己定含漱液漱口，一次 10~20ml，早晚刷牙后及进食后应用；如果选用上臂内侧或者大腿内侧皮肤，则应在术前一日备皮。

5）个人卫生：术前一日沐浴、剪指 / 趾甲，保持全身清洁，男性患者剃净胡须，女性勿化妆、勿涂指甲油，长发者梳理好头发，为患者更换新病号服。

6）睡眠：创造良好环境，保证充足的睡眠，必要时，遵医嘱于手术前晚给予口服镇静剂。

7）术晨准备：嘱患者取下假牙、眼镜、角膜接触镜，将首饰及贵重物品交予家属妥善保存，入手术室前应排空二便。全身麻醉患者病号服内只能穿内裤。如觉寒冷可在病号服外增加衣服。

8）床单位准备：全麻患者需备全麻床、血压表、听诊器等。

9）心理护理：因患者大多有自卑心理，心理负担较重，对术后效果期望较高。应多关心鼓励患者，讲解手术前的注意事项，讲解手术用药的目的。讲解放松技巧，提高睡眠质量。并向患者介绍手术医生及麻醉方式，取得患者的积极配合。

3. 宣教和指导要点

（1）病种宣教：就所患疾病对患者及家属进行宣教，包括疾病的原因、临床表现、治疗原则、预后等。

（2）用药宣教：患者术前三日给予抗生素眼药水点眼，向患者讲解主要目的、方法及副作用，为手术做好准备。

（3）饮食指导：告知患者术后进温凉清淡易消化食物，避免进食酸、辣、硬、刺激性食物。

(4) 体位指导:告知患者全麻术后回病房 3~4h 内,采取去枕平卧位,头偏向一侧,目的是避免呕吐发生窒息及促进分泌物引流,局麻患者可采取自由体位,以不压迫术眼为宜。

(5) 手术禁忌:注意患者有无全身手术禁忌证,全身情况能否耐受眼科手术,如严重高血压、糖尿病、心脏病、精神障碍等;注意有无眼部禁忌证,如青光眼、眼内活动性炎症、麻痹性角膜炎等;注意患者有无上呼吸道感染症状,术前监测生命体征,注意有无发热,若有异常,应及时通知医生予以处理;女性患者月经来潮时及时通知医生。

(6) 服药禁忌:入院后及时询问患者是否长期服用抗凝或麻醉禁忌的药物,服用者应及时通知医生,以免引起术中出血或麻醉意外。(长期服用抗凝药物者应在内科医生指导下停药或改药,不可擅自停药。)

4. 效果评价 评价患者对眼病相关知识的了解程度、医患配合效果;评估责任护士对患者病情和精神状态的掌握程度。

【术后护理】

1. 评估和观察要点

(1) 手术交接评估:患者安返病房后,责任护士与麻醉护士严格交班,了解患者的麻醉方式、术中病情变化、生命体征、出血量、意识恢复状态、术中用药及带回病房药液名称等,共同检查皮肤完整性。

(2) 病情评估:密切观察患者病情变化,如生命体征、意识情况、呼吸道通畅情况;观察伤口疼痛、敷料渗血渗液、敷料有无松脱;液体滴注速度及穿刺部位的观察。

(3) 并发症的观察:观察患者有无恶心、呕吐等全麻反应症状,观察有无疼痛、出血、感染等症状。

2. 护理要点

(1) 体位护理:全麻术后回病房 3~4h 内,应保持呼吸道通畅,采取去枕平卧,头偏向一侧,以免呕吐物误吸入呼吸道发生窒息;局麻患者可采取自由体位,以不压迫术眼为宜。

(2) 生命体征监测:术后严密监测患者生命体征,每日测量体温、脉搏、呼吸4次。

（3）术眼护理：手术当日严密观察敷料有无渗血、渗液，包扎带有无松脱，如渗血较多应及时更换敷料，重新包扎。敷料打开后，观察眼睑伤口，如有出血等症状，应及时通知主管医生予以处理。若疼痛不耐受者应用止痛剂。

（4）取材部位的观察：观察局部辅料有无渗血、移位、脱落，必要时重新包扎。

（5）并发症观察与护理

1）疼痛：对于轻微的疼痛，不需要用止痛药，可让患者听音乐、聊天等转移注意力；如疼痛剧烈或不耐受者应及时通知医生，以免延误病情，必要时遵医嘱使用止痛药。

2）出血：注意观察伤口敷料有无渗血，如渗血较多者，通知医生，重新包扎，必要时给予止血剂。

3）感染：观察眼部疼痛情况，观察体温变化。如出现异常情况，应及时遵医嘱给予处理及用药，嘱患者放松心情，适量多饮水，注意休息，保持局部清洁干燥。

（6）基础护理：关注患者的需求，随时询问，积极提供相应的帮助，并按等级护理的要求及专科特点完成患者的基础护理内容。

3. 宣教和指导要点

（1）用药宣教：根据医嘱选择药物，术后眼内涂抗生素眼膏，抗生素眼膏涂抹伤口，必要时预防术后感染发生，遵医嘱口服抗生素和止血药，起到抗感染和预防术后出血发生的作用，注意观察患者用药后反应。

（2）饮食指导：以清淡易消化饮食为主，避免进食酸、辣、硬刺激性食物，多食新鲜蔬菜水果，保持大便通畅，注意饮食卫生，以免发生腹泻、腹胀等不适。尤其是术中取用唇黏膜的患者，一般术后6~8h后才可以进食，最好是温凉饮食，并注意进食后漱口。

（3）安全指导：术后观察患者有无乏力、头晕等症状，指导患者首次下床时应渐进下床活动，防止虚脱摔倒，教会患者使用床旁呼叫系统；视觉障碍的患者，应加强巡视，避免摔伤或坠床等意外情况发生；老年人活动时应注意地面湿滑，防止摔倒；儿童患者注意不要随处跑动，以免撞伤。

4）心理护理：因此类疾病多因各类眼部烧伤、外伤引起，并且有容貌上的改变，患者自卑心理严重，多不愿与人交流，护士应注意与患者沟通的方式方法，以免发生抵触心理，不能很好地配合治疗和手术。

4. 效果评价 评价患者对眼病相关知识的了解程度、医患配合效果；评估责任护士对患者病情和精神状态的掌握程度。

【出院指导】

1. **眼部护理** 适当避免剧烈活动，勿用不洁手或脏手帕擦眼睛，保持眼局部清洁干燥。不得用力挤眼及大声说笑。勿碰伤术眼，以免引起出血感染。

2. **取材部位护理** 口腔取材的患者，必须做好口腔护理，督促患者饭后漱口，以防感染；皮肤局部取材部位，注意每日换药，保持局部清洁干燥，按时拆线。

3. **治疗指导** 嘱坚持按时点药，预防感染，点药前洁净双手，将下睑缘向下牵拉，眼药滴入下结膜囊内，轻轻闭合眼睑，缓慢转动眼球，使药液均匀分布，眼药瓶口距眼睛 1~2cm，用后将瓶盖拧紧，先点刺激性弱的，后滴刺激性强的，混悬液摇匀后滴，两种及以上眼药水之间间隔5~10min。

4. **复查** 出院后常规一周复诊，如有异常情况，如出现视力改变、疼痛、分泌物增多等症状时，应及时到医院复诊。

5. **饮食** 疾病恢复期应选择含丰富维生素、蛋白质的食物以增强体质，促进疾病的康复，如：瘦肉、鸡蛋、鱼类、新鲜蔬菜、水果（糖尿病患者除外），还应注意粗细粮的搭配。

6. **环境** 环境应安静舒适，保持温湿度适宜，注意通风，保持室内空气清新。

7. **心理** 保持良好的心理状态，避免紧张激动的情绪，适当参加锻炼，增强自信心，愉快的心情有利于疾病的恢复。

（三）睑球粘连手术护理常规

【术前护理】

1. 评估和观察要点

（1）病情评估。①专科评估：评估患者眼睑、结膜、视力及屈光度，有无眼睑手术史。②基础评估：评估患者的生命体征、原发病治疗、用药情况以及全身有无合并症等。③日常生活能力评估：自理能力、饮食、二便及睡眠情况；女性患者是否在月经期内。

（2）安全评估：评估患者有无视觉障碍、昏迷，评估患者年龄、精神状况。

（3）疾病认知：了解患者及家属对疾病和手术的认知程度，评估患者及家属的配合程度。

（4）心理状况：了解患者和家属的心理状态。

2. 护理要点

（1）术前检查

1）常规检查：血、尿常规，生化常规，凝血三项，酶联免疫四项，心电图，胸部 X 线片检查。

2）专科检查：检查眼睛局部是否有炎症反应；选取合适移植部位黏膜或皮肤进行移植前的准备，并检查相应部位有无红肿、硬结、瘢痕等。

3）注意事项：向患者及家属讲解术前检查的目的、方法，积极协助其完成各项检查；告知患者静脉抽血前需要禁食、水 6h 以上；留取尿标本时，应取晨起、空腹、首次、中段尿液。

（2）术前准备

1）呼吸道：保暖，预防感冒，必要时遵医嘱应用抗生素控制感染。

2）胃肠道：全麻手术需禁食、水 6~8h，防止全身麻醉所导致的吸入性肺炎、窒息等，局麻患者术日晨可进少量易消化食物，不可过饱，以免术中发生呕吐。

3）术眼准备：术前 1h 以 20% 的肥皂水充分擦洗备皮范围，用生理盐水洗眼遮盖眼垫，遵医嘱注射术前药。

4）口腔黏膜准备：术前 3 天用复方氯己定含漱液漱口，一次 10~20ml，早晚刷牙后及进食后应用。

5) 个人卫生：术前一日沐浴、剪指/趾甲，保持全身清洁，男性患者剃净胡须，女性勿化妆、勿涂指甲油，长发者梳理好头发，为患者更换新病号服。

6) 睡眠：创造良好环境，保证充足的睡眠，必要时，遵医嘱于手术前晚给予口服镇静剂。

7) 术晨准备：嘱患者取下假牙、眼镜、角膜接触镜，将首饰及贵重物品交予家属妥善保存，入手术室前应排空二便。全身麻醉患者病号服内只能穿内裤。如觉寒冷可在病号服外增加衣服。

8) 床单位准备：全麻患者需备全麻床、血压表、听诊器等。

9) 心理护理：睑球粘连患者大多有自卑心理，心理负担较重，对术后效果期望较高。应多关心鼓励患者，讲解手术前的注意事项，讲解手术用药的目的。讲解放松技巧，提高睡眠质量。并向患者介绍手术医生及麻醉方式，取得患者的积极配合。

3. 宣教和指导要点

（1）病种宣教：就所患疾病对患者及家属进行宣教，包括疾病的原因、临床表现、治疗原则、预后等。

（2）用药宣教：患者术前三日给予抗生素眼药水点眼，向患者讲解主要目的、方法及副作用，为手术做好准备。

（3）饮食指导：告知患者术后进温凉清淡易消化食物，避免进食酸、辣、硬、刺激性食物。

（4）体位指导：告知患者全麻术后回病房 3~4h 内，采取去枕平卧位，头偏向一侧，目的是避免呕吐发生窒息及促进分泌物引流，局麻患者可采取自由体位，以不压迫术眼为宜。

（5）手术禁忌：注意患者有无全身手术禁忌证，全身情况能否耐受眼科手术，如严重高血压、糖尿病、心脏病、精神障碍等；注意有无眼部禁忌证，如青光眼、眼内活动性炎症、麻痹性角膜炎等；注意患者有无上呼吸道感染症状，术前监测生命体征，注意有无发热，若有异常，应及时通知医予以处理；女性患者月经来潮时及时通知医生。

（6）服药禁忌：入院后及时询问患者是否长期服用抗凝或麻醉禁忌的药物，服用者应及时通知医生，以免引起术中出血或麻醉意外。（长期服用抗凝药物者应在内科医生指导下停药或改药，不可擅自停药。）

4. 效果评价 评价患者对眼病相关知识的了解程度、医患配合效果；评估责任护士对患者病情和精神状态的掌握程度。

【术后护理】

1. 评估和观察要点

（1）手术交接评估：患者安返病房后，责任护士与麻醉护士严格交班，了解患者的麻醉方式、术中病情变化、生命体征、出血量、意识恢复状态、术中用药及带回病房药液名称等，共同检查皮肤完整性。

（2）病情评估：密切观察患者病情变化，如生命体征、意识情况、呼吸道通畅情况；观察眼部及口腔取材伤口处，有无疼痛、敷料渗血渗液、敷料有无松脱情；液体滴注速度及穿刺部位的观察。

（3）并发症的观察：观察患者有无恶心、呕吐等全麻反应症状，观察有无疼痛、出血、感染等症状。

2. 护理要点

（1）体位护理：全麻术后回病房 3~4h 内，应保持呼吸道通畅，采取去枕平卧，头偏向一侧，以免呕吐物误吸入呼吸道发生窒息；局麻患者可采取自由体位，以不压迫术眼为宜。

（2）生命体征监测：术后严密监测患者生命体征，每日测量体温、脉搏、呼吸 4 次。

（3）术眼护理：手术当日严密观察敷料有无渗血、渗液，包扎带有无松脱，如渗血较多应及时更换敷料，重新包扎。敷料打开后，观察眼睑伤口，如有出血等症状，应及时通知主管医生予以处理。若疼痛不耐受者应用止痛剂。

（4）取材部位的观察：观察口腔局部辅料有无渗血、移位、脱落，必要时重新包扎。

（5）并发症观察与护理

1）疼痛：对于轻微的疼痛，不需要用止痛药，可让患者听音乐、聊天等转移注意力;如疼痛剧烈或不耐受者应及时通知医生,以免延误病情,必要时遵医嘱使用止痛药。

2) 出血:注意观察伤口敷料有无渗血,如渗血较多者,通知医生,重新包扎,必要时给予止血剂。

3) 感染:观察眼部疼痛情况,观察体温变化。如出现异常情况,应及时遵医嘱给予处理及用药,嘱患者放松心情,适量多饮水,注意休息,保持局部清洁干燥。

(6) 基础护理:关注患者的需求,随时询问,积极提供相应的帮助,并按等级护理的要求及专科特点完成患者的基础护理内容。

3. 宣教和指导要点

(1) 用药宣教:根据医嘱选择药物,术后眼内涂抗生素眼膏,抗生素眼膏涂抹伤口,必要时预防术后感染发生,遵医嘱口服抗生素和止血药,起到抗感染和预防术后出血发生的作用,注意观察患者用药后反应。

(2) 饮食指导:以清淡易消化饮食为主,避免进食酸、辣、硬刺激性食物,多食新鲜蔬菜水果,保持大便通畅,注意饮食卫生,以免发生腹泻、腹胀等不适。尤其是术中取用唇黏膜的患者,一般术后 6~8h 后才可以进食,最好是温凉饮食,并注意进食后漱口。

(3) 安全指导:术后观察患者有无乏力、头晕等症状,指导患者首次下床时应渐进下床活动,防止虚脱晕倒,教会患者使用床旁呼叫系统;视觉障碍的患者,应加强巡视,避免摔伤或坠床等意外情况发生;老年人活动时应注意地面湿滑,防止摔倒;儿童患者注意不要随处跑动,以免撞伤。

(4) 心理护理:睑球粘连患者,多发生于化学性(酸、碱)烧伤、热烧伤、爆炸伤、结膜本身疾病引起,患者大多患病时间长并且经历多次手术,护士应当主动关心患者,为患者提供必要的心理支持。

4. 效果评价　评价患者对眼病相关知识的了解程度、医患配合效果;评估责任护士对患者病情和精神状态的掌握程度。

【出院指导】

1. 眼部护理　适当避免剧烈活动,勿用不洁手或脏手帕擦眼睛,保持眼局部清洁干燥。不得用力挤眼及大声说笑。勿碰伤术眼,以免引起出血感染。

2. 治疗指导　嘱坚持按时点药,预防感染,点药前洁净双手,将下睑缘向下牵拉,眼药滴入下结膜囊内,轻轻闭合眼睑,缓慢转动眼球,使眼药液均匀分布,眼药瓶口距眼睛 1~2cm,用后将瓶盖拧紧,先点刺激性弱的,后滴刺激性强的,混悬液摇匀后滴,两种及以上眼药水之间间隔5~10min。

3. 复查　出院后常规一周复诊,如有异常情况,如出现视力改变、疼痛、分泌物增多等症状时,应及时到医院复诊。

4. 饮食　疾病恢复期应选择含丰富维生素、蛋白质的食物以增强体质,促进疾病的康复,如:瘦肉、鸡蛋、鱼类、新鲜蔬菜、水果(糖尿病患者除外),还应注意粗细粮的搭配。

5. 环境　环境应安静舒适,保持温湿度适宜,注意通风,保持室内空气清新。

6. 心理　保持良好的心理状态,避免紧张激动的情绪,适当参加锻炼,增强自信心,愉快的心情有利于疾病的恢复。

(四) 鼻内镜下泪囊手术护理常规

【术前护理】

1. 评估和观察要点

(1) 病情评估。①专科评估:评估患者泪道情况,有无急性期征象;②基础病评估:评估患者全身情况有无高血压、糖尿病;是否口服抗凝药物;女患者是否来月经;有无感冒、鼻炎、鼻窦炎;评估患者的生命体征、原发病治疗用药情况、既往病史以及全身有无合并症等;③日常生活能力评估:患者饮食、二便及睡眠情况。

(2) 安全评估:评估患者有无视觉及嗅觉障碍、头晕、鼻出血等症状,评估患者年龄、精神状况。

(3) 疾病认知:了解患者及家属对疾病和手术的认知程度,评估患者及家属的配合程度。

(4) 心理状况:了解患者和家属的心理状态。

2. 护理要点

(1) 术前检查

1) 常规检查:血、尿常规,生化常规,凝血三项,酶联免疫四项,心电图,胸部 X 线片检查。

2) 专科检查。①鼻内镜检查;②影像学检查:碘海醇泪囊造影 + 副鼻窦 CT;③视力、眼压、眼前节后节常规检查,泪道冲洗。

3) 注意事项:向患者及家属讲解术前检查的目的、方法,积极协助其完成各项检查;告知患者静脉抽血前需要禁食、水 6h 以上;留取尿标本时,应取晨起、空腹、首次、中段尿液。

(2) 术前准备

1) 呼吸道:保暖,预防感冒,必要时遵医嘱应用抗生素控制感染。

2) 胃肠道:全麻手术需禁食、水 6~8h,防止全身麻醉所导致的吸入性肺炎、窒息等,局麻患者术日晨可进少量易消化食物,不可过饱,以免术中发生呕吐。

3) 术眼准备:术前 3 日点抗生素滴眼液,滴眼前先挤压泪囊排出分泌物,使药液尽可能多的进入泪囊,有利于炎症的控制,同时应用抗生素滴鼻剂滴鼻。

4) 鼻腔的准备:清洗鼻腔,指导患者用口呼吸,以适应术后鼻腔填塞引起的不适感。剃除鼻毛,充分暴露视野。

5) 泪道冲洗:术前泪道冲洗,估计泪囊的大小。

6) 个人卫生:术前一日沐浴、剪指 / 趾甲,保持全身清洁,男性患者剃净胡须,女性勿化妆、勿涂指甲油,长发者梳好头发,为患者更换新病号服。

7) 睡眠:创造良好环境,保证充足的睡眠,必要时,遵医嘱于手术前晚给予口服镇静剂。

8) 术晨准备:嘱患者取下假牙、眼镜、角膜接触镜及金属物品,将首饰及贵重物品交予家属妥善保存,入手术室前应排空二便,并带术前泪囊造影 CT 片入手术室。

9) 床单位准备:全麻患者需备全麻床、血压表、听诊器等。

10) 心理护理:合理运用沟通技巧,与患者进行有效沟通;向患者进行健康宣教,讲解简要手术方法,告知患者鼻内镜手术所需时间长短,术中需要患者密切配合,这点非常重要,消除不必要的紧张情绪。并向患者讲解术后可能出现的不适及需要的医疗处置,使患者对治疗过程心中有数,有利于术后出现异常情况时医患沟通;使患者有充分的心理准备,解除顾虑,消除紧张情绪,增强信心,促进患者术后的康复。

3. 宣教和指导要点

(1) 病种宣教:就所患疾病对患者及家属进行宣教,包括疾病的原因、临床表现、治疗原则、预后、预防等。

(2) 用药宣教:患者术前三日给予抗生素眼药水点眼,给予抗生素滴鼻剂滴鼻,向患者讲解主要目的、方法及副作用,为手术做好准备。

(3) 饮食指导:告知患者术后进温凉清淡易消化食物,避免进食酸、辣、硬、刺激性食物,以免因进食不善引起出血。

(4) 体位指导:告知患者全麻术后回病房 3~4h 内,采取去枕平卧位,可以头高脚低、头偏向一侧,目的是避免呕吐发生窒息及促进分泌物引流,局麻患者可采取自由体位。

(5) 手术禁忌:注意患者有无上呼吸道感染症状,术前监测生命体征,注意有无发热,若有异常,应及时通知医生予以处理;女性患者月经来潮时及时通知医生,全麻的高血压患者术晨可以用少许水服用抗高血压药物。

(6) 服药禁忌:入院后及时询问患者是否长期服用抗凝或麻醉禁忌的药物,服用者应及时通知医生,术前应停药一周,以免引起术中出血或麻醉意外。

4. 效果评价 评价患者对眼科相关知识的了解程度,医患配合效果;评估责任护士对患者病情和精神状态的掌握程度。

【术后护理】

1. 评估和观察要点

(1) 手术交接评估:患者安返病房后,责任护士与麻醉护士严格交班,了解患者的麻醉方式、术中病情变化、生命体征、出血量、意识恢复状态及皮肤完整性。

（2）病情评估：密切观察患者病情变化，如生命体征、意识、呼吸道通畅情况；观察伤口疼痛、鼻出血及口咽部出血情况。

（3）并发症的观察：观察患者有无鼻出血、感染、眼磨等症状。

（4）术后不适症状评估：观察患者有无明显疼痛、恶心、呕吐、发热等常见术后反应。

2. 护理要点

（1）体位护理：全麻术后回病房 3~4h 内，应保持呼吸道通畅，采取去枕平卧，头偏向一侧，以免呕吐物误吸入呼吸道发生窒息；局麻患者可采取自由体位。

（2）生命体征监测：术后严密监测患者生命体征，每日测量体温、脉搏、呼吸 4 次。

（3）鼻部护理：向患者说明术中鼻腔内放置了填塞物，会暂时影响鼻部通气。

（4）并发症观察与护理

感染：术后常规全身抗生素应用 3~5 天，监测患者体温，若体温升高，应及时遵医嘱给予处理及用药，嘱患者放松心情，适量多饮水，注意休息。氯麻滴鼻剂滴鼻、布地奈德喷鼻剂喷鼻，术后第二日起每日查房，注意鼻腔创面及眼部分泌物变化。糖尿病患者应控制好血糖，暂不冲洗泪道。

（5）疼痛护理：患者术后出现鼻部轻微疼痛或眼痛属正常现象，可让患者听音乐、聊天等转移注意力；疼痛较重或不可耐受的患者，必要时遵医嘱使用止痛药。

（6）出血：术后密切观察切口出血情况，监测血压，大多数为鼻腔出血，来自吻合口，多见于 48h 内。指导患者取半坐卧位休息，可减少出血，并利于切口出血引流。术后 1~2h，鼻咽部多有少量渗血，常规点麻黄素多可控制，并向患者解释渗血的原因，避免患者紧张引起再出血。如鼻咽部或前鼻孔持续流血，需要紧急鼻腔填塞。嘱患者一周内减少活动，勿挖鼻、擤鼻、用力揉鼻、用力大便，预防感冒，避免咳嗽、打喷嚏，若打喷嚏时，张口使气流从口腔出，避免气流冲击鼻腔伤口,引起鼻出血。出血量多时应及时通知医生。

(7) 基础护理:关注患者的需求,随时询问,积极提供相应的帮助,并按等级护理的要求及专科特点完成患者的基础护理内容。

3. 宣教和指导要点

(1) 用药宣教:告知患者术后给予抗炎治疗的目的是为了预防感染、减轻黏膜水肿、减少出血。

(2) 饮食指导:根据患者的身体状况,个性化地有针对性地指导患者进食,以清淡易消化饮食为主,避免进食酸、辣、硬刺激性食物,多进食高营养、高维生素食物,多食新鲜蔬菜水果,糖尿病患者应选择低糖、低脂、适量蛋白质、高纤维素、高维生素饮食。保持大便通畅,注意饮食卫生,以免发生腹泻、腹胀等不适。

(3) 安全指导:术后观察患者有无乏力、头晕等症状,指导患者首次下床时应渐进下床活动,防止虚脱摔倒,教会患者使用床旁呼叫系统;老年人活动时应注意地面湿滑,防止摔倒;儿童患者注意不要随处跑动,以免撞伤。

(4) 活动指导:术后一周内减少活动,避免用力过度,避免剧烈活动。

4. 效果评价　评价患者对眼病相关知识的了解程度,医患配合效果;评估责任护士对患者病情和精神状态的掌握程度。

【出院指导】

1. 鼻部护理　嘱患者一周内减少活动,适当避免剧烈活动,勿碰伤鼻部,勿挖鼻、擤鼻、用力揉鼻,以免引起出血。

2. 治疗指导　出院后注意眼部及鼻部卫生。嘱患者坚持按时点眼药及滴鼻药,预防感染,点药前洁净双手,将下睑缘向下牵拉,眼药滴入下结膜囊内,轻轻闭合眼睑,缓慢转动眼球,使药液均匀分布,眼药瓶口距眼睛 1~2cm,用后将瓶盖拧紧。滴鼻或喷鼻时仰卧位,头后仰,偏向患侧,药液沿鼻孔外缘、鼻腔外侧壁至手术部位(大约内眦部位),点 2~3 滴,保留头后仰及偏患侧头位 3~5min。鼻腔换药后开始洗鼻,一日两次。出院前教会患者正确的洗鼻方法。

3. 复查　出院后常规一周、二周、一个月、二个月、三个月、六个月到泪道专台门诊复诊及换药。若病情发生变化,应及时来院就诊,以免延误病情。

4. 饮食　疾病恢复期应选择含丰富维生素、蛋白质的食物以增强体质,促进疾病的恢复,如:瘦肉、鸡蛋、鱼类、新鲜蔬菜、水果(糖尿病患者除外),还应注意粗细粮的搭配,避免烟酒及刺激性食物。

5. 环境　环境应安静舒适,保持温湿度适宜,注意通风,保持室内空气清新。预防感冒,避免咳嗽、打喷嚏,以免引起鼻出血。

6. 心理　保持良好的心理状态,避免情绪激动,适当参加锻炼,增强自信心,愉快的心情有利于疾病的康复。

(五)额肌悬吊手术护理常规

【术前护理】

1. 评估和观察要点

(1) 病情评估。①专科评估:患者有无眼部外伤史,如眼部创伤、烧伤、化学伤等,有无眼睑手术史;②基础评估:有无神经系统疾病,发病的时间、年龄、有何诱因、病情发展情况和特点,评估视力情况,评估患者的生命体征、原发病治疗用药情况,以及全身有无合并症等;③日常生活能力评估:了解患者饮食、二便及睡眠情况及自理能力,女性患者是否在月经期内。

(2) 安全评估:评估患者有无视觉障碍,评估患者年龄、精神状况。

(3) 疾病认知:了解患者及家属对疾病和手术的认知程度,评估患者及家属的配合程度。

(4) 心理状况:了解患者和家属的心理状态。

2. 护理要点

(1) 术前检查

1) 常规检查:血、尿常规,生化常规,凝血三项,酶联免疫四项,心电图,胸部X线片检查。

2) 注意事项:向患者及家属讲解术前检查的目的、方法,积极协助其完成各项检查;告知患者静脉抽血前需要禁食、水 6h 以上;留取尿标本时,应取晨起、空腹、首次、中段尿液。

(2) 术前准备

1) 呼吸道:保暖,预防感冒,必要时遵医嘱应用抗生素控制感染。

2) 胃肠道:全麻手术需禁食、水 6~8h,防止全身麻醉所导致的吸入性肺炎、窒息等,局麻患者术日晨可进少量易消化食物,不可过饱,以免术中发生呕吐。

3) 术眼准备:术前三日点抗生素滴眼液,术晨以 20% 的肥皂水充分擦洗术野范围,用生理盐水洗眼,遮盖眼垫,遵医嘱注射术前针。

4) 保护角膜:眼睑畸形的患者多伴有眼睑闭合不全,应注意保护好患者的角膜,防止暴露性角膜炎的发生。

5) 个人卫生:术前一日沐浴、剪指/趾甲,保持全身清洁,男性患者剃净胡须,女性勿化妆、勿涂指甲油,长发者梳理好头发,为患者更换新病号服。

6) 睡眠:创造良好环境,保证充足的睡眠,必要时,遵医嘱于手术前晚给予口服镇静剂。

7) 术晨准备:嘱患者取下假牙、眼镜、角膜接触镜,将首饰及贵重物品交予家属妥善保存,入手术室前应排空二便。

8) 床单位准备:全麻患者需备全麻床、血压表、听诊器等。

9) 心理护理:此种患者多伴有自卑心理,心理负担较重,对手术期望较高,应多关心患者,向患者讲述手术前注意事项,讲解术前用药的目的。讲解放松技巧,减轻疼痛,提高睡眠质量。介绍麻醉方式、手术医生,手术前晚嘱患者保证充足睡眠。

3. 宣教和指导要点

(1) 病种宣教:就所患疾病对患者及家属进行宣教,包括疾病的原因、临床表现、治疗原则、预后、预防等。

(2) 用药宣教:患者术前三日给予抗生素眼药水点眼,向患者讲解主要目的、方法及副作用,为手术做好准备。

（3）饮食指导：告知患者术后进温凉清淡易消化食物，避免进食酸、辣、硬、刺激性食物。

（4）体位指导：告知患者全麻术后回病房 3~4h 内，采取去枕平卧位，头偏向一侧，目的是避免呕吐发生窒息及促进分泌物引流，局麻患者可采取自由体位，以不压迫术眼为宜。

（5）手术禁忌：注意患者有无全身手术禁忌证，全身情况能否耐受眼科手术，如严重高血压、糖尿病、心脏病、精神障碍等；注意有无眼部禁忌证，如青光眼、眼内活动性炎症、麻痹性角膜炎等；注意患者有无上呼吸道感染症状，术前监测生命体征，注意有无发热，若有异常，应及时通知医生予以处理；女性患者月经来潮时及时通知医生。

（6）服药禁忌：入院后及时询问患者是否长期服用抗凝或麻醉禁忌的药物，服用者应及时通知医生，术前应停药一周，以免引起术中出血或麻醉意外。

4. 效果评价　评价患者对眼病相关知识的了解程度，医患配合效果；评估责任护士对患者病情和精神状态的掌握程度。

【术后护理】

1. 评估和观察要点

（1）手术交接评估：患者安返病房后，责任护士与麻醉护士严格交班，了解患者的麻醉方式、术中病情变化、生命体征、出血量、意识恢复状态及皮肤完整性。

（2）病情评估：密切观察患者病情变化，如生命体征、意识情况、呼吸道通畅情况；观察伤口疼痛、敷料渗血渗液、敷料有无松脱情况。

（3）并发症的观察：观察患者有无恶心、呕吐等全麻反应症状，观察有无疼痛、出血、感染等症状。

2. 护理要点

（1）体位护理：全麻术后回病房 3~4h 内，应保持呼吸道通畅，采取去枕平卧，头偏向一侧，以免呕吐物误吸入呼吸道发生窒息；局麻患者可采取自由体位，以不压迫术眼为宜。

（2）生命体征监测：术后严密监测患者生命体征，每日测量体温、脉搏、呼吸 4 次。

(3) 术眼护理:手术当日严密观察敷料有无渗血、渗液,包扎带有无松脱,如渗血较多应及时更换敷料,重新包扎。敷料打开后,观察眼睑情况,如有眼痛、恶心、呕吐等症状,应及时通知主管医生予以处理。若呕吐频繁,可遵医嘱肌肉注射维生素 B_6,疼痛不耐受者应用止痛剂。

(4) 清洁换药:每日清洁换药,常规绷带包扎 2 日,嘱患者不要自行解开,以防伤口水肿、出血。

(5) 保护角膜:额肌悬吊术后的患者仍多伴有眼睑闭合不全,应遵医嘱用药,保护好患者的角膜,防止暴露性角膜炎的发生。

(6) 并发症观察与护理

1) 疼痛:对于轻微的疼痛,不需要用止痛药,可让患者听音乐、聊天等转移注意力;如疼痛剧烈或不耐受者应及时通知医生,以免延误病情,必要时遵医嘱使用止痛药。

2) 出血:注意观察伤口敷料有无渗血,如渗血较多者,通知医生,重新包扎,必要时给予止血剂。

3) 感染:观察眼部分泌物情况,观察体温变化,如出现异常情况,应及时遵医嘱给予处理及用药,嘱患者放松心情,适量多饮水,注意休息,保持局部清洁干燥。

4) 基础护理:关注患者的需求,随时询问,积极提供相应的帮助,并按等级护理的要求及专科特点完成患者的基础护理内容。

3. 宣教和指导要点

(1) 用药宣教:根据医嘱选择药物,术后眼部用抗生素眼药水,预防术后感染发生,口服抗生素和止血药,起到抗感染和预防术后出血发生的作用,注意观察患者用药后反应。

(2) 饮食指导:以清淡易消化饮食为主,避免进食酸、辣、硬刺激性食物,多食新鲜蔬菜水果,保持大便通畅,注意饮食卫生,以免发生腹泻、腹胀等不适。

(3) 安全指导:术后观察患者有无乏力、头晕等症状,指导患者首次下床时应渐进下床活动,防止虚脱摔倒,教会患者使用床旁呼叫系统;视觉障碍的患者,应加强巡视。

避免摔伤或坠床等意外情况发生；老年人活动时应注意地面湿滑，防止摔倒；儿童患者注意不要随处跑动，以免撞伤。

（4）保护角膜：额肌悬吊术后的患者仍多伴有眼睑闭合不全，应遵医嘱用药，保护好患者的角膜，防止暴露性角膜炎的发生。

4. **效果评价** 评价患者对眼病相关知识的了解程度，医患配合效果；评估责任护士对患者病情和精神状态的掌握程度。

【出院指导】

1. **眼部护理** 适当避免剧烈活动，勿用不洁手或脏手帕擦眼睛，保持眼局部清洁干燥。

2. **治疗指导** 嘱坚持按时点药，预防感染，点药前洁净双手，将下睑缘向下牵拉，眼药滴入下结膜囊内，轻轻闭合眼睑，缓慢转动眼球，使药液均匀分布，眼药瓶口距眼睛1~2cm，用后将瓶盖拧紧，先点刺激性弱的，后滴刺激性强的，混悬液摇匀后滴，两种及以上眼药水之间间隔5~10min。

3. **拆线** 遵医嘱按时拆除皮肤缝线。

4. **复查** 出院后常规一周复诊，如有异常情况，如眼部分泌物增多等应及时到医院复诊。

5. **饮食** 疾病恢复期应选择含丰富维生素、蛋白质的食物以增强体质，促进疾病的康复，如：瘦肉、鸡蛋、鱼类、新鲜蔬菜、水果（糖尿病患者除外），还应注意粗细粮的搭配。

6. **环境** 环境应安静舒适，保持温湿度适宜，注意通风，保持室内空气清新。

（六）眼球摘除联合羟基磷灰石植入手术护理常规

【术前护理】

1. 评估和观察要点

（1）病情评估。①专科评估：评估患者发病的时间、年龄、有何诱因、病情发展情况，有无治疗及家族史，评估患者的视力。②基础评估：评估患者的生命体征、原发病治疗用药情况，以及全身有无合并症等。③日常生活能力评估:了解患者自理能力,饮食、二便及睡眠情况,女性患者是否在月经期内。

(2) 安全评估:评估患者有无视觉障碍,评估患者年龄、精神状况。

(3) 疾病认知:了解患者及家属对疾病和手术的认知程度,评估患者及家属的配合程度。

(4) 心理状况:了解患者和家属的心理状态。

2. 护理要点

(1) 术前检查

1) 常规检查:血、尿常规,生化常规,凝血三项,酶联免疫四项,心电图,胸部 X 线片检查。

2) 专科检查:CT 检查。

3) 注意事项:向患者及家属讲解术前检查的目的、方法,积极协助其完成各项检查;告知患者静脉抽血前需要禁食、水 6h 以上;留取尿标本时,应取晨起、空腹、首次、中段尿液。

(2) 术前准备

1) 呼吸道:保暖,预防感冒,必要时遵医嘱应用抗生素控制感染。

2) 胃肠道:全麻手术需禁食、水 6~8h,防止全身麻醉所导致的吸入性肺炎、窒息等,局麻患者术日晨可进少量易消化食物,不可过饱,以免术中发生呕吐。

3) 术眼准备:术前三日点抗生素滴眼液,术前一日备皮,术晨以 20% 的肥皂水充分擦洗备皮范围,用生理盐水洗眼,遮盖眼垫,遵医嘱注射术前针。

4) 义眼台的准备:术前根据患者的年龄,眼窝大小及经济情况选择直径合适的义眼台。

5) 个人卫生:术前一日沐浴、剪指 / 趾甲,保持全身清洁,男性患者剃净胡须,女性勿化妆、勿涂指甲油,长发者梳理好头发,为患者更换新病号服。

6) 睡眠:创造良好环境,保证充足的睡眠,必要时,遵医嘱于手术前晚给予口服镇静剂。

7) 术晨准备:将术中用物如羟基磷灰石眼台以及异体巩膜,连同患者病历一并带入手术室。嘱患者取下假牙、眼镜、角膜接触镜,将首饰及贵重物品交予家属妥善保存,入手术室前应排空二便。

8) 床单位准备:全麻患者需备全麻床、血压表、听诊器等。

9) 心理护理:眼球摘除术患者常非常自卑,由于他们求治心切,既对手术效果寄予过高期望,又对手术并发症思虑较多,担心手术不成功,心理负担很重,我们对患者及家属应表示同情,劝慰他们理智面对现实,并根据患者的具体情况介绍相关的医学知识,告之术中的配合要点及注意事项,使他们充分了解情况,减轻焦虑及自卑心理,树立信心,调动起主观能动性,积极配合治疗。

3. 宣教和指导要点

(1) 病种宣教:就所患疾病对患者及家属进行宣教,包括疾病的原因、临床表现、治疗原则、预后、预防等。

(2) 用药宣教:患者术前三日给予抗生素眼药水点眼,向患者讲解主要目的、方法及副作用,为手术做好准备。

(3) 饮食指导:告知患者术后进温凉清淡易消化食物,避免进食酸、辣、硬、刺激性食物。

(4) 体位指导:告知患者全麻术后回病房 3~4h 内,采取去枕平卧位,头偏向一侧,目的是避免呕吐发生窒息及促进分泌物引流,局麻患者可采取自由体位,以不压迫术眼为宜。

(5) 手术禁忌:注意患者有无全身手术禁忌证,全身情况能否耐受眼科手术,如严重高血压、糖尿病、心脏病、精神障碍等;注意有无眼部禁忌证,如青光眼、眼内活动性炎症、麻痹性角膜炎等;注意患者有无上呼吸道感染症状,术前监测生命体征,注意有无发热,若有异常,应及时通知医生予以处理;女性患者月经来潮时及时通知医生。

(6) 服药禁忌:入院后及时询问患者是否长期服用抗凝或麻醉禁忌的药物,服用者应及时通知医生,术前应停药一周,以免引起术中出血或麻醉意外。

4. 效果评价　评价患者对眼病相关知识的了解程度,医患配合效果;评估责任护士对患者病情和精神状态的掌握程度。

【术后护理】

1. 评估和观察要点

(1) 手术交接评估:患者安返病房后,责任护士与麻醉护士严格交班,了解患者的麻醉方式、术中病情变化、生命体征、出血量、意识恢复状态及皮肤完整性。

(2) 病情评估:密切观察患者病情变化,如生命体征、意识情况、呼吸道通畅情况;观察伤口疼痛、敷料渗血渗液、敷料有无松脱情况。

(3) 并发症的观察:观察患者有无恶心、呕吐等症状,观察有无结膜水肿、球后出血、结膜及 Tenon 膜切口裂开、疼痛、义眼台暴露、移位、脱出,结膜囊狭窄等症状。

(4) 术后不适症状评估:观察患者有无恶心、呕吐、发热、疼痛等常见术后反应。

2. 护理要点

(1) 体位护理:全麻术后回病房 3~4h 内,应保持呼吸道通畅,采取去枕平卧,头偏向一侧,以免呕吐物误吸入呼吸道发生窒息;局麻患者可采取自由体位,以不压迫术眼为宜。

(2) 生命体征监测:术后严密监测患者生命体征,每日测量体温、脉搏、呼吸 4 次。

(3) 术眼护理:手术当日严密观察敷料有无渗血、渗液,包扎带有无松脱。敷料打开后,观察结膜水肿情况,如有明显眼痛、恶心、呕吐等症状,应及时通知主管医生予以处理。若呕吐频繁,可遵医嘱肌内注射维生素 B_6,疼痛不耐受者应用止痛剂。

(4) 生活护理:指导患者安静休息,不可剧烈活动,避免抬头、低头、咳嗽,防止缝线脱落、脱出,防止出血。

(5) 并发症观察与护理

1) 义眼台暴露、移位、脱出:注意患者的主诉,换药时注意义眼台的位置,如出现上述现象,及时通知医生给予处理。

2) 结膜囊狭窄:注意观察有无眼窝缩窄、上下穹窿有无消失、义眼片容易脱落等情况,如出现上述情况,立即通知医生,进行穹窿重建或眼窝再造术。

（6）疼痛护理：对于轻微的疼痛，不需要用止痛药，可让患者听音乐、聊天等转移注意力；如疼痛剧烈或不耐受者应及时通知医生，以免延误病情，必要时遵医嘱使用止痛药。

（7）基础护理：关注患者的需求，随时询问，积极提供相应的帮助，并按等级护理的要求及专科特点完成患者的基础护理内容。

3. 宣教和指导要点

（1）用药宣教：根据医嘱选择药物，术后眼部用抗生素眼药水，预防术后感染发生，口服抗生素和止血药，起到抗感染和预防术后出血发生的作用，注意观察患者用药后反应。

（2）饮食指导：以清淡易消化饮食为主，避免进食酸、辣、硬刺激性食物，多食新鲜蔬菜水果，保持大便通畅，注意饮食卫生，以免发生腹泻、腹胀等不适。

（3）安全指导：术后观察患者有无乏力、头晕等症状，指导患者首次下床时应渐进下床活动，防止虚脱摔倒，教会患者使用床旁呼叫系统；视觉障碍的患者，应加强巡视，避免摔伤或坠床等意外情况发生；老年人活动时应注意地面湿滑，防止摔倒；儿童患者注意不要随处跑动，以免撞伤。

（4）心理护理：眼球摘除术后的患者开始时的心理很难接受失去一只眼睛的事实，应密切关注患者的心理状态，加强与患者沟通，鼓励患者多与其他病友交流，解除顾虑，勇敢面对事实。

4. 效果评价 评价患者对眼病相关知识的了解程度，医患配合效果；评估责任护士对患者病情和精神状态的掌握程度。

【出院指导】

1. 心理调节 对患者进行心理调节，使患者克服心理障碍，树立生活信心，保持良好的心理状态，避免情绪激动，适当参加锻炼，增强自信心，愉快的心情有利于疾病的康复。

2. 义眼片的护理 教会装卸义眼，义眼片应于术后三周安装,义眼片要及时清水冲洗,不可用汽油、乙醇清洗。

3. 眼部护理　适当避免剧烈活动,术后两周勿让不洁水进入眼内,以免引起感染,保持眼局部清洁干燥。

4. 治疗指导　嘱坚持按时点药,预防感染,点药前洁净双手,将下睑缘向下牵拉,眼药滴入下结膜囊内,轻轻闭合眼睑,缓慢转动眼球,使药液均匀分布,眼药瓶口距眼睛 1~2cm,用后将瓶盖拧紧,先点刺激性弱的,后滴刺激性强的,混悬液摇匀后滴,两种及以上眼药水之间间隔5~10min。

5. 复查　出院后常规一周复诊,如有异常情况,如眼部分泌物增多,健眼视力下降应及时到医院复诊。

6. 饮食　疾病恢复期应选择含丰富维生素、蛋白质的食物以增强体质,促进疾病的康复,如:瘦肉、鸡蛋、鱼类、新鲜蔬菜、水果(糖尿病患者除外),还应注意粗细粮的搭配。

7. 环境　环境应安静舒适,保持温湿度适宜,注意通风,保持室内空气清新。

五、眼外伤类手术护理常规

(一)睫状体离断手术护理常规

【术前护理】

1. 评估和观察要点

(1) 病情评估。①专科评估:评估患者眼钝挫伤情况,有无眼痛、头痛、视力下降,评估眼压情况,有无低眼压、浅前房体征,有无瞳孔散大、虹膜移位变形,屈光改变,眼部外观有无变形等状况;②评估患者的生命体征、原发病治疗用药情况、既往病史以及全身有无合并症等;③日常生活能力评估:了解患者自理能力,饮食、二便及睡眠情况,女性患者是否在月经期内。

(2) 安全评估:评估患者有无视觉障碍,评估患者年龄、精神状况。

(3) 疾病认知:了解患者及家属对疾病和手术的认知程度,评估患者及家属的配合程度。

(4) 心理状况:了解患者和家属的心理状态。

2. 护理要点

(1) 术前检查

1) 常规检查:血、尿常规,生化常规,凝血三项,酶联免疫四项,心电图,胸部 X 线片检查。

2) 专科检查:眼科 B 超检查,眼科超声生物显微镜检查(UBM),黄斑部 OCT 检查。眼专科检查:视力、眼压测量,前房角镜检查、检眼镜检查、验光。

3) 注意事项:向患者及家属讲解术前检查的目的、方法,积极协助其完成各项检查;告知患者静脉抽血前需要禁食、水 6h 以上;留取尿标本时,应取晨起、空腹、首次、中段尿液。

(2) 术前准备

1) 呼吸道:保暖,预防感冒,必要时遵医嘱应用抗生素控制感染。

2) 胃肠道:全麻手术需禁食、水 6~8h,防止全身麻醉所导致的吸入性肺炎、窒息等,局麻患者术日晨可进少量易消化食物,不可过饱,以免术中发生呕吐。

3) 术眼准备:术前三日点抗生素滴眼液,术前一日备皮,术晨 1h 以 20% 肥皂水充分擦洗备皮范围,用温度适宜的生理盐水洗眼,遮盖眼垫,遵医嘱点眼药,充分散大瞳孔。遵医嘱注射术前针。

4) 个人卫生:术前一日沐浴、剪指 / 趾甲,保持全身清洁,男性患者剃净胡须,女性勿化妆、勿涂指甲油,长发者梳理好头发,为患者更换新病号服。

5) 睡眠:创造良好环境,保证充足的睡眠,必要时,遵医嘱于手术前晚给予口服镇静剂。

6) 术晨准备:嘱患者取下假牙、眼镜、角膜接触镜,将首饰及贵重物品交予家属妥善保存,入手术室前应排空二便。

7) 床单位准备:全麻患者需备全麻床、血压表、听诊器等。

8) 心理护理:眼外伤多为意外伤害,患者多伴有紧张、焦虑、悲观情绪,难以接受,应多关心鼓励患者,讲解手术注意事项,取得患者的积极配合。运用沟通技巧,与患者进行有效沟通;向患者进行健康宣教,讲解简要手术方法,告知患者该手术大概所需时间,术中需要患者密切配合。这点非常重要,消除不必要的紧张情绪,并向患者讲解术后可能出现的不适及需要的医疗处置,使患者有充分的心理准备,解除顾虑,增强信心,促进患者术后的康复。

3. 宣教和指导要点

(1) 病种宣教:就所患疾病对患者及家属进行宣教,包括睫状体脱离的原因、临床表现、治疗原则、预后、预防等。

(2) 用药宣教:患者术前三日给予抗生素眼药水点眼,向患者讲解主要目的、方法及副作用,为手术做好准备。

(3) 饮食指导:告知患者术后进温凉清淡易消化食物,避免进食酸、辣、硬、刺激性食物,以免因进食不善引起出血。

(4) 体位指导:告知全麻患者术后回病房 3~4h 内,采取去枕平卧位,头偏向一侧,目的是避免呕吐发生窒息及促进分泌物引流,局麻患者可采取自由体位,以不压迫术眼为宜。

(5) 手术禁忌:注意患者有无全身手术禁忌证,全身情况能否耐受眼科手术,如严重高血压、糖尿病、心脏病、严重精神障碍等,注意有无眼部禁忌证,如青光眼、眼内活动性炎症、麻痹性角膜炎等。注意患者有无上呼吸道感染症状,术前监测生命体征,注意有无发热,若有异常,应及时通知医生予以处理;女性患者月经来潮时及时通知医生。

(6) 服药禁忌:入院后及时询问患者是否长期服用抗凝或麻醉禁忌的药物,如阿司匹林、利血平等,服用者应及时通知医生,术前应停药一周,以免引起术中出血或麻醉意外。

4. 效果评价　评价患者对眼病相关知识的了解程度,医患配合效果;评估责任护士对患者病情和精神状态的掌握程度。

【术后护理】

1. 评估和观察要点

(1) 手术交接评估:患者安返病房后,责任护士与麻

醉护士严格交班,了解患者的麻醉方式、术中病情变化、生命体征、出血量、意识恢复状态及皮肤完整性。

(2) 病情评估:密切观察患者病情变化,如生命体征、意识、呼吸道通畅情况;观察伤口疼痛、敷料渗血渗液、敷料有无松脱情况。

(3) 并发症的观察:观察患者有无恶心、呕吐等全麻反应症状。观察有无疼痛、出血、感染等症状。

2. 护理要点

(1) 体位护理:全麻术后回病房 3~4h 内,应保持呼吸道通畅,采取去枕平卧,头偏向一侧,以免呕吐物误吸入呼吸道发生窒息;局麻患者可采取自由体位,以不压迫术眼为宜。

(2) 生命体征监测:术后严密监测患者生命体征,每日测量体温、脉搏、呼吸 4 次。

(3) 术眼护理:手术当日严密观察敷料有无渗血、渗液,包扎带有无松脱,如渗血较多,应及时更换敷料,重新包扎。敷料打开后,观察术眼眼睑是否红肿、结膜是否充血及术眼分泌物情况,如分泌物较多者,可用无菌棉签蘸取生理盐水擦拭干净,部分患者术后仍有视物不清、轻度眼睑红肿、轻度结膜充血、轻度异物感属于正常现象,如有明显眼痛、恶心、呕吐等症状,应及时通知主管医生予以处理。

(4) 并发症观察与护理

1) 疼痛:对于轻微的疼痛,不需要用止痛药,可让患者听音乐、聊天等转移注意力;如疼痛剧烈或不耐受者应及时通知医生,以免延误病情,必要时遵医嘱使用止痛药。

2) 高眼压:睫状体复位后,眼压会有所升高。由于手术封闭了原来开的离断口,使得手术前经由脉络膜上腔大量外流的房水受阻,由此导致眼压升高。应每日注意观察询问患者有无眼痛、眼胀、头痛的主诉,并测量眼压,如眼压过高,应遵医嘱给予口服药、降眼压眼药水,必要时静脉滴注甘露醇降眼压治疗。

3) 出血:注意观察伤口敷料有无渗血,如渗血较多者,通知医生,重新包扎,必要时给予止血剂。

4) 感染:观察眼部分泌物情况,观察体温变化。如出现异常情况,应及时遵医嘱给予处理及用药,嘱患者放松心情,适量多饮水,注意休息,保持局部清洁干燥。

(5) 基础护理:关注患者的需求,随时询问,积极提供相应的帮助,并按等级护理的要求及专科特点完成患者的基础护理内容。

3. 宣教和指导要点

(1) 用药宣教:根据医嘱选择药物,术后眼部用抗生素眼药水,预防术后感染发生,口服抗生素和止血药,起到抗感染和预防术后出血发生的作用,注意观察患者用药后反应。

(2) 饮食指导:以清淡易消化饮食为主,避免进食酸、辣、硬刺激性食物,多食新鲜蔬菜水果,保持大便通畅,注意饮食卫生,以免发生腹泻、腹胀等不适。

(3) 安全指导:术后观察患者有无乏力、头晕等症状,指导患者首次下床时应渐进下床活动,防止虚脱摔倒,教会患者使用床旁呼叫系统;视觉障碍的患者,应加强巡视,避免摔伤或坠床等意外情况发生;老年人活动时应注意地面湿滑,防止摔倒;儿童患者注意不要随处跑动,以免撞伤。

(4) 心理护理:告知患者急诊手术往往只能做前期缝合,后期可能仍需多次手术,让患者做好足够的思想准备。

4. 效果评价 评价患者对眼病相关知识的了解程度,医患配合效果;评估责任护士对患者病情和精神状态的掌握程度。

【出院指导】

1. 眼部护理 适当避免剧烈活动,勿用不洁手或脏手帕擦眼睛,保持眼局部清洁干燥。不得用力挤眼及大声说笑。勿碰伤术眼,以免引起出血感染。

2. 治疗指导 嘱坚持按时点药,预防感染,点药前洁净双手,将下睑缘向下牵拉,眼药滴入下结膜囊内,轻轻闭合眼睑,缓慢转动眼球,使药液均匀分布,眼药瓶口距眼睛1~2cm,用后将瓶盖拧紧,先点刺激性弱的,后滴刺激性强的,混悬液摇匀后滴,两种及以上眼药水之间间隔

5~10min。

3. 复查　出院后常规一周复诊,如有异常情况,如出现视力改变、疼痛、分泌物增多等症状时,应及时到医院复诊。

4. 饮食　疾病恢复期应选择含丰富维生素、蛋白质的食物以增强体质,促进疾病的恢复,如:瘦肉、鸡蛋、鱼类、新鲜蔬菜、水果(糖尿病患者除外),还应注意粗细粮的搭配。

5. 环境　环境应安静舒适,保持温湿度适宜,注意通风,保持室内空气清新。

6. 心理　保持良好的心理状态,避免紧张激动的情绪,适当参加锻炼,增强自信心,愉快的心情有利于疾病的恢复。

(二)晶状体脱位手术护理常规

【术前护理】

1. 评估和观察要点

(1) 病情评估。①专科评估:评估视力、眼压、眼底视网膜情况,包括视力下降的时间、程度、进展情况。②基础评估:评估患者的生命体征、原发病治疗用药情况以及全身有无合并症等;全面评估患者身体健康状况,评估心血管系统、骨骼系统有无先天异常,详细了解既往史、家族史,有无系统性疾病如马方综合征等疾病史。③日常生活能力评估:了解患者自理能力,饮食、二便及睡眠情况,女性患者是否在月经期内。

(2) 安全评估:评估患者有无视觉障碍、头晕、躯体残疾、关节病变等状况,评估患者年龄、心理活动、精神状况。记录是否正在使用降压药、降糖药物。

(3) 疾病认知:了解患者及家属对疾病和手术的认知程度,评估患者及家属的配合程度。

(4) 心理状况:了解患者和家属的心理状态。

2. 护理要点

(1) 术前检查

1) 常规检查:血、尿常规,生化常规、凝血三项、酶联免疫四项、心电图、胸部 X 线片检查。必要时心脏 MRI

检查。

2) 专科检查:眼科 AB 超检查、彩色眼底像检查、超声生物显微镜(UBM)检查、眼 OCT 检查、视力、眼压、角膜内皮镜、屈光检查、复视像检查、眼底检查。

3) 注意事项:向患者及家属讲解术前检查的目的、方法,积极协助其完成各项检查;告知患者静脉抽血前需要禁食、水 6h 以上;留取尿标本时,应取晨起、空腹、首次、中段尿液。

(2) 术前准备

1) 呼吸道:保暖,预防感冒,必要时遵医嘱应用抗生素控制感染。

2) 胃肠道:全麻手术需禁食、水 6~8h,防止全身麻醉所导致的吸入性肺炎、窒息等,局麻患者术日晨可进少量易消化食物,不可过饱,以免术中发生呕吐。

3) 心血管系统:马方综合征所致晶状体脱位的患者往往合并心血管系统疾病,术前要做好全面的心血管功能检查,请心血管科会诊,控制好血压,防止围手术期严重并发症的发生。

4) 术眼准备:术前三日点抗生素滴眼液,术晨以温度适宜的生理盐水洗眼遮盖眼垫,遵医嘱点散瞳眼药,充分散大瞳孔。

5) 个人卫生:术前一日沐浴、剪指 / 趾甲,保持全身清洁,男性患者剃净胡须,女性勿化妆、勿涂指甲油,长发者梳理好头发,为患者更换新病号服。

6) 睡眠:创造良好环境,保证充足的睡眠,必要时,遵医嘱于手术前晚给予口服镇静剂。

7) 术晨准备:嘱患者取下假牙、眼镜、角膜接触镜,将首饰及贵重物品交予家属妥善保存,入手术室前应排空二便。

8) 床单位准备:全麻患者需备全麻床、血压表、听诊器、体温计等。

9) 心理护理:患者往往合并体格发育异常,合并其他系统疾病,病情易反复,患者常产生焦虑、恐惧、自卑等不良心理问题,因此护士要向患者介绍住院环境,针对患者年龄、文化程度用通俗易懂的语言介绍术前术中配合知识及术后的注意事项,介绍疾病的手术方法和疗效以及预后的一些情况,列举成功的病例,使患者树立战胜疾病的信心。幼儿方面也要做好家属的解释工作,建立良好的护患关系,多与患者进行交谈,对存在有心理问题的患者要进行有效的心理疏导,避免使用对患者有刺激性的语言,以免产生不良影响。使患者处于一个接受治疗的最佳心理状态,为手术的顺利进行打好基础。讲解简要手术方法,告知患者手术所需时间,术后可能出现的不适及需要的医疗处置。使患者有充分的心理准备,解除顾虑,消除紧张情绪,增强信心,促进患者术后的康复。

3. 宣教和指导要点

(1) 病种宣教:就所患疾病对患者及家属进行宣教,包括疾病的原因、临床表现、治疗原则、预后、预防等。

(2) 用药宣教:患者术前三日给予抗生素眼药水点眼,向患者讲解主要目的、方法及副作用,为手术做好准备。

(3) 饮食指导:告知患者术后进温凉清淡易消化食物,避免进食酸、辣、硬、刺激性食物,以免因进食不善引起出血。

(4) 体位指导:告知患者全麻术后回病房 3~4h 内,采取去枕平卧位,头偏向一侧,目的是避免呕吐发生窒息及促进分泌物引流,局麻患者可采取自由体位,以不压迫术眼为宜。

(5) 手术禁忌:注意患者有无上呼吸道感染症状,术前监测生命体征,注意有无发热,若有异常,应及时通知医生予以处理;女性患者月经来潮时及时通知医生。

(6) 服药禁忌:入院后及时询问患者是否长期服用抗凝或麻醉禁忌的药物,服用者应及时通知医生,术前应停药一周,以免引起术中出血或麻醉意外。

4. 效果评价 评价患者对眼病相关知识的了解程度、医患配合效果;评估责任护士对患者病情和精神状态的掌握程度。

【术后护理】

1. 评估和观察要点

(1) 手术交接评估:患者安返病房后,责任护士与麻

醉护士严格交班,了解患者的麻醉方式、术中病情变化、生命体征、出血量、意识恢复状态及皮肤完整性。

(2) 病情评估:密切观察患者病情变化,如生命体征、意识、呼吸道通畅情况;观察伤口疼痛、敷料渗血渗液情况。

(3) 并发症的观察:观察患者有无视物模糊、畏光、流泪等角膜水肿症状;观察术眼有无渗血、渗液、分泌物性状;观察高眼压情况,倾听患者有无眼痛、眼胀及头痛等主诉;观察眼睑有无水肿,结膜有无出血情况。

(4) 术后不适症状评估:观察患者有无明显眼痛、恶心、呕吐、发热等常见术后反应。

2. 护理要点

(1) 体位护理:全麻术后回病房 3~4h 内,应保持呼吸道通畅,采取去枕平卧,头偏向一侧,以免呕吐物误吸入呼吸道发生窒息;局麻患者可采取自由体位,以不压迫术眼为宜。如患者合并视网膜病变,行联合网膜手术,术中眼底注入气体或硅油的患者,须保持面向下体位,填充物对视网膜起支撑、顶压作用,促进视网膜解剖及功能恢复。指导患者正确卧位并经常更换体位,保持舒适,避免局部组织受压过久,防止压疮的发生。

(2) 生命体征监测:术后严密监测患者生命体征,及时测量血压、脉搏、呼吸和体温。人工数脉搏,注意脉率是否正常,有无脉律不齐。如有异常应遵医嘱给予心电监护和低流量氧气吸入,防止心血管意外的发生。

(3) 术眼护理:敷料打开后,观察术眼眼睑是否红肿、结膜是否充血及术眼分泌情况,如分泌物较多者,可用无菌棉签蘸取生理盐水擦拭干净,部分患者术后仍有视物不清、轻度眼睑红肿、轻度结膜充血、轻度异物感属于正常现象,如有明显眼痛、恶心、呕吐等症状,应及时通知主管医生予以处理。

(4) 并发症观察与护理

1) 角膜水肿:观察患者有无畏光、流泪、视物模糊等症状,轻度角膜水肿可不予特殊处理,若出现严重异物感、疼痛等症状,应通知医生给予处理。

2) 感染:监测患者体温及术眼红肿、分泌物情况。若体温升高,或患者主诉视力下降,眼睑红肿疼痛、分泌物增多等症状应及时遵医嘱给予处理及用药,嘱患者放松心情,适量多饮水,注意休息,术后两周内勿让不洁水及肥皂水进入眼内,保持局部清洁干燥。

3) 出血:观察结膜有无出血、渗血症状,尤其术前曾应用抗凝药物患者,术后预防感冒,避免剧烈咳嗽、打喷嚏,以免伤口裂开、出血。如咳嗽不能抑制,指导患者深吸气后舌尖抵住上腭,慢慢咳嗽,减轻对眼部的震动。避免剧烈活动。

4) 高眼压:注意观察患者有无剧烈眼痛、眼胀、头痛、恶心、呕吐等不适,若有上述症状,应立即测量眼压,眼压升高患者,遵医嘱给予降眼压药物治疗。

(5) 疼痛护理:患者术后出现头部轻微疼痛或眼痛属正常现象,可让患者听音乐、聊天等转移注意力;疼痛较重或不可耐受的患者,应遵医嘱使用止痛药。

(6) 基础护理:关注患者的需求,随时询问,积极提供相应的帮助,并按等级护理的要求及专科特点完成患者的基础护理内容。

3. 宣教和指导要点

(1) 用药宣教:告知患者术后给予抗炎治疗的目的是为了预防感染、减轻黏膜水肿、减少出血。

(2) 饮食指导:根据患者的身体状况,个性化地有针对性地指导患者进食,以清淡易消化饮食为主,避免进食酸、辣、硬刺激性食物,多进食高营养、高维生素食物,多食新鲜蔬菜水果,糖尿病患者应选择低糖、低脂、适量蛋白质、高纤维素、高维生素食物。保持大便通畅,注意饮食卫生,以免发生腹泻、腹胀的不适。

(3) 安全指导:术后观察患者有无乏力、头晕等症状,指导患者首次下床时应渐进下床活动,防止虚脱摔倒,教会患者使用床旁呼叫系统;老年人活动时应注意地面湿滑,防止摔倒;儿童患者注意不要随处跑动,以免撞伤。

(4) 活动指导:避免长时间弯腰低头,避免用力过度,避免剧烈活动。

4. 效果评价 评价患者对眼病相关知识的了解程度、医患配合效果;评估责任护士对患者病情和精神状态的掌握程度。

【出院指导】

1. 眼部护理 适当避免剧烈活动,勿碰伤术眼,勿用不洁手或脏手帕擦眼睛,保持眼局部清洁干燥。

2. 治疗指导 嘱坚持按时点药,预防感染,点药前洁净双手,将下睑缘向下牵拉,眼药滴入下结膜囊内,轻轻闭合眼睑,缓慢转动眼球,使药液均匀分布,眼药瓶口距眼睛 1~2cm,用后将瓶盖拧紧。先点刺激性弱的,后滴刺激性强的,混悬液摇匀后滴,两种及以上眼药水之间间隔 5~10min。

3. 复查 向患者解释术后随访及定期门诊复查的必要性,及时了解视力、眼压和眼部情况,及时发现术后远期青光眼、视网膜脱离等并发症。若患者出现畏光、流泪、术眼疼痛、视力下降、视物改变等不适,应及时就诊。嘱患者复诊时携带社保卡、就诊卡及门诊病历档案或门诊病历手册。

4. 饮食 疾病恢复期应选择含丰富维生素、蛋白质的食物以增强体质,促进疾病的康复,如:瘦肉、鸡蛋、鱼类、新鲜蔬菜、水果(糖尿病患者除外),还应注意粗细粮的搭配。饮食起居规律,保持大便通畅,必要时给予缓泻剂。

5. 活动与休息 避免情绪激动、注意劳逸结合,阅读和看电视时间不宜过长,否则导致眼睛胀痛,甚至头痛。外出戴太阳镜,避免强光刺激。

6. 验光配镜 指导患者 3 个月后来院验光配镜,儿童患者术后应作弱视治疗。

7. 控制病情 对于有全身病者应继续治疗,有心血管系统异常的患者必须进行内科检查及治疗,做到早期发现,早期治疗,以免加重心血管病变。由于马方综合征有遗传史,对于患者的家族成员,要做好跟踪随访,定期体检,以期尽早发现阳性体征。

8. 环境 环境应安静舒适,保持温湿度适宜,注意通风,保持室内空气清新。

9. 心理 保持良好的心理状态,避免情绪激动,适当参加锻炼,增强自信心,愉快的心情有利于疾病的康复。

（三）眼内异物取出术护理常规

【术前护理】

1. 评估和观察要点

（1）病情评估。①专科评估:评估患者视力下降情况,包括视力下降的时间、程度、进展情况,评估患者眼球的完整性,有无穿通伤,评估伤口疼痛级别。观察眼部伤口红肿、分泌物情况,观察有无异物及异物的性质。②基础评估:评估患者的生命体征和有无其他组织器官的创伤和创伤程度,了解致伤原因及伤后用药治疗情况。③日常生活能力评估:了解患者自理能力,饮食、二便及睡眠情况,女性患者是否在月经期内。

（2）安全评估:评估患者有无视觉障碍、头晕等症状,评估患者年龄、精神状况及自理能力。

（3）疾病认知:了解患者及家属对眼外伤情况和手术的认知程度,评估患者及家属的配合程度。

（4）心理状况:了解患者和家属的心理状态,能否接受现实和不佳的预后。

2. 护理要点

（1）术前检查

1）常规检查:血、尿常规,生化常规,凝血三项,酶联免疫四项,心电图,胸部 X 线片检查。

2）专科检查:①眼部影像学检查,眼部 X 线拍片异物定位检查(巴氏定位法、缝圈定位法),眼眶 CT,眼部 MRI 检查(非磁性异物)。②视力、眼压,眼科彩色超声检查,UBM 检查,检眼镜定位检查。

3）注意事项:向患者及家属讲解术前检查的目的、方法,积极协助其完成各项检查;告知患者静脉抽血前需要禁食、水 6h 以上;留取尿标本时,应取晨起、空腹、首次、中段尿液。

（2）术前准备

1）呼吸道:保暖,预防感冒,必要时遵医嘱应用抗生素控制感染。

2）胃肠道:全麻手术需禁食、水 6~8h,防止全身麻醉所导致的吸入性肺炎、窒息等,局麻患者术日晨可进少量易消化食物,不可过饱,以免术中发生呕吐。

3) 术眼准备:术前点抗生素滴眼液,伤口闭合者术晨以温度适宜的生理盐水洗眼遮盖眼垫,遵医嘱点散瞳眼药,充分散大瞳孔。

4) 个人卫生:术前一日沐浴、剪指/趾甲,保持全身清洁,男性患者剃净胡须,女性勿化妆、勿涂指甲油,长发者梳理好头发,为患者更换新病号服。

5) 睡眠:创造良好环境,保证充足的睡眠,必要时,遵医嘱于手术前晚给予口服镇静剂。

6) 术晨准备:嘱患者取下假牙、眼镜,将首饰及贵重物品交予家属妥善保存,入手术室前应排空二便。

7) 床单位准备:全麻患者需备全麻床、血压表、听诊器等。

8) 心理护理:外伤患者病发突然,往往情绪不稳,易激惹。护理人员需体谅患者处境,合理运用沟通技巧,与患者进行有效沟通;向患者进行健康宣教,讲解简要手术方法,如病情复杂告知患者手术所需时间可能很长,术中需要患者密切配合,使患者有充分的心理准备,这点非常重要,并向患者讲解术后可能出现的不适及需要的医疗处置,解除患者顾虑,消除紧张情绪,给予患者最大的人文关怀,使其增强信心,促进患者术后的康复。

3. 宣教和指导要点

(1) 病种宣教:根据眼外伤病情对患者及家属进行宣教,包括外伤的原因、临床表现、治疗原则、预后、预防等。

(2) 用药宣教:患者术前给予抗生素眼药水点眼,可根据病情给予糖皮质激素药物、止血药、营养神经药物加强抗炎、止血、减轻神经损伤的治疗。向患者讲解主要目的、方法及副作用,为手术做好准备。

(3) 饮食指导:告知患者术后进温凉清淡易消化食物,避免进食酸、辣、硬、刺激性食物,以免因进食不善引起出血。

(4) 体位指导:告知患者全麻术后回病房 3~4h 内,采取去枕平卧位,头偏向一侧,目的是避免呕吐发生窒息及促进分泌物引流,局麻患者可采取自由体位,以不压迫术眼为宜。

(5) 手术禁忌:注意患者有无上呼吸道感染症状,术前监测生命体征,注意有无发热,若有异常,应及时通知医生予以处理;女性患者月经来潮时及时通知医生。

(6) 服药禁忌:入院后及时询问患者是否长期服用抗凝或麻醉禁忌的药物,服用者应及时通知医生,术前应停药一周,以免引起术中出血或麻醉意外。

4. 效果评价 评价患者对眼病相关知识的了解程度,医患配合效果;评估责任护士对患者病情和精神状态的掌握程度。

【术后护理】

1. 评估和观察要点

(1) 手术交接评估:患者安返病房后,责任护士与麻醉护士严格交班,了解患者的麻醉方式、术中病情变化、生命体征、出血量、意识恢复状态及皮肤完整性。

(2) 病情评估:密切观察患者病情变化,如生命体征、意识、呼吸道通畅情况;观察伤口疼痛、敷料渗血渗液及伤口愈合情况。

(3) 并发症的观察:观察患者有无眼痛、眼胀症状,观察伤口分泌物情况,有无出血、溃疡等情况,观察患者体温变化,注意有无眼内炎症等体征。注意评估患者健眼有无视力下降、疼痛等症状,警惕交感性眼炎的发生。

(4) 术后不适症状评估:观察患者有无明显眼痛、恶心、呕吐、发热等常见术后反应。

2. 护理要点

(1) 体位护理:全麻术后回病房 3~4h 内,应保持呼吸道通畅,采取去枕平卧,头偏向一侧,以免呕吐物误吸入呼吸道发生窒息;局麻患者可采取自由体位,以不压迫术眼为宜。如眼内注入气体或硅油类充填物,应取面向下卧位。

(2) 生命体征监测:术后严密监测患者生命体征,每日测量体温、脉搏、呼吸 4 次。

(3) 术眼护理:敷料打开后,观察术眼眼睑是否红肿、结膜是否充血及术眼分泌物情况,如分泌物较多者,可用无菌棉签蘸取生理盐水擦拭干净,部分患者术后仍有视物不清、轻度眼睑红肿、轻度结膜充血、轻度异物感属于正常现象,如有明显眼痛、恶心、呕吐等症状,应及时通知主管医生予以处理。

(4) 并发症观察与护理

1) 感染:监测患者体温,若体温升高,或患者主诉视力下降、眼痛,应及时遵医嘱给予处理及用药,必要时手术治疗。嘱患者放松心情,适量多饮水,注意休息,术后两周内勿让不洁水及肥皂水进入眼内,保持局部清洁干燥。

2) 出血:倾听患者主诉是否有视物模糊,有血性物质在眼内随体位流动或自眼内流出。如出现症状及时通知医生给予处理。嘱患者术后避免长时间弯腰低头,避免用力过度,避免剧烈活动。

3) 虹膜睫状体炎:观察患者如有眼痛、畏光、流泪、眼压升高症状,应即刻通知医生,遵医嘱给予充分散瞳治疗。

4) 视网膜脱离:合并视网膜脱离的患者应及时给予手术治疗,并根据采取的术式给予相应的护理。

5) 交感性眼炎:是眼外伤最严重的并发症。如果患者健眼在伤后 3 个月左右出现畏光流泪、睫状充血、角膜后 KP 等葡萄膜炎表现时要及时治疗才会有较好的预后。在这一点上,护士应积极做好健康宣教,出院指导工作。使患者对此有正确的认知。

(5) 疼痛护理:患者术后出现头部轻微疼痛或眼痛属正常现象,可让患者听音乐、聊天等转移注意力;疼痛较重或不可耐受的患者,必要时遵医嘱使用止痛药。

(6) 基础护理:关注患者的需求,随时询问,积极提供相应的帮助,并按等级护理的要求及专科特点完成患者的基础护理内容。

3. 宣教和指导要点

(1) 用药宣教:告知患者术后给予抗炎、止血药、糖皮质激素及点散瞳药治疗的目的是为了预防感染、减轻黏膜水肿、减轻睫状体炎症反应、减少出血,以取得患者很好的配合,从而减少并发症的发生。

（2）饮食指导：根据患者的身体状况，个性化地有针对性地指导患者进食，以清淡易消化饮食为主，避免进食酸、辣、硬刺激性食物，多进食高营养、高维生素食物，多食新鲜蔬菜水果，糖尿病患者应选择低糖、低脂、适量蛋白质、高纤维素、高维生素食物。保持大便通畅，注意饮食卫生，以免发生腹泻、腹胀的不适。

（3）安全指导：术后观察患者有无乏力、头晕等症状，指导患者首次下床时应渐进下床活动，防止虚脱摔倒，教会患者使用床旁呼叫系统；老年人活动时应注意地面湿滑，防止摔倒；儿童患者注意不要随处跑动，以免撞伤。

（4）活动指导：避免长时间弯腰低头，避免用力过度，避免剧烈活动。

4. 效果评价　评价患者对眼病相关知识的了解程度，医患配合效果；评估责任护士对患者病情和精神状态的掌握程度。

【出院指导】

1. 重在预防。生活中要远离危险物品，儿童不要玩弹弓、刀棍、投掷石子等，燃烧鞭炮须注意安全；工作时须搞好安全防护，必要时配戴防护眼镜。

2. 如眼内异物未取出或择期取出，外出时可戴太阳镜以减少强光刺激。

3. 健眼发生不明原因的视力下降、疼痛、眼部充血等应及时就诊，以防发生交感性眼炎。

4. 发生眼外伤应及时就诊，以免延误病情。

5. 遵医嘱用药，坚持按时点药，预防感染，点药前洁净双手，将下睑缘向下牵拉，眼药滴入下结膜囊内，轻轻闭合眼睑，缓慢转动眼球，使药液均匀分布，眼药瓶口距眼睛1~2cm，用后将瓶盖拧紧。

6. 合理饮食、适当锻炼。

7. 环境应安静舒适，保持温湿度适宜，注意通风，保持室内空气清新。

8. 保持良好的心理状态，避免情绪激动，适当参加锻炼，增强自信心，愉快的心情有利于疾病的康复。

9. 定期复查不适随诊。出院后常规一周复诊，复诊时请携带门诊病历卡,挂号取门诊病历后到诊室复查,若病情发生变化,应及时来院就诊,以免延误病情。

(四)眼内镜下晶状体玻璃体切除手术护理常规

【术前护理】

1. 评估和观察要点

(1) 病情评估。①专科评估:评估患者屈光间质混浊程度,尤其是角膜透明程度,角膜有无血染、水肿、白斑以及瞳孔的大小、瞳孔有无粘连。评估视力下降情况,包括视力下降的时间、程度、进展情况。了解目前屈光状态。②基础评估:评估患者的生命体征、原发病治疗用药情况、既往病史以及全身有无合并症等。③日常生活能力评估:了解患者自理能力、饮食、二便及睡眠情况,女性患者是否在月经期内。

(2) 安全评估:评估患者有无双眼视觉障碍、头晕等症状,评估患者年龄、精神状况及自理能力。

(3) 疾病认知:了解患者及家属对疾病和手术的认知程度,评估患者及家属的配合程度。

(4) 心理状况:多为外伤所致,患者情绪不稳,需了解患者和家属的心理状态。

2. 护理要点

(1) 术前检查

1) 常规检查:血、尿常规,生化常规,凝血三项,酶联免疫四项,心电图,胸部 X 线片检查。

2) 专科检查:①影像学检查,眼科 B 超检查、眼科超声生物显微镜检查、眼部 CT 检查。②眼专科检查:视力、眼压测量。

3) 注意事项:向患者及家属讲解术前检查的目的、方法,积极协助其完成各项检查;告知患者静脉抽血前需要禁食、水 6h 以上;留取尿标本时,应取晨起、空腹、首次、中段尿液。

(2) 术前准备

1) 呼吸道:保暖,预防感冒,必要时遵医嘱应用抗生素控制感染。

2) 胃肠道:全麻手术需禁食、水 6~8h,防止全身麻醉所导致的吸入性肺炎、窒息等,局麻患者术日晨可进少量易消化食物,不可过饱,以免术中发生呕吐。

3) 术眼准备:术前三日点抗生素滴眼液,术晨以温度适宜的生理盐水洗眼遮盖眼垫,遵医嘱点散瞳眼药,充分散大瞳孔。

4) 个人卫生:术前一日沐浴、剪指/趾甲,保持全身清洁,男性患者剃净胡须,女性勿化妆、勿涂指甲油,长发者梳理好头发,为患者更换新病号服。

5) 睡眠:创造良好环境,保证充足的睡眠,必要时,遵医嘱于手术前晚给予口服镇静剂。

6) 术晨准备:嘱患者取下假牙、眼镜、角膜接触镜,将首饰及贵重物品交予家属妥善保存,入手术室前应排空二便。

7) 床单位准备:全麻患者需备全麻床、血压表、听诊器、体温计等。

8) 心理护理:由于突然性视力丧失,患者寻求复明的心理迫切,又因为对治疗方法缺乏了解,担心手术的效果,易产生愤怒、焦虑、恐惧的心理。护士应善于运用沟通技巧,与患者进行有效沟通。向患者及家属进行健康宣教,讲解简要手术方法,告知患者可能手术所需时间较长,术中需要患者密切配合,术后可能出现的不适及需要的医疗处置,使患者有充分的心理准备,尽力缓解或消除紧张情绪,建立对医务人员的信任,从而减轻患者的心理压力,有利于术中配合,术后的康复。

3. 宣教和指导要点

(1) 病种宣教:就所患疾病对患者及家属进行宣教,包括疾病的原因、临床表现、治疗原则、预后、预防等。

(2) 用药宣教:患者术前三日给予抗生素眼药水点眼,向患者讲解主要目的、方法及副作用,为手术做好准备。

(3) 饮食指导:告知患者术后进温凉清淡易消化食物,避免进食酸、辣、硬、刺激性食物,以免因进食不善引起出血。

(4) 体位指导:告知患者全麻术后回病房 3~4h 内,采取去枕平卧位,头偏向一侧,目的是避免呕吐发生窒息及促进分泌物引流,局麻患者可采取自由体位,以不压迫术眼为宜。

(5) 手术禁忌:注意患者有无上呼吸道感染症状,术前监测生命体征,注意有无发热,若有异常,应及时通知医生予以处理;女性患者月经来潮时及时通知医生。

(6) 服药禁忌:入院后及时询问患者是否长期服用抗凝或麻醉禁忌的药物,如阿司匹林、利血平等。服用者应及时通知医生,术前应停药一周,以免引起术中出血或麻醉意外。

4. 效果评价 评价患者对眼病相关知识的了解程度,医患配合效果;评估责任护士对患者病情和精神状态的掌握程度。

【术后护理】

1. 评估和观察要点

(1) 手术交接评估:患者安返病房后,责任护士与麻醉护士严格交班,了解患者的麻醉方式、术中病情变化、生命体征、出血量、意识恢复状态及皮肤完整性。

(2) 病情评估:密切观察患者病情变化,如生命体征、意识、呼吸道通畅情况;观察伤口疼痛、敷料渗血渗液情况。

(3) 并发症的观察:观察患者有无畏光、流泪等角膜水肿症状,观察有无眼睑红肿,眼部伤口有无分泌物,以及分泌物的性状和量。每日按时测量、记录体温。观察术眼结膜有无出血症状。观察眼压,注意眼部有无眼痛、眼胀,甚至伴有头痛、恶心、呕吐等症状。

(4) 术后不适症状评估:观察患者有无明显眼痛、恶心、呕吐、发热等常见术后反应。

2. 护理要点

(1) 体位护理:全麻术后回病房 3~4h 内,应保持呼吸道通畅,采取去枕平卧,头偏向一侧,以免呕吐物误吸入呼吸道发生窒息;局麻患者可采取自由体位,以不压迫术眼为宜。如患者术中眼底注入气体或硅油,须保持面向下体位,填充物对视网膜起支撑、顶压作用,促进视网膜解剖及功能恢复。指导患者正确卧位并经常更换体位,保持舒适,避免局部组织受压过久,防止压疮的发生。

(2) 生命体征监测:术后严密监测患者生命体征,每日测量体温、脉搏、呼吸。

(3) 术眼护理:敷料打开后,观察术眼眼睑是否红肿、结膜是否充血及术眼分泌物情况,如分泌物较多者,可用无菌棉签蘸取生理盐水擦拭干净,部分患者术后仍有视物不清、轻度眼睑红肿、轻度结膜充血、轻度异物感属于正常现象,如有明显眼痛、恶心、呕吐等症状,应及时通知主管医生予以处理。

(4) 并发症观察与护理

1) 感染:监测患者体温,若体温升高,或患者主诉视力下降,应及时遵医嘱给予处理及用药,嘱患者放松心情,适量多饮水,注意休息,术后两周内勿让不洁水及肥皂水进入眼内,保持局部清洁干燥。

2) 植入性人工晶状体脱位:倾听患者主诉是否有视物模糊,如出现症状及时通知医生给予处理。嘱患者术后避免长时间弯腰低头,避免用力过度,避免剧烈活动。

3) 角膜水肿:观察患者有无畏光、流泪症状,轻度角膜水肿可不予特殊处理,若出现严重异物感、疼痛等症状,应通知医生给予处理。

4) 眼压升高:询问患者有无眼痛、眼胀,或头痛、恶心呕吐等症状,每日测量眼压,如眼压升高,遵医嘱给予相应的降眼压药物治疗。

(5) 疼痛护理:患者术后出现头部轻微疼痛或眼痛属正常现象,可让患者听音乐、聊天等转移注意力;疼痛较重或不可耐受的患者,必要时遵医嘱使用止痛药。

(6) 基础护理:关注患者的需求,随时询问,积极提供相应的帮助,并按等级护理的要求及专科特点完成患者的基础护理内容。

3. 宣教和指导要点

(1) 用药宣教:告知患者术后给予抗炎治疗的目的是为了预防感染、减轻黏膜水肿、减少出血。

(2) 饮食指导:根据患者的身体状况,个性化地有针对性地指导患者进食,以清淡易消化饮食为主,避免进食酸、辣、硬刺激性食物,多进食高营养、高维生素食物,多食新鲜蔬菜水果,糖尿病患者应选择低糖、低脂、适量蛋白质、高纤维素、高维生素食物。保持大便通畅,注意饮食卫生,以免发生腹泻、腹胀的不适。

(3) 安全指导:术后观察患者有无乏力、头晕等症状,指导患者首次下床时应渐进下床活动,防止虚脱摔倒,教会患者使用床旁呼叫系统;老年人活动时应注意地面湿滑,防止摔倒;儿童患者注意不要随处跑动,以免撞伤。

(4) 活动指导:避免用力过度,避免剧烈活动。

4. 效果评价 评价患者对手术及健康相关知识的掌握程度;评价患者住院期间医患配合程度。

【出院指导】

1. 眼部护理 适当避免剧烈活动,勿碰伤术眼,以免引起伤口出血,术后两周勿让不洁水进入眼内,以免引起感染,保持眼局部清洁干燥。

2. 治疗指导 嘱坚持按时点药,预防感染,点药前洁净双手,将下睑缘向下牵拉,眼药滴入下结膜囊内,轻轻闭合眼睑,缓慢转动眼球,使药液均匀分布,眼药瓶口距眼睛1~2cm,用后将瓶盖拧紧。先点刺激性弱的,后滴刺激性强的,混悬液摇匀后滴,两种及以上眼药水之间间隔5~10min。

3. 复查 出院后常规一周复诊,复诊时请携带门诊病历卡或病历手册、就诊卡、社保卡。若病情发生变化,应随时来院就诊,以免延误病情。

4. 饮食 疾病恢复期应选择含丰富维生素、蛋白质的食物以增强体质,促进疾病的康复,如:瘦肉、鸡蛋、鱼类、新鲜蔬菜、水果(糖尿病患者除外),还应注意粗细粮的搭配。

5. 活动与休息 避免情绪激动、注意劳逸结合,阅读和看电视时间不宜过长,否则导致眼睛胀痛,甚至头痛。外出戴太阳镜,避免强光刺激。

6. 验光配镜 病情稳定后,未植入人工晶状体者,可在术后三个月验光配镜。

7. 环境 环境应安静舒适,保持温湿度适宜,注意通风,保持室内空气清新。

8. **心理** 保持良好的心理状态,避免情绪激动,适当参加锻炼,增强自信心,愉快的心情有利于疾病的康复。

(五)眶壁骨折整复术护理常规

【术前护理】

1. 评估和观察要点

(1) 病情评估。①专科评估:评估患者视力下降情况,视力下降的时间、程度、进展情况;有无单眼复视、屈光改变等症状;②基础评估:评估患者的生命体征、原发病治疗用药情况、既往病史以及全身有无合并症等;③日常生活能力评估:了解患者自理能力、饮食、二便及睡眠情况,女性患者是否在月经期内。

(2) 安全评估:评估患者有无视觉障碍、头晕等症状,评估患者年龄、精神状况及自理能力。

(3) 疾病认知:了解患者及家属对疾病和手术的认知程度,评估患者及家属的配合程度。

(4) 心理状况:了解患者和家属的心理状态。

2. 护理要点

按眼科一般术前护理常规。

(1) 术前检查

1) 常规检查:血、尿常规,生化常规、凝血三项、酶联免疫四项、心电图、胸部 X 线片检查。

2) 专科检查:视力、眼压、眼眶 CT 检查、眼部核磁共振检查。

3) 注意事项:向患者及家属讲解术前检查的目的、方法,积极协助其完成各项检查;告知患者静脉抽血前需要禁食、水 6h 以上;留取尿标本时,应取晨起、空腹、首次、中段尿液。如需做加强眼眶 CT 扫描检查,患者须空腹 6h 以上,以免发生不良反应。

(2) 术前准备

1) 呼吸道:保暖,预防感冒,必要时遵医嘱应用抗生素控制感染。

2) 胃肠道:全麻手术需禁食、水 6~8h,防止全身麻醉所导致的吸入性肺炎、窒息等,局麻患者术日晨可进少量易消化食物,不可过饱,以免术中发生呕吐。

3)术眼准备:术前三日点抗生素滴眼液,术晨以温度适宜的生理盐水洗眼遮盖眼垫。

4)个人卫生:术前一日沐浴、剪指/趾甲,保持全身清洁,男性患者剃净胡须,女性勿化妆、勿涂指甲油,长发者梳理好头发,为患者更换新病号服。

5)睡眠:创造良好环境,保证充足的睡眠,必要时遵医嘱于手术前晚给予口服镇静剂。

6)术晨准备:嘱患者取下假牙、眼镜、角膜接触镜,将首饰及贵重物品交予家属妥善保存,入手术室前应排空二便。

7)床单位准备:全麻患者需备全麻床、血压表、听诊器、体温计等。

8)心理护理:合理运用沟通技巧,与患者进行有效沟通;向患者进行健康宣教。眼外伤多为意外伤害,患者多伴有紧张、焦虑、悲观情绪,难于接受,应多关心鼓励患者,讲解手术的注意事项,取得患者的积极配合,消除不必要的紧张情绪。并向患者讲解术后可能出现的不适及需要的医疗处置,使患者有充分的心理准备,解除顾虑,消除紧张情绪,增强信心,促进患者术后的康复。

9)其他护理措施:患者按全麻常规准备,术前1h备皮、洗眼,遵医嘱注射术前针。

3. 宣教和指导要点

(1)病种宣教:就所患疾病对患者及家属进行宣教,包括眶壁骨折的临床表现、治疗原则、预后等。

(2)用药宣教:患者术前三日给予抗生素眼药水点眼,向患者讲解主要目的、方法及副作用,为手术做好准备。

(3)饮食指导:告知患者术后进温凉清淡易消化食物,避免进食酸、辣、硬、刺激性食物,以免因进食不善引起伤口疼痛、出血。

(4)体位指导:告知患者全麻术后回病房3~4h内,采取去枕平卧位,头偏向一侧,目的是避免呕吐发生窒息及促进分泌物引流,局麻患者可采取自由体位,以不压迫术眼为宜。

（5）手术禁忌：注意患者有无上呼吸道感染症状，术前监测生命体征，注意有无发热，若有异常，应及时通知医生予以处理；女性患者月经来潮时及时通知医生。

（6）服药禁忌：入院后及时询问患者是否长期服用抗凝或麻醉禁忌的药物，服用者应及时通知医生，术前应停药一周，以免引起术中出血或麻醉意外。

4. 效果评价　评价患者对眼外伤疾病相关知识的了解程度、医患配合效果；评估责任护士对患者病情和精神状态的掌握程度。

【术后护理】

1. 评估和观察要点

（1）手术交接评估：患者安返病房后，责任护士与麻醉护士严格交班，了解患者的麻醉方式、术中病情变化、生命体征、出血量、意识恢复状态及皮肤完整性。

（2）病情评估：密切观察患者病情变化，如生命体征、意识、呼吸道通畅情况；观察伤口疼痛、敷料渗血渗液情况。

（3）并发症的观察

1）疼痛：观察患者有无疼痛，注意观察患者的面部表情以及患者的主诉。

2）出血：注意观察伤口敷料有无渗血。

3）感染：观察眼部分泌物情况，观察体温变化。

4）眼球位置上移：平视时双眼眼位不一致。

5）眶尖综合征：注意观察患者视力变化，有无上睑下垂症状出现等。

（4）术后不适症状评估：观察患者有无明显眼痛、恶心、呕吐、发热等常见术后反应。

2. 护理要点

（1）全麻患者按全麻手术护理常规。

（2）按眼科一般术后护理常规。

（3）观察患者的生命体征，评估手术区域情况，观察伤口敷料有无渗血渗液、有无松脱，必要时给予重新包扎。

（4）密切注意患者眼压情况的变化，向患者讲解眼压高的一些症状如头痛、眼痛、眼胀、恶心呕吐等症状。如果出现,及时通知医生,给予相应处理。

(5) 观察病情,询问患者感受,注意区别术后伤口痛与眼压增高、眶压增高引起的疼痛,通知医生及时给予相应处理。

(6) 指导患者术后第一日开始进行眼球运动训练。

(7) 遵医嘱合理使用抗菌药物,预防感染。

(8) 并发症观察与护理

1) 疼痛:患者术后出现头部轻微疼痛或眼痛属正常现象,可让患者听音乐、聊天等转移注意力;疼痛较重或不可耐受的患者,必要时遵医嘱使用止痛药。

2) 出血:遵医嘱应用止血药物,及时更换伤口敷料。

3) 感染:嘱患者放松心情,适量多饮水,注意休息,术后两周内勿让不洁水及肥皂水进入眼内,保持局部清洁干爽。监测患者体温,观察眼部分泌物情况。若体温升高,或患者眼部红肿热痛、分泌物增多,应及时遵医嘱给予处理及用药,必要时行二次手术清创取出骨垫片。

4) 眼球位置上移:观察患者眼位情况,如出现眼位不一致情况,立即通知医生给予相应处理。

5) 眶尖综合征:如发现患者视力发生变化,有上睑下垂症状出现时应立即告知医生给予相应处理。

(9) 基础护理:关注患者的需求,随时询问,积极提供相应的帮助,并按等级护理的要求及专科特点完成患者的基础护理内容。

3. 宣教和指导要点

(1) 用药宣教:告知患者术后给予抗炎治疗的目的是为了预防感染、减轻眼睑黏膜和眶周组织水肿、减少出血。

(2) 饮食指导:根据患者的身体状况,个性化地有针对性地指导患者进食,以清淡易消化饮食为主,避免进食酸、辣、硬刺激性食物,多进食高营养、高维生素食物,多食新鲜蔬菜水果,糖尿病患者应选择低糖、低脂、适量蛋白质、高纤维素、高维生素食物。保持大便通畅,注意饮食卫生,以免发生腹泻、腹胀的不适。

(3) 安全指导:术后观察患者有无乏力、头晕等症状,指导患者首次下床时应渐进下床活动,防止虚脱摔倒,教会患者使用床旁呼叫系统;老年人活动时应注意地面湿滑,防止摔倒;儿童患者注意不要随处跑动,以免撞伤;视力低下者,将床挡拉起,防止坠床意外的发生。

(4)活动指导:避免用力擤鼻涕,避免剧烈活动,防止触碰到伤口。

4. 效果评价　评价患者对手术及相关眼病知识的掌握程度;评价患者住院期间医患、护患配合程度。

【出院指导】

1. 休养环境应安静舒适,保持温湿度适宜,注意通风,使室内空气新鲜。

2. 保持良好的心理状态,避免紧张激动的情绪,适当参加锻炼,增强自信心,愉快的心情有利于疾病的恢复。

3. 疾病恢复期应选择含丰富维生素、蛋白质的食物以增强体质,促进疾病的康复,如:瘦肉、鸡蛋、鱼类、新鲜蔬菜和水果,还应注意粗细粮的搭配。

4. 出院后常规一周复诊,复诊时请携带门诊病历卡,挂号取门诊病历后到眼科门诊复查,若病情发生变化,应及时来院就诊,以免延误病情。

5. 告知患者坚持做眼球运动训练,眼睑缝线将于术后 5~7 天拆除。

6. 出院半年内勿做剧烈运动,防止眼部外伤的发生。

7. 遵医嘱按时用药,预防感染。术后常给予营养神经药物,务必遵医嘱坚持服用。

六、眼肌类手术护理常规

斜视手术护理常规

【术前护理】

1. 评估和观察要点

(1)病情评估。①专科评估:评估患者斜视情况,包括斜视类型、程度;有无外伤及其他全身慢性疾病史;有无复视、屈光改变等症状;②基础评估:评估患者的生命体征、原发病治疗用药情况、既往史以及全身有无合并症等;③日常生活能力评估:了解患者自理能力、饮食、二便及睡眼情况,女性患者是否在月经期内。

(2) 安全评估:评估患者有无视觉障碍如立体视缺失、头晕等症状,评估患者年龄、精神状况及自理能力。

(3) 疾病认知:了解患者及家属对疾病和手术的认知程度,评估患者及家属的配合程度。

(4) 心理状况:了解患者和家属的心理状态。

2. 护理要点

(1) 术前检查

1) 常规检查:血、尿常规,生化常规,凝血三项,酶联免疫四项,心电图,胸部 X 线片检查。

2) 专科检查:视力、眼压、眼科 B 超检查、同视机检查、斜视度检查、立体视检查、Hess 屏检查、验光。

3) 注意事项:向患者及家属讲解术前检查的目的、方法,积极协助其完成各项检查;告知患者静脉抽血前需要禁食、水 6h 以上;留取尿标本时,应取晨起、空腹、首次、中段尿液。

(2) 术前准备

1) 呼吸道:保暖,预防感冒,必要时遵医嘱应用抗生素控制感染。

2) 胃肠道:全麻手术需禁食、水 6~8h,防止全身麻醉所导致的吸入性肺炎、窒息等,局麻患者术日晨可进少量易消化食物,不可过饱,以免术中发生呕吐。

3) 术眼准备:术前三日点抗生素滴眼液,术晨以温度适宜的生理盐水洗眼,遮盖眼垫。

4) 个人卫生:术前一日沐浴、剪指 / 趾甲,保持全身清洁,男性患者剃净胡须,女性勿化妆、勿涂指甲油,长发者梳理好头发,为患者更换新病号服。

5) 睡眠:创造良好环境,保证充足的睡眠,必要时,遵医嘱于手术前晚给予口服镇静剂。

6) 术晨准备:嘱患者取下假牙、眼镜、角膜接触镜,将首饰及贵重物品交予家属妥善保存,入手术室前应排空二便。

7) 床单位准备:全麻患者需备全麻床、血压表、听诊器、体温计等。

（3）心理护理：合理运用沟通技巧，与患者进行有效沟通；向患者进行健康宣教，讲解斜视手术的简要方法，以减轻患者的恐惧紧张心理。取得患者术中、术后的配合。做好患儿家属的心理护理，术前预防感冒。并向患者讲解术后可能出现的不适及需要的医疗处置，使患者及家属有充分的心理准备，解除顾虑，增强信心，促进患者术后的康复。

3. 宣教和指导要点

（1）病种宣教：就所患斜视眼病对患者及家属进行宣教，包括疾病的原因、临床表现、治疗原则、预后、预防等。

（2）用药宣教：患者术前三日给予抗生素眼药水点眼，向患者讲解主要目的、方法及副作用，为手术做好准备。

（3）饮食指导：告知患者术后进温凉清淡易消化食物，避免进食酸、辣、硬、刺激性食物，以免因进食不善引起出血。

（4）体位指导：告知患者全麻术后回病房 3~4h 内，采取去枕平卧位，头偏向一侧，目的是避免呕吐发生窒息及促进分泌物引流，局麻患者可采取自由体位，以不压迫术眼为宜。

（5）手术禁忌：注意患者有无上呼吸道感染症状，术前监测生命体征，注意有无发热，若有异常，应及时通知医生予以处理；女性患者月经来潮时及时通知医生。

（6）服药禁忌：入院后及时询问患者是否长期服用抗凝或麻醉禁忌的药物，如阿司匹林或利血平等。服用者应及时通知医生，术前应停药一周，以免引起术中出血或麻醉意外。

4. 效果评价　评价患者对斜视眼肌疾病相关知识的了解程度，医患配合效果；评估责任护士对患者病情和精神状态的掌握程度。

【术后护理】

1. 评估和观察要点

（1）手术交接评估：患者安返病房后，责任护士与麻醉护士严格交班，了解患者的麻醉方式、术中病情变化、生命体征、出血量、意识恢复状态及皮肤完整性。

（2）病情评估：密切观察患者病情变化，如生命体征、意识、呼吸道通畅情况；观察伤口疼痛、敷料渗血渗液情况。

（3）并发症的观察：观察患者有无眼部红肿、分泌物增多等感染症状。观察患者眼位是否正常，有无眼位矫正不足、矫正过度及复视等现象。如有异常即刻通知主管医生。

（4）术后不适症状评估：观察患者有无明显眼痛、恶心、呕吐、发热等常见术后反应。

2. 护理要点

（1）体位护理：全麻术后回病房 3~4h 内，应保持呼吸道通畅，采取去枕平卧，头偏向一侧，以免呕吐物误吸入呼吸道发生窒息；局麻患者可采取自由体位，以不压迫术眼为宜。

（2）生命体征监测：术后严密监测患者生命体征，每日测量体温、脉搏、呼吸 4 次。

（3）术眼护理：观察术眼敷料有无渗血、松脱。斜视手术有时需双眼同时进行，术后也需双眼包扎，所以应注意患者日常活动安全。保持病房环境整洁，病区地面清洁干燥，以防意外发生。

（4）患者如出现恶心呕吐时，应向患者解释为手术牵拉肌肉和麻醉反应。严重者遵医嘱用药。必要时及时更换敷料防止感染。

（5）并发症观察与护理

1）感染：监测患者体温，若体温升高，或患者主诉视力下降，应及时遵医嘱给予处理及用药，嘱患者放松心情，适量多饮水，注意休息，术后两周内勿让不洁水及肥皂水进入眼内，保持局部清洁干燥。

2）矫正不足：若明显矫正不足，待 6 个星期左右，行第二次手术。

3）矫正过度：对轻度外斜，可嘱患者做集合训练。

4）复视：术前必须向患者及家属交待清楚，以使其做好充分思想准备。

（6）疼痛护理：患者术后出现头部轻微疼痛或眼痛属正常现象，可让患者听音乐、聊天等转移注意力；疼痛较重或不可耐受的患者,必要时遵医嘱使用止痛药。

(7) 基础护理:关注患者的需求,随时询问病情,积极提供相应的帮助,尤其是对双眼包扎、生活自理缺陷的患者。按等级护理的要求及专科特点完成患者的基础护理内容。

3. 宣教和指导要点

(1) 用药宣教:告知患者术后给予抗炎治疗的目的是为了预防感染,减轻黏膜、肌肉组织的水肿,减少出血。

(2) 饮食指导:根据患者的身体状况,个性化地有针对性地指导患者进食,以清淡易消化饮食为主,避免进食酸、辣、硬刺激性食物,平衡膳食,适度进食高营养、高维生素食物,多食新鲜蔬菜水果,糖尿病患者应选择低糖、低脂、适量蛋白质、高纤维素、高维生素食物。保持大便通畅,注意饮食卫生,以免发生腹泻、腹胀等不适。

(3) 安全指导:术后观察患者有无乏力、眩晕、复视等症状,指导患者首次下床时应渐进下床活动,防止虚脱摔倒,教会患者使用床旁呼叫系统;双眼包扎患者应有专人陪护;老年人活动时应注意地面湿滑,防止摔倒;儿童患者注意不要随处跑动,以免撞伤。

(4) 活动指导:避免触碰眼部伤口,避免剧烈活动。

4. 效果评价 评价患者对手术及健康相关知识的掌握程度;评价患者住院期间医患配合程度。

【出院指导】

1. 休养环境 应安静舒适,保持温湿度适宜,注意通风,使室内空气新鲜。

2. 保持良好的心理状态,避免紧张激动的情绪,适当参加锻炼,增强自信心,愉快的心情有利于疾病的恢复。

3. 饮食 疾病恢复期应选择含丰富维生素、蛋白质的食物以增强体质,促进疾病的康复,如:瘦肉、鸡蛋、鱼类、新鲜蔬菜和水果,还应注意粗细粮的搭配。

4. 复诊 出院后常规1周复诊,复诊时请携带门诊病历卡,挂号取门诊病历后到门诊复查,若病情发生变化,应及时来院就诊,以免延误病情。

5. 用药 坚持按时点药,预防感染。

6. 运动　适当休息,避免剧烈活动,勿碰伤术眼。

7. 术后 1~2 个月应再复验配镜。

七、眼底类手术护理常规

(一) 玻璃体手术护理常规

【术前护理】

1. 评估和观察要点

(1) 病情评估:①专科评估:评估患者视力下降情况及有无视物变形、视野缺损情况,评估有无眼部前驱症状如飞蚊症、闪光感等症状;有无高度近视,眼部外伤或眼部手术史;②基础评估:评估既往病史,特别是有无高血压及糖尿病病史,有无自身免疫性疾病及身体其他部位是否有感染病灶及治疗的情况,评估生命体征、原发病治疗用药情况,以及全身有无合并症等;③日常生活能力评估:了解患者自理能力、饮食、二便及睡眠情况,女性患者是否在月经期内。

(2) 安全评估:评估患者有无视觉障碍、头晕等症状,评估患者年龄、精神状况及自理能力。

(3) 疾病认知:了解患者及家属对疾病和手术的认知程度,评估患者及家属的配合程度。

(4) 心理状况:了解患者和家属的心理状态。

2. 护理要点

(1) 术前检查

1) 常规检查:血、尿常规,生化常规,凝血三项,酶联免疫四项,心电图,胸部 X 线片检查。

2) 专科检查:间接检眼镜检查、眼压、眼底血管造影、彩色眼底照相、视觉电生理、相干光断层成像、彩色多普勒超声检查、散瞳验光。

3) 特殊检查:对有高血压患者需每日监测血压,糖尿病患者查空腹及三餐后血糖,如有心脏及其他疾患需对应检查。

4) 注意事项:向患者及家属讲解术前检查的目的、方法,积极协助其完成各项检查;告知患者静脉抽血前需要禁食、水 6h 以上;留取尿标本时,应取晨起、空腹、首次、中段尿液。

（2）术前准备

1）呼吸道：保暖，预防感冒，必要时遵医嘱应用抗生素控制感染。

2）胃肠道：全麻手术需禁食、水6~8h，防止全身麻醉所导致的吸入性肺炎、窒息等（糖尿病患者全麻术前可遵医嘱输入液体，高血压患者如需服用抗高血压药物需在麻醉医生指导下服用），局麻患者术日晨可进少量易消化食物，不可过饱，以免术中发生呕吐。

3）术眼准备：术前三日点抗生素滴眼液，术前一日备皮、剪眼睫毛，术晨手术当日用20%肥皂水充分擦洗备皮范围，以温度适宜的生理盐水冲洗结膜囊，遮盖眼垫，遵医嘱点散瞳眼药，充分散大瞳孔。

4）个人卫生：术前一日沐浴，剪指/趾甲，保持全身清洁，男性患者剃净胡须，女性患者不能化妆、涂指甲，并去除所有饰品。

5）睡眠：创造良好环境，保证充足的睡眠，必要时遵医嘱于手术前晚给予口服镇静剂。

6）术晨准备：嘱患者取下假牙、眼镜、角膜接触镜，将首饰及贵重物品交予家属妥善保存，入手术室前应排空二便。全身麻醉患者病号服内只能穿内裤。如觉寒冷可在病号服外增加衣服。

7）床单位准备：全麻患者需备全麻床、血压表、听诊器等。

8）心理护理：讲解玻璃体混浊病因及简要手术方法，告知患者手术时间一般较长，让患者做好心理准备，以减轻不必要的恐惧紧张心理。取得患者术中、术后的配合，使患者得到预期的康复。

3. 宣教和指导要点

（1）病种宣教：就所患疾病对患者及家属进行宣教，包括疾病的原因、临床表现、治疗原则、预后、预防等。

（2）用药宣教：患者术前三日给予抗生素眼药水点眼，向患者讲解主要目的、方法及副作用，为手术做好准备。

（3）生活护理：嘱患者术前调整好心情，多休息，保证充足的睡眠,糖尿病、高血压患者要保持血糖、血压的平稳。

(4) 饮食指导:告知患者术后进温凉清淡易消化食物,避免进食酸、辣、硬、刺激性食物。

(5) 体位指导:告知患者全麻术后回病房 3~4h 内,采取去枕平卧位,头偏向一侧,目的是避免呕吐发生窒息及促进分泌物引流,局麻患者可采取自由体位,以不压迫术眼为宜。另外,向患者讲述玻璃体手术后可能注入填充物,术后需采取面向下体位,介绍此种体位对手术后的重要意义,并向患者展示卧位图片。

(6) 手术禁忌:注意患者有无全身手术禁忌证,全身情况能否耐受眼科手术,如严重高血压、糖尿病、心脏病、精神障碍等;注意有无眼部禁忌证,如青光眼、眼内活动性炎症、麻痹性角膜炎等;注意患者有无上呼吸道感染症状,术前监测生命体征,注意有无发热,若有异常,应及时通知医生予以处理;女性患者月经来潮时及时通知医生。

(7) 服药禁忌:入院后及时询问患者是否长期服用抗凝或麻醉禁忌的药物,服用者应及时通知医生,以免引起术中出血或麻醉意外。(长期服用抗凝药物者应在内科医生指导下停药或改药,不可擅自停药。)

4. 效果评价　评价患者对视网膜疾病相关知识的了解程度,医患配合效果;评估责任护士对患者病情和精神状态的掌握程度。

【术后护理】

1. 评估和观察要点

(1) 手术交接评估:患者安返病房后,责任护士与麻醉护士严格交班,了解患者的麻醉方式、术中病情变化、生命体征、出血量、意识恢复状态、术中用药及带回病房药液名称等,共同检查皮肤完整性。

(2) 病情评估:密切观察患者视力变化情况及病情变化,如生命体征、意识、呼吸道通畅情况;观察伤口疼痛、敷料渗血渗液情况、眼睑有无肿胀、流泪等眼部刺激症状。

(3) 并发症的观察:观察患者有无恶心、呕吐等高眼压症状,观察有无角膜水肿、白内障、青光眼、玻璃体积血等症状。

（4）术后不适症状评估：观察患者有无眼磨、眼痛、恶心、呕吐、发热等常见术后反应。

2. 护理要点

（1）体位护理：全麻术后回病房 3~4h 内，应保持呼吸道通畅，采取去枕平卧，头偏向一侧，以免呕吐物误吸入呼吸道发生窒息；局麻患者可采取自由体位。一般情况，单纯玻璃体切除术后，患者可自由体位，以不压迫术眼为宜。硅油及气体填充术后，需保持裂孔位于最高点（相反，重硅油填充术后，患者需保持裂孔处于最低点），充分发挥其顶压作用，以利于视网膜的复位及裂孔的粘闭。

（2）生命体征监测：术后严密监测患者生命体征，每日测量体温、脉搏、呼吸 4 次。

（3）术眼护理：手术当日严密观察敷料有无渗血、渗液，包扎带有无松脱。敷料打开后，观察术眼眼睑是否红肿、结膜是否充血及术眼分泌物情况，如分泌物较多者，可用无菌棉签蘸取生理盐水擦拭干净，部分患者术后仍有视物不清、轻度眼睑红肿、轻度结膜充血、轻度异物感，属于正常现象，如有明显眼痛、恶心、呕吐等症状，应及时通知主管医生予以处理。

（4）皮肤护理：由于术后长期保持同一体位，需密切观察受压局部组织的血液循环情况，尤其枕后、额头、肩胛骨、肘部、尾骨、臀部、足跟、内踝、外踝部位。指导并协助患者按摩颈肩、背部及肢体，2 次 / 天，20~30 min/ 次，以缓解肌肉疲劳和酸痛，增加舒适程度；臀部及肢体部位可以垫软枕或气圈，避免易受损部位因长期受压而发红甚至引起压疮。

（5）生活护理：指导患者避免头部和眼部过度活动，勿用力憋气、咳嗽或打喷嚏，勿用力挤眼、大声谈话。有咳嗽或呕吐者，要遵医嘱服用镇咳或止吐药。指导患者保持大便通畅，不可用力大便，有便秘者通知医生，可给缓泻剂。

（6）并发症观察与护理

1）高眼压：密切观察患者眼压的变化，倾听患者主诉,告知患者如出现眼痛、眼胀、头痛、恶心等症状,应立即通知医护人员,遵医嘱应用降眼压药物,必要时前房穿刺,并嘱患者饮水注意分次少量,每次饮水量不超过 300ml。

2) 角膜水肿:注意患者主诉,有无眼痛症状,询问患者有无视力改变、视物变形等视觉功能改变症状,观察角膜透明程度,如有发生及时通知医师处理,遵医嘱用药。嘱患者勿揉眼,避免损伤角膜,注意休息。

3) 白内障:注意观察患者视力改变,向患者强调体位重要性,避免因体位不当,填充物影响晶状体代谢而造成的白内障。

4) 青光眼:密切观察患者眼压变化,如出现眼压高的症状及时通知医生给予处理。

5) 玻璃体积血:护士应密切观察患者视功能,倾听患者主诉,如出现视力突然下降或仅有光感、眼前有飞蚊症或大片黑影出现,及时通知医生,遵医嘱给予止血、加压绷带包扎治疗。

6) 感染:监测患者体温,若体温升高,或患者在术后反应减轻时,又突然主诉眼痛、眼睑结膜水肿,且有脓性分泌物,应立即通知主管医师,及时遵医嘱给予处理及用药,嘱患者放松心情,适量多饮水,注意休息,术后两周内勿让不洁水及肥皂水进入眼内,保持局部清洁干燥。

(7) 疼痛护理:一般情况下,患者 24h 内可有轻微的疼痛,不需要用止痛药,可让患者听音乐、聊天等转移注意力;如疼痛剧烈、头痛、眼胀、恶心、呕吐等症状及时通知医生,以免延误病情,必要时遵医嘱使用止痛药,眼压高者使用降眼压药物。

(8) 基础护理:关注患者的需求,随时询问,积极提供相应的帮助,并按等级护理的要求及专科特点完成患者的基础护理内容。

3. 宣教和指导要点

(1) 用药宣教:根据医嘱选择药物,术后眼部用抗生素眼药水,预防术后感染发生,口服抗生素和止血药,起到抗感染和预防术后出血发生的作用,降眼压药物起到降低眼压的作用。

（2）饮食指导：根据患者的身体状况，个性化地有针对性地指导患者进食，以清淡易消化饮食为主，避免进食酸、辣、硬刺激性食物，多进食高营养、高维生素食物，多食新鲜蔬菜水果，糖尿病患者应选择低糖、低脂、适量蛋白质、高纤维素、高维生素食物。保持大便通畅，注意饮食卫生，以免发生腹泻、腹胀等不适。

（3）安全指导：术后观察患者有无乏力、头晕等症状，指导患者首次下床时应渐进下床活动，防止虚脱摔倒，教会患者使用床旁呼叫系统；视觉障碍的患者，应加强巡视，避免摔伤或坠床等意外情况发生，老年人活动时应注意地面湿滑，防止摔倒，儿童患者注意不要随处跑动，以免撞伤。

（4）体位指导：术后眼内注入硅油或气体的患者，一定要保持医嘱体位，即裂孔最高位（重硅油患者为裂孔最低位），教会患者各种体位姿势，并1~2h更换一次体位，减少疲劳，避免受压部位皮肤压红或压疮的发生。老年患者及糖尿病患者更应加强皮肤观察，注意嘱患者不能面向下久坐，减少压迫下肢静脉的时间，防止深静脉血栓形成。

4. 效果评价　评价患者对手术及健康相关知识的掌握程度；评价患者住院期间医患配合程度。

【出院指导】

1. 眼部护理　适当避免剧烈活动，避免高空作业，避免搬运重物用力过度。眼内注入气体的患者，气体未完全吸收前禁止乘坐飞机。术后两周勿让不洁水进入眼内，以免引起感染，保持眼局部清洁干燥。

2. 治疗指导　嘱坚持按时点药，预防感染，点药前洁净双手，将下睑缘向下牵拉，眼药滴入下结膜囊内，轻轻闭合眼睑，缓慢转动眼球，使药液均匀分布，眼药瓶口距眼睛1~2cm，用后将瓶盖拧紧，立即恢复体位。先点刺激性弱的，后滴刺激性强的，毒性药物滴后压迫泪囊2~3min，混悬液摇匀后滴，两种及以上眼药水之间间隔5~10min。

3. 复查　出院后常规一周复诊，若病情发生变化，如出现眼前闪光、视物变形、暗视、眼胀、眼疼、视力忽然下降等情况，立即到医院就诊，以免延误病情。

4. 硅油取出时间　眼内注入硅油,复查时医生将根据眼底情况及硅油的反应决定取出时间,一般为术后 3~6 个月取出。

5. 活动指导　单纯玻璃体切除术后嘱患者注意休息,出院后一个月减少剧烈活动,可缓慢散步。注入硅油和气体者则应减少活动,待气体吸收和硅油取出后遵医嘱活动。

6. 饮食　疾病恢复期应选择含丰富维生素、蛋白质的食物以增强体质,促进疾病的康复,如:瘦肉、鸡蛋、鱼类、新鲜蔬菜、水果(糖尿病患者除外),还应注意粗细粮的搭配。

7. 环境　环境应安静舒适,保持温湿度适宜,注意通风,保持室内空气清新。

8. 心理　保持良好的心理状态,避免情绪激动,适当参加锻炼,增强自信心,愉快的心情有利于疾病的康复。

9. 验光配镜　术中晶状体摘除,注入硅油患者待硅油取出三个月后再验光配镜。

10. 内科疾患指导　糖尿病及高血压患者定期内科复查,严格控制饮食,遵医嘱按时服药。定期查血糖及血压。其他内科疾患者均需按医嘱服药,并定期检查。

(二) 巩膜扣带手术护理常规

【术前护理】

1. 评估和观察要点

(1) 病情评估。①专科评估:评估患者视力下降情况及有无视物变形、视野缺损情况,评估有无眼部前驱症状,如飞蚊症、雾尘样混浊、闪光感等症状;②基础评估:评估既往病史,特别是有无高血压及糖尿病史,有无高度近视,眼部外伤或眼部手术史;评估患者的生命体征、原发病治疗用药情况,以及全身有无合并症等;③日常生活能力评估:了解患者自理能力、饮食、二便及睡眠情况,女性患者是否在月经期内。

(2) 安全评估:评估患者有无视觉障碍、头晕等症状,评估患者年龄、精神状况。

(3) 疾病认知:了解患者及家属对疾病和手术的认知程度,评估患者及家属的配合程度。

（4）心理状况：了解患者和家属的心理状态。

2. 护理要点

（1）术前检查

1）常规检查：血、尿常规，生化常规，凝血三项，酶联免疫四项，心电图，胸部 X 线片检查。

2）专科检查：间接检眼镜检查、相干光断层成像、眼科 AB 超声检查、彩色眼底照相、散瞳验光。

3）注意事项：向患者及家属讲解术前检查的目的、方法，积极协助其完成各项检查；告知患者静脉抽血前需要禁食、水 6h 以上；留取尿标本时，应取晨起、空腹、首次、中段尿液。

（2）术前准备

1）呼吸道：保暖，预防感冒，必要时遵医嘱应用抗生素控制感染。

2）胃肠道：全麻手术需禁食、水 6~8h，防止全身麻醉所导致的吸入性肺炎、窒息等（糖尿病患者全麻术前可遵医嘱输入液体，高血压患者如需服用抗高血压药物需在麻醉医生指导下服用），局麻患者术日晨可进少量易消化食物，不可过饱，以免术中发生呕吐。

3）术眼准备：术前三日点抗生素滴眼液，术晨以温度适宜的生理盐水洗眼，遮盖眼垫，遵医嘱点散瞳眼药，充分散大瞳孔。

4）个人卫生：术前一日沐浴、剪指/趾甲，保持全身清洁，男性患者剃净胡须，女性患者不能化妆、涂指甲，并去除所有饰品。

5）睡眠：创造良好环境，保证充足的睡眠，必要时，遵医嘱于手术前晚给予口服镇静剂。

6）术晨准备：嘱患者取下假牙、眼镜、角膜接触镜，将首饰及贵重物品交予家属妥善保存，入手术室前应排空二便。全身麻醉患者病号服内只能穿内裤。如觉寒冷可在病号服外增加衣服。

7）床单位准备：全麻患者需备全麻床、血压表、听诊器等。

8）心理护理：讲解视网膜脱离病因及简要手术方法，

告知患者由于手术中需要牵拉肌肉,所以可能会有恶心感,需要患者的配合,使患者有足够的思想准备,为手术的顺利进行奠定基础。

3. 宣教和指导要点

(1) 病种宣教:就所患疾病对患者及家属进行宣教,包括疾病的原因、临床表现、治疗原则、预后、预防等。

(2) 用药宣教:患者术前三日给予抗生素眼药水点眼,向患者讲解主要目的、方法及副作用,为手术做好准备。

(3) 生活护理:嘱患者术前调整好心情,多休息,限制头部过度活动,保持裂孔处于最低位,以免视网膜脱离范围增大。保证充足的睡眠,糖尿病、高血压患者要保持血糖、血压的平稳。

(4) 饮食指导:告知患者术后进温凉清淡易消化食物,避免进食酸、辣、硬、刺激性食物,以免因进食不善引起出血。

(5) 体位指导:告知患者全麻术后回病房 3~4h 内,采取去枕平卧位,头偏向一侧,目的是避免呕吐发生窒息及促进分泌物引流,局麻患者可采取自由体位,以不压迫术眼为宜。

(6) 手术禁忌:注意患者有无全身手术禁忌证,全身情况能否耐受眼科手术,如严重高血压、糖尿病、心脏病、精神障碍等;注意有无眼部禁忌证,如青光眼、眼内活动性炎症、麻痹性角膜炎等;注意患者有无上呼吸道感染症状,术前监测生命体征,注意有无发热,若有异常,应及时通知医生予以处理;女性患者月经来潮时及时通知医生。

(7) 服药禁忌:入院后及时询问患者是否长期服用抗凝或麻醉禁忌的药物,服用者应及时通知医生,以免引起术中出血或麻醉意外。(长期服用抗凝药物者应在内科医生指导下停药或改药,不可擅自停药。)

4. 效果评价 评价患者对视网膜疾病相关知识的了解程度、医患配合效果;评估责任护士对患者病情和精神状态的掌握程度。

【术后护理】

1. 评估和观察要点

(1) 手术交接评估:患者安返病房后,责任护士与麻

醉护士严格交班,了解患者的麻醉方式、术中病情变化、生命体征、出血量、意识恢复状态、术中用药及带回病房药液名称等,共同检查皮肤完整性。

(2) 病情评估:密切观察患者视力变化情况及病情变化,如生命体征、意识情况;观察伤口疼痛、敷料渗血渗液情况,眼睑有无肿胀、流泪等眼部刺激症状。

(3) 并发症的观察:观察患者有无恶心、呕吐等高眼压症状,观察有无脉络膜脱离、感染等症状。

(4) 术后不适症状评估:观察患者有无眼磨、眼痛、恶心、呕吐、发热等常见术后反应。

2. 护理要点

(1) 体位护理:全麻术后回病房 3~4h 内,应保持呼吸道通畅,采取去枕平卧,头偏向一侧,以免呕吐物误吸入呼吸道发生窒息;局麻患者可采取自由体位。一般情况,单纯视网膜复位术后,患者可自由体位,以不压迫术眼为宜。

(2) 生命体征监测:术后严密监测患者生命体征,每日测量体温、脉搏、呼吸 4 次。

(3) 术眼护理:手术当日严密观察敷料有无渗血、渗液,包扎带有无松脱。敷料打开后,观察术眼眼睑是否红肿、结膜是否充血及术眼分泌物情况,如分泌物较多者,可用无菌棉签蘸取生理盐水擦拭干净,部分患者术后仍有视物不清、轻度眼睑红肿、轻度结膜充血、轻度异物感,属于正常现象,如有明显眼痛、恶心、呕吐症状,应及时通知主管医生予以处理。

(4) 皮肤护理:由于术中长期保持同一体位,需密切观察受压局部组织的血液循环情况,尤其枕后、肩胛骨、肘部、尾骨、臀部、足跟、内踝、外踝部位。指导并协助患者按摩颈肩、背部及肢体,2 次 / 天,20~30 min/ 次,以缓解肌肉疲劳和酸痛,增加舒适程度;臀部及肢体部位可以垫软枕或气圈,避免易受损部位因长期受压而发红甚至引起压疮。

(5) 生活护理:指导患者避免头部和眼部过度活动,勿用力憋气、咳嗽或打喷嚏,勿用力挤眼、大声谈话。有咳嗽或呕吐者,要服用镇咳或止吐药。指导患者保持大便通畅,不可用力大便,有便秘者通知医生,可给缓泻剂。

(6) 并发症观察与护理

1) 高眼压:密切观察患者眼压的变化,倾听患者主诉,告知患者如出现眼痛、眼胀、头痛、恶心症状,应立即通知医护人员,遵医嘱应用降眼压药物,并嘱患者饮水注意分次少量,每次饮水量不超过 300ml。

2) 脉络膜脱离:注意患者主诉,询问患者有无视力改变、视物变形等视觉功能改变症状,如有发生及时通知医师处理。

3) 感染:监测患者体温,若体温升高,或患者在术后反应减轻时,又突然主诉眼痛、眼睑结膜水肿,且有脓性分泌物,应立即通知主管医师,及时遵医嘱给予处理及用药,嘱患者放松心情,适量多饮水,注意休息,术后两周内勿让不洁水及肥皂水进入眼内,保持局部清洁干燥。

(7) 疼痛护理:巩膜扣带术后一般情况下,患者 24h 内可有轻微的疼痛,不需要用止痛药,可让患者听音乐、聊天等转移注意力;如疼痛剧烈、头痛、眼胀、恶心、呕吐等症状及时通知医生,以免延误病情,必要时遵医嘱使用止痛药。

(8) 基础护理:关注患者的需求,随时询问,积极提供相应的帮助,并按等级护理的要求及专科特点完成患者的基础护理内容。

3. 宣教和指导要点

(1) 用药宣教:根据医嘱选择药物,术后眼部用抗生素眼药水,预防术后感染发生,口服抗生素和止血药,起到抗感染和预防术后出血发生的作用,如有其他用药,遵医嘱执行。

(2) 饮食指导:根据患者的身体状况,个性化地有针对性地指导患者进食,以清淡易消化饮食为主,避免进食酸、辣、硬刺激性食物,多进食高营养、高维生素食物,多食新鲜蔬菜水果,糖尿病患者应选择低糖、低脂、适量蛋白质、高纤维素、高维生素食物。保持大便通畅,注意饮食卫生,以免发生腹泻、腹胀等不适。

(3) 安全指导:术后观察患者有无乏力、头晕等症状,指导患者首次下床时应渐进下床活动,防止虚脱摔倒,教会患者使用床旁呼叫系统;视觉障碍的患者,应加强巡视,避免摔伤或坠床等意外情况发生;老年人活动时应注意地面湿滑,防止摔倒;儿童患者注意不要随处跑动,以免撞伤。

(4) 体位指导:术后眼内注入硅油或气体的患者,一定要保持医嘱体位,即裂孔最高位(重硅油患者为裂孔最低位),教会患者各种体位方式,并 1~2h 更换一次体位,减少疲劳,防止受压部位皮肤压红或压疮的发生。

4. 效果评价　评价患者对手术及健康相关知识的掌握程度;评价患者住院期间医患配合程度。

【出院指导】

1. 眼部护理　适当避免剧烈活动,避免高空作业,避免搬运重物用力过度。术后两周勿让不洁水进入眼内,以免引起感染,保持眼局部清洁干燥。

2. 治疗指导　嘱坚持按时点药,预防感染,点药前洁净双手,将下睑缘向下牵拉,眼药滴入下结膜囊内,轻轻闭合眼睑,缓慢转动眼球,使药液均匀分布,眼药瓶口距眼睛1~2cm,用后将瓶盖拧紧,立即恢复体位。先点刺激性弱的,后滴刺激性强的,毒性药物滴后压迫泪囊 2~3min,混悬液摇匀后滴,两种及以上眼药水之间间隔 5~10min。

3. 复查　出院后常规一周复诊,若病情发生变化,如出现眼前闪光、视物变形、暗视、眼胀、眼疼、视力忽然下降等情况,立即到医院就诊,以免延误病情。

4. 定期检查眼底　检查眼底对于视网膜患者至关重要。通过检查眼底,患者可以了解视网膜脱离情况,包括黄斑受累的程度、视网膜裂孔的位置、周边视网膜变性区、视网膜下液的深度和流动性、脱离视网膜的活动性,以便采取有效的治疗方案。

5. 饮食　疾病恢复期应选择含丰富维生素、蛋白质的食物以增强体质,促进疾病的康复,如:瘦肉、鸡蛋、鱼类、新鲜蔬菜、水果(糖尿病患者除外),还应注意粗细粮的搭配。

6. 环境　环境应安静舒适,保持温湿度适宜,注意通风,保持室内空气清新。

7. 心理　保持良好的心理状态,避免情绪激动,适当参加锻炼,增强自信心,愉快的心情有利于疾病的康复。

8. 避免诱发因素　老年人、高度近视者、白内障术后无晶状体眼者、有眼外伤病史者、视网膜变性者是视网膜脱离的高危人群,此类人群应尽量避免其诱发因素。

(三) 后巩膜加固手术护理常规

【术前护理】

1. 评估和观察要点

(1) 病情评估。①专科评估:评估患者视力下降情况及有无视物变形、视野缺损情况,评估有无眼部前驱症状,如飞蚊症、雾尘样混浊、闪光感等症状;评估既往病史,详细了解高度近视的时间及屈光度数、眼部手术史及外伤史;②基础评估:评估患者的生命体征、原发病治疗用药情况,以及全身有无合并症等;③日常生活能力评估:了解患者自理能力、饮食、二便及睡眠情况,女性患者是否在月经期内。

(2) 安全评估:评估患者有无视觉障碍、头晕等症状,评估患者年龄、精神状况。

(3) 疾病认知:了解患者及家属对疾病和手术的认知程度,评估患者及家属的配合程度。

(4) 心理状况:了解患者和家属的心理状态。

2. 护理要点

(1) 术前检查

1) 常规检查:血、尿常规,生化常规,凝血三项,酶联免疫四项,心电图,胸部 X 线片检查。

2) 专科检查:间接检眼镜检查、多焦视网膜电图(mERG)、相干光断层成像(OCT)、眼科 B 超声检查、眼轴长度、散瞳验光、彩色眼底照相。

3) 注意事项:向患者及家属讲解术前检查的目的、方法,积极协助其完成各项检查;告知患者静脉抽血前需要禁食、水 6h 以上;留取尿标本时,应取晨起、空腹、首次、中段尿液。

(2) 术前准备

1) 呼吸道:保暖,预防感冒,必要时遵医嘱应用抗生

素控制感染。

2）胃肠道：全麻手术需禁食、水 6~8h，防止全身麻醉所导致的吸入性肺炎、窒息等（糖尿病患者全麻术前可遵医嘱输入液体，高血压患者如需服用抗高血压药物需在麻醉医生指导下服用），局麻患者术日晨可进少量易消化食物，不可过饱，以免术中发生呕吐。

3）术眼准备：术前三日点抗生素滴眼液，术晨以温度适宜的生理盐水洗眼，遮盖眼垫，遵医嘱用药。

4）个人卫生：术前一日沐浴、剪指/趾甲，保持全身清洁，男性患者剃净胡须，女性患者不能化妆、涂指甲，并去除所有饰品。

5）睡眠：创造良好环境，保证充足的睡眠，必要时，遵医嘱于手术前晚给予口服镇静剂。

6）术晨准备：嘱患者取下假牙、眼镜、角膜接触镜，将首饰及贵重物品交予家属妥善保存，入手术室前应排空二便。全身麻醉患者病号服内只能穿内裤。如觉寒冷可在病号服外增加衣服。

7）床单位准备：全麻患者需备全麻床、血压表、听诊器等。

8）心理护理：讲解后巩膜加固的手术方法，告知患者由于手术中植入异体巩膜需要多次牵拉肌肉，所以可能会有恶心感，需要患者的配合，使患者有足够的思想准备。为手术的顺利进行奠定基础。

3. 宣教和指导要点

（1）病种宣教：就所患疾病对患者及家属进行宣教，包括疾病的原因、临床表现、治疗原则、预后、预防等。此种手术需要植入异体巩膜，需向患者讲述异体巩膜的相关知识。

（2）用药宣教：患者术前三日给予抗生素眼药水点眼，向患者讲解主要目的、方法及副作用，为手术做好准备。

（3）生活护理：嘱患者术前调整好心情，多休息，保证充足的睡眠，糖尿病、高血压患者要保持血糖、血压的平稳。

（4）饮食指导：告知患者术后进温凉清淡易消化食

物,避免进食酸、辣、硬、刺激性食物,以免因进食不善引起出血。

(5) 体位指导:告知患者全麻术后回病房 3~4h 内,采取去枕平卧位,头偏向一侧,目的是避免呕吐发生窒息及促进分泌物引流,局麻患者可采取自由体位,以不压迫术眼为宜。

(6) 手术禁忌:注意患者有无全身手术禁忌证,全身情况能否耐受眼科手术,如严重高血压、糖尿病、心脏病、精神障碍等;注意有无眼部禁忌证,如青光眼、眼内活动性炎症、麻痹性角膜炎等;注意患者有无上呼吸道感染症状,术前监测生命体征;注意有无发热,若有异常,应及时通知医生予以处理;女性患者月经来潮时及时通知医生。

(7) 服药禁忌:入院后及时询问患者是否长期服用抗凝或麻醉禁忌的药物,服用者应及时通知医生,以免引起术中出血或麻醉意外。

4. 效果评价　评价患者对视网膜疾病相关知识的了解程度、医患配合效果;评估责任护士对患者病情和精神状态的掌握程度。

【术后护理】

1. 评估和观察要点

(1) 手术交接评估:患者安返病房后,责任护士与麻醉护士严格交班,了解患者的麻醉方式、术中病情变化、生命体征、出血量、意识恢复状态、术中用药及带回病房药液名称等,共同检查皮肤完整性。

(2) 病情评估:密切观察患者视力变化情况及病情变化,如生命体征、意识情况;观察伤口疼痛、敷料渗血渗液情况、眼睑有无肿胀、流泪等眼部刺激症状。

(3) 并发症的观察:观察患者有无恶心、呕吐等高眼压症状,观察有无脉络膜脱离、感染等症状。

(4) 术后不适症状评估:观察患者有无眼磨、眼痛、恶心、呕吐、发热等常见术后反应。

2. 护理要点

(1) 体位护理:全麻术后回病房 3~4h 内,应保持呼吸道通畅,采取去枕平卧,头偏向一侧,以免呕吐物误吸入呼吸道发生窒息；局麻患者可采取自由体位。一般情况，后巩膜加固术后，患者可自由体位，以不压迫术眼为宜。

（2）生命体征监测：术后严密监测患者生命体征，每日测量体温、脉搏、呼吸4次。

（3）术眼护理：手术当日严密观察敷料有无渗血、渗液，包扎带有无松脱。敷料打开后，观察术眼眼睑是否红肿、结膜是否充血及术眼分泌物情况，如分泌物较多者，可用无菌棉签蘸取生理盐水擦拭干净，部分患者术后仍有视物不清、轻度眼睑红肿、轻度结膜充血、轻度异物感，属于正常现象，如有明显眼痛、恶心、呕吐症状，应及时通知主管医生予以处理。

（4）眼球运动护理：后巩膜加固联合异体巩膜移植术后第一天，开始指导患者向上下左右四个方向进行眼球运动，每个方向10下，每次半小时，以使移植的异体巩膜平整贴覆于自体巩膜后。

（5）皮肤护理：由于术后长期保持同一体位，需密切观察受压局部组织的血液循环情况，尤其枕后、肩胛骨、肘部、尾骨、臀部、足跟、内踝、外踝部位。指导并协助患者按摩颈肩、背部及肢体，2次/天，20~30min/次，以缓解肌肉疲劳和酸痛，增加舒适程度；臀部及肢体部位可以垫软枕或气圈，避免易受损部位因长期受压而发红甚至引起压疮。

（6）生活护理：指导患者避免头部和眼部过度活动，勿用力憋气、咳嗽或打喷嚏，勿用力挤眼、大声谈话。有咳嗽或呕吐者，要服用镇咳或止吐药。指导患者保持大便通畅，不可用力大便，有便秘者通知医生，可给缓泻剂。

（7）并发症观察与护理

1）高眼压：密切观察患者眼压的变化，倾听患者主诉，告知患者如出现眼痛、眼胀、头痛、恶心症状，应立即通知医护人员，遵医嘱应用降眼压药物，并嘱患者饮水注意分次少量，每次饮水量不超过300ml。

2）脉络膜脱离：注意患者主诉，询问患者有无视力改变、视物变形等视觉功能改变症状，如有发生及时通知医师处理。

3）感染：监测患者体温，若体温升高，或患者在术后反应减轻时，又突然主诉眼痛、眼睑结膜水肿，且有脓性分泌物，应立即通知主管医师，及时遵医嘱给予处理及用药，嘱患者放松心情，适量多饮水，注意休息，术后两周内勿让不洁水和肥皂水进入眼内，保持局部清洁干燥。

（8）疼痛护理：一般情况下，患者24h内可有轻微的疼痛，不需要用止痛药，可让患者听音乐、聊天等转移注意力；如疼痛剧烈、头痛、眼胀、恶心、呕吐等症状及时通知医生，以免延误病情，必要时遵医嘱使用止痛药。

（9）基础护理：关注患者的需求，随时询问，积极提供相应的帮助，并按等级护理的要求及专科特点完成患者的基础护理内容。

3. 宣教和指导要点

（1）用药宣教：根据医嘱选择药物，术后眼部用抗生素眼药水，预防术后感染发生，口服抗生素和止血药，起到抗感染和预防术后出血发生的作用，如有其他用药，遵医嘱执行。

（2）饮食指导：根据患者的身体状况，个性化地有针对性地指导患者进食，以清淡易消化饮食为主，避免进食酸、辣、硬刺激性食物，多进食高营养、高维生素食物，多食新鲜蔬菜水果，糖尿病患者应选择低糖、低脂、适量蛋白质、高纤维素、高维生素食物。保持大便通畅，注意饮食卫生，以免发生腹泻、腹胀等不适。

（3）安全指导：术后观察患者有无乏力、头晕等症状，指导患者首次下床时应渐进下床活动，防止虚脱摔倒，教会患者使用床旁呼叫系统；视觉障碍的患者，应加强巡视，避免摔伤或坠床等意外情况发生；老年人活动时应注意地面湿滑，防止摔倒；儿童患者注意不要随处跑动，以免撞伤。

（4）体位指导：巩膜加固术后，患者可自由体位，以不压迫术眼为宜。

4. 效果评价　评价患者对手术及健康相关知识的掌握程度；评价患者住院期间医患配合程度。

【出院指导】

1. 眼部护理　适当避免剧烈活动，避免高空作业，避免搬运重物用力过度。术后两周勿让不洁水进入眼内,以免引起感染,保持眼局部清洁干燥。

2. 治疗指导　嘱坚持按时点药,预防感染,点药前洁净双手,将下睑缘向下牵拉,眼药滴入下结膜囊内,轻轻闭合眼睑,缓慢转动眼球,使药液均匀分布,眼药瓶口距眼睛1~2cm,用后将瓶盖拧紧,立即恢复体位。先点刺激性弱的,后滴刺激性强的,毒性药物滴后压迫泪囊 2~3min,混悬液摇匀后滴,两种及以上眼药水之间间隔 5~10min。

3. 复查　出院后常规一周复诊,若病情发生变化,如出现眼前闪光、视物变形、暗视、眼胀、眼疼、视力忽然下降等情况,立即到医院就诊,以免延误病情。

4. 定期检查眼底　检查眼底对于视网膜患者至关重要。通过检查眼底,患者可以了解视网膜脱离情况,包括黄斑受累的程度、视网膜裂孔的位置、周边视网膜变性区、视网膜下液的深度和流动性、脱离视网膜的活动性,以便采取有效的治疗方案。

5. 饮食　疾病恢复期应选择含丰富维生素、蛋白质的食物以增强体质,促进疾病的康复,如:瘦肉、鸡蛋、鱼类、新鲜蔬菜、水果(糖尿病患者除外),还应注意粗细粮的搭配。

6. 环境　环境应安静舒适,保持温湿度适宜,注意通风,保持室内空气清新。

7. 心理　保持良好的心理状态,避免情绪激动,适当参加锻炼,增强自信心,愉快的心情有利于疾病的康复。

8. 避免诱发因素　老年人、高度近视者、白内障术后无晶状体眼者、有眼外伤病史者、视网膜变性者是视网膜脱离的高危人群,此类人群应尽量避免其诱发因素。

(四)玻璃体腔穿刺注药术护理常规

【术前护理】

1. 评估和观察要点

(1) 病情评估。①专科评估:评估患者术眼视力、眼压等基本情况;②基础评估:评估患者的生命体征、原发病治疗用药情况,以及全身有无合并症等(主要是糖尿病和高血压);③日常生活能力评估:了解患者自理能力、饮食、二便及睡眠情况,女性患者是否在月经期内。

(2) 安全评估:评估患者有无视觉障碍,评估患者年龄、精神状况。

(3) 疾病认知:了解患者及家属对疾病和手术的认知程度,评估患者及家属的配合程度。

(4) 心理状况:了解患者和家属的心理状态。

2. 护理要点

(1) 术前检查

1) 常规检查:血、尿常规,生化常规,凝血三项,酶联免疫四项,心电图。

2) 专科检查:裸眼视力、矫正视力(验光)、眼压、冲洗泪道、相干光断层扫描、眼底血管造影检查。

3) 注意事项:向患者及家属讲解术前检查的目的、方法,积极协助其完成各项检查;告知患者静脉抽血前需要禁食、水 6h 以上;留取尿标本时,应取晨起、空腹、首次、中段尿液。

(2) 术前准备

1) 呼吸道:保暖,预防感冒,必要时遵医嘱应用抗生素控制感染。

2) 胃肠道:全麻手术需禁食、水 6~8h,防止全身麻醉所导致的吸入性肺炎、窒息等,局麻患者术日晨可进少量易消化食物,不可过饱,以免术中发生呕吐。

3) 术眼准备:术前三日点抗生素滴眼液,术晨以 20% 的肥皂水充分擦洗备皮范围,用生理盐水洗眼遮盖眼垫。

4) 个人卫生:术前一日沐浴、剪指/趾甲,保持全身清洁,男性患者剃净胡须,女性勿化妆、勿涂指甲油,长发者梳理好头发,为患者更换新病号服。

5) 睡眠:创造良好环境,保证充足的睡眠,必要时,遵医嘱于手术前晚给予口服镇静剂。

6) 术晨准备:嘱患者取下假牙、眼镜、角膜接触镜,将首饰及贵重物品交予家属妥善保存,入手术室前应排空二便。

7) 床单位准备:全麻患者需备全麻床、血压表、听诊器等。

8）心理护理：由于玻璃体腔注药术为新开展的手术，患者多为首次接受手术治疗，多伴有紧张、焦虑情绪，并对手术效果存在一定疑虑，应多关心鼓励患者，并对患者进行针对性的健康宣教，讲解手术的注意事项，消除患者的不安情绪，取得患者的积极配合。

3. 宣教和指导要点

（1）病种宣教：就所患疾病对患者及家属进行宣教，包括疾病的原因、临床表现、治疗原则、预后、预防等。

（2）用药宣教：患者术前三日给予抗生素眼药水点眼，向患者讲解主要目的、方法及副作用，为手术做好准备。

（3）饮食指导：告知患者术后进温凉清淡易消化食物，避免进食酸、辣、硬、刺激性食物。

（4）体位指导：告知患者全麻术后回病房 3~4h 内，采取去枕平卧位，头偏向一侧，目的是避免呕吐发生窒息及促进分泌物引流，局麻患者可采取自由体位，以不压迫术眼为宜。

（5）手术禁忌：注意患者有无全身手术禁忌证，全身情况能否耐受眼科手术，注意有无眼部禁忌证，注意患者有无上呼吸道感染症状，术前监测生命体征，注意有无发热，若有异常，应及时通知医生予以处理；女性患者月经来潮时及时通知医生。

（6）服药禁忌：入院后及时询问患者是否长期服用抗凝或麻醉禁忌的药物，服用者应及时通知医生，术前应停药一周，以免引起术中出血或麻醉意外。

4. 效果评价　评价患者对疾病相关知识的了解程度、医患配合效果；评估责任护士对患者病情和精神状态的掌握程度。

【术后护理】

1. 评估和观察要点

（1）手术交接评估：患者安返病房后，责任护士与麻醉护士严格交班，了解患者的麻醉方式、术中病情变化、生命体征、出血量、意识恢复状态及皮肤完整性。

（2）病情评估：密切观察患者病情变化，如生命体征、意识情况；观察伤口疼痛、敷料渗血渗液、敷料有无松脱情况。

（3）并发症的观察：观察患者有无恶心、呕吐等高眼压症状。

（4）术后不适症状评估：观察患者有无恶心、呕吐、发热、疼痛等常见术后反应。

2. 护理要点

（1）体位护理：全麻术后回病房 3~4h 内，应保持呼吸道通畅，采取去枕平卧，头偏向一侧，以免呕吐物误吸入呼吸道发生窒息；局麻患者可采取自由体位，以不压迫术眼为宜。

（2）生命体征监测：术后严密监测患者生命体征，每日测量体温、脉搏、呼吸 4 次。

（3）术眼护理：观察患者生命体征，评估术眼情况有无术眼疼痛等，观察伤口敷料有无渗血渗液、有无松脱，如渗血较多，应及时更换敷料。术后 30min 监测患者眼压，眼压正常可以离院；若眼压大于 25mmHg，需于术后 1h 再次测量眼压，直至正常，方可离院。

（4）生活护理：指导患者安静休息，避免头部和眼部过度活动，勿用力憋气、咳嗽或打喷嚏，勿用力挤眼、大声谈话。有咳嗽或呕吐者，要服用镇咳或止吐药。

（5）并发症观察与护理

1）眼内炎：观察患者有无视力突降，有无眼刺痛、不适。

2）孔源性视网膜脱离：观察视力、视物有无固定黑影及变形。

3）RPE（视网膜色素上皮）撕裂：通过相干光断层成像和荧光素眼底血管造影检查确认。

4）医源性外伤性白内障：观察视力、晶状体是否混浊以及患者主诉。

5）高眼压：注意观察患者有无眼痛、眼胀、头痛、恶心、呕吐等眼压高的并发症。

6）感染：观察视力及体温变化。

7）脑血管意外：长期反复使用雷珠单抗注射液者需注意观察。

8）玻璃体积血：观察视力有无下降，视物有无黑影。

（6）疼痛护理：一般情况下，患者24h内可有轻微的疼痛，不需要用止痛药，可让患者听音乐、聊天等转移注意力；如疼痛剧烈、恶心、呕吐等症状及时通知医生，以免延误病情，必要时遵医嘱使用止痛药。

（7）基础护理：关注患者的需求，随时询问，积极提供相应的帮助，并按等级护理的要求及专科特点完成患者的基础护理内容。

3. 宣教和指导要点

（1）用药宣教：根据医嘱选择药物，手术当日每2h点一次抗生素眼药水，直至就寝。术后三日，每日四次使用抗生素眼药水，以防感染。注意观察患者用药后反应。

（2）饮食指导：以清淡易消化饮食为主，避免进食酸、辣、硬刺激性食物，多食新鲜蔬菜水果，保持大便通畅，注意饮食卫生，以免发生腹泻、腹胀等不适。

（3）眼部指导：术后应注意用眼卫生，勿用脏手揉眼，勿让脏水进入眼内，勿洗头以免发生术眼感染。若术后出现眼部疼痛不适、眼红加重、对光敏感、飞蚊症、视力下降等应及时就诊，以免耽误病情。

（4）眼部观察：倾听患者主诉，观察术眼视力、眼压、分泌物情况。

4. 效果评价 评价患者对手术及健康相关知识的掌握程度；评价患者住院期间医嘱配合程度。

（五）硅油取出手术护理常规

【术前护理】

1. 评估和观察要点

（1）病情评估：①专科评估：评估患者术眼情况，评估既往病史，有无高度近视、眼外伤或眼部手术史；②基础评估：评估患者的生命体征、原发病治疗用药情况，以及全身有无合并症等（主要是糖尿病和高血压），有无自身免疫性疾病及身体其他部位是否有感染病灶及治疗情况；③日常生活能力评估：了解患者自理能力、饮食、二便及睡眠情况，女性患者是否在月经期内。

（2）安全评估：评估患者有无视觉障碍，评估患者年龄、精神状况。

（3）疾病认知：了解患者及家属对疾病和手术的认知程度，评估患者及家属的配合程度。

（4）心理状况：了解患者和家属的心理状态。

2. 护理要点

（1）术前检查

1）常规检查：血、尿常规，生化常规，凝血三项，酶联免疫四项，心电图，胸部 X 线片，糖尿病和高血压患者需注意血糖、血压变化。

2）专科检查：双眼视力、眼压、冲洗泪道、裂隙灯检查及间接检眼镜检查。

3）注意事项：向患者及家属讲解术前检查的目的、方法，积极协助其完成各项检查；告知患者静脉抽血前需要禁食、水 6h 以上；留取尿标本时，应取晨起、空腹、首次、中段尿液。

（2）术前准备

1）呼吸道：保暖，预防感冒，必要时遵医嘱应用抗生素控制感染。

2）胃肠道：全麻手术需禁食、水 6~8h，防止全身麻醉所导致的吸入性肺炎、窒息等，局麻患者术日晨可进少量易消化食物，不可过饱，以免术中发生呕吐。

3）术眼准备：术前三日点抗生素滴眼液，术晨以 20% 的肥皂水充分擦洗备皮范围，用生理盐水洗眼，遮盖眼垫。

4）个人卫生：术前一日沐浴、剪指 / 趾甲，保持全身清洁，男性患者剃净胡须，女性勿化妆、勿涂指甲油，长发者梳理好头发，为患者更换新病号服。

5）睡眠：创造良好环境，保证充足的睡眠，必要时，遵医嘱于手术前晚给予口服镇静剂。

6）术晨准备：嘱患者取下假牙、眼镜、角膜接触镜，将首饰及贵重物品交予家属妥善保存，入手术室前应排空二便。

7）床单位准备：全麻患者需备全麻床、血压表、听诊器等。

8）心理护理：讲解硅油取出术简要手术方法，告知患者手术时间不是很长,让患者做好心理准备,以减轻不必要的恐惧紧张心理,取得患者手术配合。

3. 宣教和指导要点

(1) 病种宣教:就所患疾病对患者及家属进行宣教,包括疾病的原因、临床表现、治疗原则、预后、预防等。

(2) 用药宣教:患者术前三日给予抗生素眼药水点眼,向患者讲解主要目的、方法及副作用,为手术做好准备。

(3) 生活护理:嘱患者术前调整好心情,多休息,保证充足睡眠,糖尿病、高血压患者应保持血压、血糖处于平稳状态。

(4) 饮食指导:告知患者术后进食温凉清淡易消化食物,避免进食酸、辣、硬、刺激性食物。

(5) 体位指导:告知患者全麻术后回病房 3~4h 内,采取去枕平卧位,头偏向一侧,目的是避免呕吐发生窒息及促进分泌物引流,局麻患者可采取自由体位,以不压迫术眼为宜。

(6) 手术禁忌:注意患者有无全身手术禁忌证,全身情况能否耐受眼科手术,注意有无眼部禁忌证,注意患者有无上呼吸道感染症状,术前监测生命体征,注意有无发热,若有异常,应及时通知医生予以处理;女性患者月经来潮时及时通知医生。

(7) 服药禁忌:入院后及时询问患者是否长期服用抗凝或麻醉禁忌的药物,服用者应及时通知医生,术前应停药一周,以免引起术中出血或麻醉意外。

4. 效果评价　评价患者对疾病相关知识的了解程度、医患配合效果;评估责任护士对患者病情和精神状态的掌握程度。

【术后护理】

1. 评估和观察要点

(1) 手术交接评估:患者安返病房后,责任护士与麻醉护士严格交班,了解患者的麻醉方式、术中病情变化、生命体征、出血量、意识恢复状态及皮肤完整性。

(2) 病情评估:密切观察患者病情变化,如生命体征、意识情况;观察伤口疼痛、敷料渗血渗液、敷料有无松脱情况。

（3）并发症的观察：观察患者有无恶心、呕吐等高眼压症状，有无眼前段炎症反应、视网膜出血或玻璃体积血、视网膜脱离复发等症状。

（4）术后不适症状评估：观察患者有无恶心、呕吐、发热、疼痛等常见术后反应。

2. 护理要点

（1）体位护理：全麻术后回病房 3~4h 内，应保持呼吸道通畅，采取去枕平卧，头偏向一侧，以免呕吐物误吸入呼吸道发生窒息；局麻患者可采取自由体位，以不压迫术眼为宜。

（2）生命体征监测：术后严密监测患者生命体征，每日测量体温、脉搏、呼吸 4 次。

（3）术眼护理：手术当日密切观察辅料有无渗血、渗液，包扎有无松脱，辅料打开后观察术眼眼睑是否红肿、结膜是否充血及术眼分泌物情况，如分泌物较多可用无菌棉签蘸取生理盐水擦拭；如有明显眼痛、恶心、呕吐症状，应及时通知主管医生予以处理。

（4）生活护理：指导患者安静休息，避免头部和眼部过度活动，勿用力憋气、咳嗽或打喷嚏，勿用力挤眼、大声谈话。有咳嗽或呕吐者，要服用镇咳或止吐药。保持大便通畅，有便秘者通知医生给予缓泻剂。

（5）并发症观察与护理

1）视网膜出血或玻璃体积血：观察术眼视力变化。

2）眼前段炎症反应：观察角膜有无水肿，患者有无眼痛主诉。

3）暴发性脉络膜上腔出血：观察患者视力及眼压变化。

4）低眼压：是硅油取出后常见并发症，持续观察患者眼压情况。

5）视网膜脱离：是硅油取出后最常见并发症，观察患者视力情况。

（6）疼痛护理：一般情况下，患者 24h 内可有轻微的疼痛，不需要用止痛药，可让患者听音乐、聊天等转移注意力;如疼痛剧烈、出现恶心、呕吐等症状及时通知医生,以免延误病情,必要时遵医嘱使用止痛药。

(7) 基础护理:关注患者的需求,随时询问,积极提供相应的帮助,并按等级护理的要求及专科特点完成患者的基础护理内容。

3. 宣教和指导要点

(1) 用药宣教:根据医嘱选择药物,手术后眼部用抗生素眼药水,预防术后感染的发生,口服抗生素和止血药,起到抗感染和预防术后出血发生的作用,降眼压药物起到降眼压作用。

(2) 饮食指导:根据患者身体状况,个性化、针对性指导患者进食,以清淡易消化饮食为主,避免进食酸、辣、硬刺激性食物,多食新鲜蔬菜水果,糖尿病患者应选择低糖、低脂、适量蛋白、高纤维素、高维生素食物,保持大便通畅,注意饮食卫生,以免发生腹泻、腹胀等不适。

(3) 安全指导:术后观察患者有无乏力、头晕等症状,指导患者首次下床时应渐进进行,防止虚脱摔倒;教会患者使用床旁呼叫系统;视觉障碍患者应加强巡视,避免摔伤或坠床;老年人活动时注意地面湿滑防止摔倒;儿童注意不要随处跑动,以免撞伤。

(4) 体位指导:术后患者,一般为自由体位。

4. 效果评价 评价患者对手术及健康相关知识的掌握程度;评价患者住院期间医患配合程度。

【出院指导】

1. 眼部护理 适当避免剧烈活动,避免高空作业,避免搬运重物用力过度。指导患者乘坐汽车时,尽量坐在汽车前部,尽量不坐摩托车。乘飞机起落或空中遇气流发生颠簸时务必系好安全带,平稳地靠在座椅上,尽量避免头部震荡,以免再次发生视网膜脱离。指导患者在家属帮助下或去理发店,采用仰卧式体位洗头,轻轻冲洗,注意保护眼睛,勿使头部剧烈运动,注意保暖,防止咳嗽感冒,遇大力咳嗽或打喷嚏时,应用舌头顶住上颚,防止视网膜再度脱离。术后两周勿让不洁水进入眼内,以免引起感染,保持眼局部清洁干燥。

2. 治疗指导 嘱坚持按时点药,预防感染,点药前洁净双手,将下睑缘向下牵拉,眼药滴入下结膜囊内,轻轻合眼睑,缓慢转动眼球,使药液均匀分布,眼药瓶口距眼睛 1~2cm,用后将瓶盖拧紧,立即恢复体位。先点刺激性弱的,后滴刺激性强的,毒性药物滴后压迫泪囊 2~3min,混悬液摇匀后滴,两种及以上眼药水之间间隔 5~10min。

3. 复查 出院后遵医嘱复诊,术后三个月内需要经常到医院复查,适当口服一些营养神经的药物,如肌酐、维生素 B_1 等。三个月后也建议定期复查,若病情发生变化,如出现眼前闪光或火花闪动,应及早到医院复查眼底,以免延误病情。

4. 活动指导 出院后注意休息,防止碰撞,避免剧烈运动。

5. 饮食 疾病恢复期应选择含丰富维生素、蛋白质的食物以增强体质,促进疾病的康复,如:瘦肉、鸡蛋、鱼类、新鲜蔬菜、水果(糖尿病患者除外),还应注意粗细粮的搭配。

6. 环境 环境应安静舒适,保持温湿度适宜,注意通风,保持室内空气清新。

7. 心理 保持良好的心理状态,避免情绪激动,适当参加锻炼,增强自信心,愉快的心情有利于疾病的康复。

8. 验光配镜 术中晶状体摘除,硅油取出三个月后验光配镜。

9. 监测血糖 伴有全身疾病如高血压、心脏病、肾病、糖尿病等患者出院后继续治疗,控制症状,防止并发症的发生。

八、肿瘤类手术护理常规

(一) 炎性假瘤手术护理常规

【术前护理】

1. 评估和观察要点

(1) 病情评估。①专科评估:评估患者眼部的情况,包括眼球突出度、水肿充血情况、视力有无下降、有无复视、眼球运动有无障碍、有无疼痛等症状。②基础评估:评估患者的生命体征、原发病治疗用药情况、持续使用激素的时间、既往病史以及全身有无合并症等。③日常生活能力评估:了解患者自理能力、饮食、二便及睡眠情况,女性患者月经情况。

(2) 安全评估:评估患者有无视力下降及复视、有无眼球运动障碍等症状;评估患者有无缺钙的症状;评估患者年龄、精神状况。

(3) 疾病认知:了解患者及家属对疾病和手术的认知程度,评估患者及家属的配合程度。

(4) 心理状况:了解患者和家属的心理状态。

2. 护理要点

(1) 术前检查

1) 常规检查:血、尿常规,生化常规、凝血三项、酶联免疫四项、心电图、胸部 X 线片。

2) 专科检查

①影像学检查:眼部 B 超、眼部 CT、眼部 MRI。②眼专科检查:包括眼部视野、显然验光、多焦 VEP。

3) 注意事项:向患者及家属讲解术前检查的目的、方法,积极协助其完成各项检查;告知患者静脉抽血前需要禁食、水 6h 以上;留取尿标本时,应取晨起、空腹、首次、中段尿液。做眼专科检查前要告知患者检查当天禁止使用散瞳眼药,以免影响检查结果。14 岁以下儿童不做多焦 VEP 或遵医嘱。

(2) 术前准备

1) 呼吸道:保暖,预防感冒,必要时遵医嘱应用抗生素控制感染。

2) 胃肠道:全麻手术需禁食、水 6~8h,防止全身麻醉所导致的吸入性肺炎、窒息等。

3) 过敏试验:询问患者过敏史,遵医嘱做抗生素皮肤过敏试验,记录结果。皮肤过敏试验阳性者,应在病历、床头卡和患者一览表名牌上注明,并及时通知医生。

4) 皮肤准备:术前一日由责任护士应根据医嘱为患者备皮剪睫毛,必要时剃眉毛,为手术做准备。

5) 个人卫生:术前一日沐浴、剪指 / 趾甲,保持全身清洁,男性患者剃净胡须,女性勿化妆、勿涂指甲油,长发者梳理好头发,为患者更换新病号服。

6) 睡眠:创造良好环境,保证充足的睡眠,必要时,遵医嘱于手术前晚给予口服镇静剂。

7) 术晨准备:给予患者温度适宜的生理盐水洗眼,遮盖眼垫;嘱患者取下假牙、眼镜、角膜接触镜,将首饰及贵重物品交予家属妥善保存,入手术室前应排空二便。手术前遵医嘱给予术前针,并将病历、术中用药等用物带入手术室;检查患者腕带的信息是否清楚、准确、齐全,以便术中进行患者身份识别。

8) 床单位准备:备全麻床、输液架、血压表、听诊器、氧气、污物袋等。

9) 心理护理:合理运用沟通技巧,与患者进行有效沟通;向患者进行健康宣教,介绍手术名称及简单过程、麻醉方式、术前准备的目的及内容、术前用药的作用,并向患者讲解术后可能出现的不适及需要的医疗处置;使患者有充分的心理准备,解除顾虑,消除紧张情绪,增强信心,促进患者术后的康复。

10) 眼部训练:训练患者在仰卧、头部不动的情况下,按要求向各方向转动眼球以便配合术后观察效果。

11) 其他训练:为防止咳嗽、打喷嚏震动眼球,要教会患者有咳嗽、打喷嚏冲动时张嘴呼吸,用舌尖顶住上腭,以缓解冲动,避免手术意外和术后出血。

3. 宣教和指导要点

(1) 病种宣教:就所患疾病对患者及家属进行宣教,包括疾病的原因、临床表现、治疗原则、预后、预防等。

(2) 用药宣教:对术前使用抗炎药、糖皮质激素的患者,向患者讲解主要目的、方法及副作用,为手术做好准备。

(3) 饮食指导:告知患者术后进易消化或半流饮食,不可食带有骨刺、坚硬或刺激性强的食物,避免进食辛辣刺激性食物,以免因进食不善引起出血。

(4) 体位指导:告知患者全麻术后回病房 4h 内,采取去枕平卧位,头偏向一侧,目的是避免呕吐发生窒息。

（5）手术禁忌：注意患者有无上呼吸道感染症状，术前监测生命体征，注意有无发热，若有异常，应及时通知医生予以处理；有高血压病史的患者术前监测血压，舒张压 >100mmHg、收缩压 >170mmHg，即舒张压 >13.3kPa、收缩压 >22.7kPa 应通知医生决定手术是否延期。有糖尿病病史的患者术前应监测空腹血糖，空腹血糖 >11mmol/L 应通知医生决定是否手术延期。女性患者月经来潮时应及时通知医生。

（6）服药禁忌：入院后及时询问患者是否长期服用抗凝或麻醉禁忌的药物，服用者应及时通知医生，术前应停药一周，以免引起术中出血或麻醉意外。

4. 效果评价　评价患者对眼科相关知识的了解程度、医患配合效果；评估责任护士对患者病情和精神状态的掌握程度。

【术后护理】

1. 评估和观察要点

（1）手术交接：患者安返病房后，责任护士与麻醉护士严格交班，了解患者的麻醉方式、术中病情变化、生命体征、出血量、意识恢复状态及皮肤完整性。

（2）病情评估：密切观察患者病情变化，如生命体征、意识、呼吸道通畅情况；观察局部伤口疼痛、渗血情况；静脉留置针处有无红肿、外渗、液体输入是否顺畅；观察药物作用及用药后的反应。

（3）并发症的观察：观察患者有无眼部伤口出血、高眼压等并发症的发生。

（4）术后不适症状评估：观察患者有无眼部异物感、流泪、发热、恶心、呕吐、腹胀等常见术后反应。

2. 护理要点

（1）体位护理：全麻术后回病房 3~4h 内，应保持呼吸道通畅，采取去枕平卧，头偏向一侧，以免呕吐物误吸入呼吸道发生窒息。

（2）生命体征监测：术后严密监测患者生命体征，每日测量体温、脉搏、呼吸 4 次，必要时遵医嘱给予患者心电监护。

（3）眼部伤口渗血的护理：患者术后眼部伤口会有少量渗血，密切观察渗血的颜色、性质和量，嘱患者勿紧张。如有大量新鲜的血液渗出，应及时通知主管医生。

（4）并发症观察与护理

1）眶及眶周并发症

①视神经损伤：患者术后出现视力下降、视野缺损等症状时可能为视神经损伤，要及时通知医生。②中央眼动脉痉挛：引起视网膜血液灌注不足、苍白，术后患者视力下降。③内直肌损伤：患者出现眼球运动障碍。④眶纸板或眶骨膜损伤：可以出现眶内血肿或气肿，表现为"熊猫眼"。⑤泪道损伤：患者可有少许出血、眼睑肿胀，溢泪症状较明显。

2）颅内并发症：如颅内血肿，护士要严密观察患者有无脑膜刺激征、有无颅内压增高症、体温有无变化、观察患者的意识、瞳孔是否等大等圆、对光反射是否存在，如有异常及时通知医生，做相应的化验和检查，如脑脊液糖定量、CT、MRI等。

3）感染：监测患者体温，若体温升高，或患者主诉伤口疼痛，眼部分泌物增多并伴有眼红、眼痛等症状应及时通知医生予以处理，如局部频点眼药或增加糖皮质激素类眼药水抑制感染，必要时全身用药。

4）出血：术后患者如出现眼部渗血情况，应密切观察出血量，少量渗血为正常现象，当眼部出现有大量鲜红的血液流出时，应及时通知医生，立即加压包扎，遵医嘱给予止血药物，必要时准备急诊手术探查止血。

（5）疼痛护理：患者术后出现眼部轻微疼痛、眼磨属正常现象，可让患者听音乐、聊天等转移注意力；如出现眼部剧烈疼痛、头痛、眼胀等应及时通知医生，如眼压高应遵医嘱给予降眼压药物治疗。如单纯眼部伤口疼痛，疼痛不可耐受的患者，必要时遵医嘱使用止痛药或镇痛泵。对留置镇痛泵的患者观察有无头晕、恶心、呕吐等不良反应，反应较重时，可适当关闭镇痛泵。

（6）舒适度护理：去除加压包扎后，应保持面部清洁，去除脸上胶布印，协助患者洗脸。有畏光、流泪不适症状的患者,为其拉上窗帘遮挡强光,嘱其少看书报,减少对眼的刺激,注意用眼休息。如术后出现复视的患者可为其遮挡眼垫,避免眼部不适摔伤。

(7) 基础护理:输液期间,协助患者进食、如厕以及完成其他不能自理的活动;关注患者的需求,随时询问,积极提供相应的帮助,并按等级护理的要求及专科特点完成患者的基础护理内容。

(8) 心理护理:患者对于术后眼部渗血、眼红、眼部肿胀等会有紧张、恐惧等表现,应向患者做好解释工作,减轻患者的紧张情绪;对一些易复发的眼部肿瘤,如炎性假瘤等,患者常会担心预后,应倾听患者主诉,多鼓励患者,及时了解患者的心理变化,针对患者存在的心理问题及时给予解释和帮助,使患者正确面对疾病。

3. 宣教和指导要点

(1) 用药宣教:告知患者术后给予抗炎、抗水肿、止血、止疼输液治疗的目的是为了预防感染、减轻眼组织水肿、减少出血、减轻疼痛;应用糖皮质激素的目的是为了减轻眼部组织水肿、抗炎。

(2) 饮食指导:根据患者的身体状况,个性化地有针对性地指导患者进食,以清淡易消化饮食为主,避免进食辛辣、刺激性食物。注意饮食卫生,以免发生腹泻、腹胀等不适。

(3) 安全指导:术后观察患者有无乏力、头晕等症状,指导患者首次下床时应渐进下床活动,防止虚脱摔倒;教会患者使用床旁呼叫系统,如出现胸闷、头晕、心慌等不适症状时应及时通知医务人员;老年人活动时应注意地面湿滑,防止摔倒;儿童患者注意不要随处跑动,以免撞伤。

(4) 体位指导:通常卧床数小时后可自行体位,但避免压碰术眼,避免弯腰低头。

【出院指导】

1. 环境　休养环境应安静舒适,保持温湿度适宜,注意通风,使室内空气新鲜。

2. 心理　保持良好的心理状态,避免紧张激动的情绪,适当参加锻炼,增强自信心,愉快的心情有利于疾病的恢复。

3. 饮食 疾病恢复期应选择含丰富维生素、蛋白质的食物以增强体质,促进疾病的康复,如:瘦肉、鸡蛋、鱼类、新鲜蔬菜和水果,还应注意粗细粮的搭配。

4. 复查 出院后常规一周复诊,复诊时请携带门诊病历卡,挂号取门诊病历后到门诊复查,若病情发生变化,应及时来院就诊,以免延误病情。

5. 治疗 坚持按时点药,按时服药,预防感染。

6. 禁忌 适当休息,避免剧烈活动,避免高空作业、搬运重物,勿用力大便。

7. 眼部护理 如出现视力下降和恶心呕吐,需随时来医院就诊。如发现眼部肿块,需及时就诊。

(二) 眼睑肿瘤切除联合眼部整形手术护理常规

【术前护理】

1. 评估和观察要点

(1) 病情评估。①专科评估:评估患者眼部的情况,包括眼球突出度、水肿充血情况、视力有无下降、眼球运动有无障碍、有无疼痛等症状;评估眼睑肿物的大小有无破溃;②基础评估:评估患者的生命体征、原发病治疗用药情况、持续使用激素的时间、既往病史以及全身有合并症等;③日常生活能力评估:了解患者自理能力、饮食、二便及睡眠情况,女性月经情况。

(2) 安全评估:评估患者有无视力下降、眼球运动障碍等症状;评估患者有无缺钙的症状;评估患者年龄、精神状况。

(3) 疾病认知:了解患者及家属对疾病和手术的认知程度,评估患者及家属的配合程度。

(4) 心理状况:了解患者和家属的心理状态。

2. 护理要点

(1) 术前检查

1) 常规检查:血、尿常规,生化常规、凝血三项、酶联免疫四项、心电图、胸部 X 线片。

2) 专科检查:①影像学检查:眼部 B 超、眼部 CT、眼部 MRI。②眼专科检查:包括眼部视野、显然验光、多焦 VEP。

3）注意事项：向患者及家属讲解术前检查的目的、方法，积极协助其完成各项检查；告知患者静脉抽血前需要禁食、水 6h 以上；留取尿标本时，应取晨起、空腹、首次、中段尿液；做眼专科检查前要告知患者检查当天禁止使用散瞳眼药，以免影响检查结果；14 岁以下儿童不做多焦 VEP 或遵医嘱。

（2）术前准备

1）呼吸道：保暖，预防感冒，必要时遵医嘱应用抗生素控制感染。

2）胃肠道：全麻手术需禁食、水 6~8h，防止全身麻醉所导致的吸入性肺炎、窒息等。

3）过敏试验：询问患者过敏史，遵医嘱做抗生素皮肤过敏试验，记录结果。过敏试验阳性者，应在病历、床头卡、腕带和患者一览表名牌上注明，并及时通知医生。

4）皮肤准备：术前一日由责任护士应根据医嘱为患者备皮剪睫毛，必要时剃眉毛，备耳前皮肤、耳周皮肤、剃头，为手术做准备。对于供皮区毛发，备皮时注意不要刮破皮肤，注意观察有无感染、瘢痕、皮疹等。供皮范围一般选择眼眶颞侧或额部及腹部皮肤，根据医嘱决定备皮范围。保持皮肤清洁，预防感染发生。备皮后嘱患者沐浴，保证全身清洁，同时预防感冒。

5）口腔准备：口腔是硬腭黏膜的取材区，做好口腔护理是保证手术成功的前提。保持口腔清洁，禁食辛辣等刺激性食物，多进食蔬菜水果，戒除烟酒，保证充足的睡眠。术前 3 天指导患者用复方氯己定含漱液每日漱口 3~4 次，每次保持含漱液在口腔内停留 10s 左右再吐出，保证含漱效果。

6）个人卫生：手术前一日协助患者沐浴、剪指／趾甲，保持全身清洁，男性患者剃净胡须，女性勿化妆、勿涂指甲油，长发者梳理好头发，为患者更换新病号服。

7）睡眠：创造良好环境，保证充足的睡眠，必要时，遵医嘱于手术前晚给予口服镇静剂。

8）术晨准备：高血压患者术晨用一口水口服降血压药物。给予患者温度适宜的生理盐水洗眼，遮盖眼垫；嘱患者取下假牙、眼镜、角膜接触镜，将首饰及贵重物品交予家属妥善保存，入手术室前应排空二便。将病历、术中用药、CT、核磁等影像学资料带入手术室；检查患者腕带的信息是否清楚、准确、齐全，以便术中进行患者身份识别。

9) 床单位准备：备全麻床、输液架、血压表、听诊器、氧气、污物袋等。

10) 心理护理：此种患者多伴有自卑心理，心理负担较重，对手术期望较高，应多关心患者，向患者讲述手术前注意事项，讲解术前用药的目的。讲解放松技巧，减轻疼痛，提高睡眠质量。介绍麻醉方式、手术医生，手术前晚嘱患者保证充足睡眠。

11) 眼部护理：眼睑畸形的患者多伴有眼睑闭合不全，应注意保护好患者的角膜，防止暴露性角膜炎的发生。

3. 宣教和指导要点

(1) 病种宣教：就所患疾病对患者及家属进行宣教，包括疾病的原因、临床表现、治疗原则、预后、预防等。

(2) 用药宣教：对术前使用抗炎药、糖皮质激素的患者，向患者讲解主要目的、方法及副作用，为手术做好准备。

(3) 眼部加压包扎：告知患者术后绷带加压包扎的目的以及因此给患者带来的不适症状，如术眼包扎痛、术眼有异物感、流泪等，使患者对术后的症状有一定的了解，增进护患配合。

(4) 饮食指导：告知患者术后进易消化或半流饮食，不可食带有骨刺、坚硬或刺激性强的食物，避免进食辛辣刺激性食物，以免因进食不善引起出血。

(5) 体位指导：告知患者全麻术后回病房 4h 内，采取去枕平卧位，头偏向一侧，目的是避免呕吐发生窒息。

(6) 手术禁忌：注意患者有无上呼吸道感染症状，术前监测生命体征，注意有无发热，若有异常，应及时通知医生予以处理；有高血压病史的患者术前监测血压，舒张压 >100mmHg、收缩压 >160mmHg，应通知医生及时处理。有糖尿病病史的患者术前应监测空腹血糖，空腹血糖 >11mmol/L 应通知医生。女性患者月经来潮时及时通知医生。

(7) 服药禁忌：入院后及时询问患者是否长期服用抗凝或麻醉禁忌的药物，服用者应及时通知医生，术前应停药一周,以免引起术中出血或麻醉意外。

4. 效果评价　评价患者对眼科相关知识的了解程度、医患配合效果;评估责任护士对患者病情和精神状态的掌握程度。

【术后护理】

1. 评估和观察要点

(1) 手术交接:患者安返病房后,责任护士与麻醉护士严格交班,了解患者的麻醉方式、术中病情变化、生命体征、出血量、意识恢复状态及皮肤完整性。

(2) 病情评估:密切观察患者病情变化,如生命体征、意识、呼吸道通畅情况;观察术眼伤口疼痛、敷料是否渗血渗液、松紧度情况;静脉留置针处有无红肿、外渗、液体输入是否顺畅;携带镇痛泵患者查看管路是否通畅、有无扭曲打折,用胶带给予固定(如疼痛剧烈在麻醉医师指导下根据止痛泵的类型给予加速给药,每次加速给药应间隔 15min);观察药物疗效及用药后反应(胃肠道反应明显)。

(3) 并发症的观察:观察患者有无眼部伤口出血、疼痛、感染等并发症的发生。

(4) 术后不适症状评估:观察患者有无眼部异物感、发热、恶心、呕吐、腹胀等常见术后反应。

2. 护理要点

(1) 体位护理:全麻术后回病房 4h 内,应保持呼吸道通畅,采取去枕平卧,头偏向一侧,以免呕吐物误吸入呼吸道发生窒息。4h 后指导患者保持健眼侧卧位,避免挤碰术眼,将头部负压吸引装置固定牢靠,翻身时动作要协调,避免移植的皮瓣移位。可将床头摇高 30°~45° 左右,利于血液回流,减轻水肿。术后预防性镇痛、镇静,避免机械刺激。加强巡视患者,特别是熟睡患者,应随时纠正对血运不利的体位。在保持正确舒适体位的同时,指导患者进行适当的床上肢体运动,预防下肢静脉血栓的发生。

(2) 生命体征监测:术后严密监测患者生命体征,每日测量体温、脉搏、呼吸 4 次,必要时遵医嘱给予患者心电监护。

（3）眼部及供皮区护理：注意观察眼部敷料有无渗血、渗液，换药时观察移植皮瓣的颜色、血运情况，皮瓣颜色变灰白是动脉痉挛的早期表现，逐渐变苍白，说明出现动脉栓塞。皮瓣颜色变暗是静脉早期栓塞的表现。如果皮瓣颜色发绀呈紫色，说明静脉回流受阻，应及时处理。对于颞部或额部的取皮部位，应观察伤口敷料的渗血渗液情况，以免发生感染。

（4）负压引流的护理：有效地引流是皮瓣移植成功的关键。根据患者具体情况选择合适的负压引流装置。保持持续负压吸引，术后注意观察引流液的量、性质、颜色，负压强度，记录引流量。引流期间做好相关宣教，指导患者活动时妥善固定管路，保持引流管通畅，避免管道扭曲、脱落、受压、堵塞。合适的负压可以起到充分引流，防止皮下积血积液，防止皮瓣张力过大，迅速控制感染，促进肉芽生长等作用，负压的大小以能吸引出积血积液，且不使引流管堵塞为准。一般情况下，经 4~7 天负压引流后，引流量逐渐减少，当少于 5ml／天时，即可拔出引流管。

（5）口腔伤口护理：患者手术之后不仅有眼睑部切口，还有较大的口腔内切口，切口暴露在容易感染的口腔特殊环境，口腔护理如若不当，易发生感染。硬腭术后给予甘油碘仿纱条填塞，术后应注意观察口腔有无分泌物、渗血等情况，指导患者进食温凉软食，减少咳嗽等动作。同时做好口腔护理，每日给予患者复方氯己定含漱液口腔护理 2 次，保持口腔清洁，增加患者舒适度。

（6）饮食护理：由于手术从口腔硬腭取材，故术后遵医嘱指导患者从流食逐渐过渡到软食直至普食，且术后初期注意饮食温度不宜过热。告知患者术后应进食高蛋白、富含维生素、易消化的食物，保持大便通畅，防止因用力排便导致伤口裂开，禁食烟酒、辛辣食物以及海鲜、羊肉等，因此类食物可使血管扩张，眼部充血，加重术后炎症反应等。

（7）并发症观察与护理

1）感染：监测患者体温，若体温升高，或患者主诉伤口疼痛，眼部分泌物增多并伴有眼红、眼痛等症状应及时通知医生予以处理，如局部频点眼药或增加糖皮质激素类眼药水抑制感染。必要时全身用药。

2）出血：术后患者如出现眼部渗血情况，应密切观察出血量，少量渗血为正常现象，当眼部出现有大量鲜红的血液流出时，应及时通知医生，立即加压包扎，遵医嘱给予止血药物，必要时准备急诊手术探查止血。

（8）疼痛护理：患者术后出现眼部轻微疼痛、眼磨属正常现象，可让患者听音乐、聊天等分散注意力；如出现眼部剧烈疼痛、头痛、眼胀等应及时通知医生，如眼压高应遵医嘱给予降眼压药物治疗。如单纯眼部伤口疼痛，疼痛不可耐受的患者，必要时遵医嘱使用止痛药或镇痛泵。对留置镇痛泵的患者观察有无头晕、恶心、呕吐等不良反应，反应较重时，可适当关闭镇痛泵。

（9）舒适度护理：去除加压包扎后，应保持面部清洁，去除脸上胶布印，协助患者洗脸。有畏光、流泪不适症状的患者，为其拉上窗帘遮挡强光，嘱其少看书报，减少对眼的刺激，注意用眼休息。如术后出现复视的患者可为其遮挡眼垫，避免眼部不适摔伤。

（10）基础护理：输液期间，协助患者进食、如厕以及完成其他不能自理的活动；关注患者的需求，随时询问，积极提供相应的帮助，并按等级护理的要求及专科特点完成患者的基础护理内容。

3. 宣教和指导要点

（1）用药宣教：告知患者术后给予抗炎、抗水肿、止血、止疼输液治疗的目的是为了预防感染、减轻眼组织水肿、减少出血、减轻疼痛；应用糖皮质激素的目的是为了减轻眼部组织水肿、抗炎。

（2）饮食指导：根据患者的身体状况，个性化地有针对性地指导患者进食，以清淡易消化饮食为主，避免进食辛辣、刺激性食物。注意饮食卫生，以免发生腹泻、腹胀等不适。

（3）安全指导：术后观察患者有无乏力、头晕等症状，指导患者首次下床时应渐进下床活动，防止虚脱摔倒；教会患者使用床旁呼叫系统，如出现胸闷、头晕、心慌等不适症状时应及时通知医务人员；老年人活动时应注意地面湿滑，防止摔倒；儿童患者注意不要随处跑动，以免撞伤。

（4）体位指导：通常卧床数小时后可自由体位，但避免压碰术眼，避免弯腰低头。指导患者活动时妥善固定管路，保持引流管通畅，避免管道扭曲、脱落、受压、堵塞。

【出院指导】

1. 皮瓣护理　预防感染，按时复诊，遵医嘱拆线。

2. 治疗　坚持按时点药，按时服药，预防感染。

3. 环境　休养环境应安静舒适，保持温湿度适宜，注意通风，使室内空气新鲜。

4. 心理　保持良好的心理状态，避免紧张激动的情绪，适当参加锻炼，增强自信心，愉快的心情有利于疾病的恢复。

5. 饮食　疾病恢复期应选择含丰富维生素、蛋白质的食物以增强体质，促进疾病的康复，如：瘦肉、鸡蛋、鱼类、新鲜蔬菜和水果，还应注意粗细粮的搭配。

6. 复查　出院后常规一周复诊，复诊时请携带门诊病历卡，挂号取门诊病历后到门诊复查，若病情发生变化，应及时来院就诊，以免延误病情。

7. 禁忌项目　适当休息，避免急、剧烈活动，避免高空作业、搬运重物，勿用力大便。

（三）角膜皮样瘤手术护理常规

【术前护理】

1. 评估和观察要点

（1）病情评估。①专科评估：评估患者外眼的情况，包括眼红、眼痛、分泌物等症状；评估皮样瘤的部位及遮挡角膜的情况。②基础评估：评估患者的生命体征、原发病治疗用药情况、既往病史以及全身有无合并症等。③日常生活能力评估：了解患者自理能力、饮食、二便及睡眠情况。

（2）安全评估：评估患者有无视力障碍、头晕等症状，评估患者年龄、精神状况。

（3）疾病认知：了解患者及家属对疾病和手术的认知程度，评估患者及家属的配合程度。

（4）心理状况：了解患者和家属的心理状态。

2. 护理要点

（1）术前检查

1）常规检查：血、尿常规，生化常规，凝血三项，酶联免疫四项,心电图,胸部 X 线片。

2) 专科检查。①影像学检查:眼眶 CT、眼眶 MRI、眼彩超。②眼专科检查:VEP、视野、显然验光。

3) 注意事项:向患者及家属讲解术前检查的目的、方法,积极协助其完成各项检查;告知患者静脉抽血前需要禁食、水 6h 以上;留取尿标本时,应取晨起、空腹、首次、中段尿液。做眼科专科检查如 VEP 前要告知患者检查前一天禁止使用散瞳药,以免影响检查结果。 14 岁以下儿童禁止做 VEP。

(2) 术前准备

1) 呼吸道:保暖,预防感冒,必要时遵医嘱应用抗生素控制感染。

2) 胃肠道:全麻手术需禁食、水 6~8h,防止全身麻醉所导致的吸入性肺炎、窒息等。

3) 过敏试验:询问患者过敏史,遵医嘱做抗生素皮肤过敏试验,记录结果。皮肤过敏试验阳性者,应在病历、床头卡、腕带和患者一览表名牌上注明,并及时通知医生。

4) 皮肤准备:术前一日由责任护士根据医嘱为患者备睫毛,为手术做准备。

5) 个人卫生:术前一日给予患者沐浴、剪指 / 趾甲,保持全身清洁,男性患者剃净胡须,女性勿化妆、勿涂指甲油,长发者梳理好头发,更换干净的病号服。

6) 睡眠:创造良好环境,保证充足的睡眠,必要时,遵医嘱于手术前晚给予口服镇静剂。

7) 术晨准备:嘱患者取下假牙、眼镜、角膜接触镜,将首饰及贵重物品交予家属妥善保存,入手术室前应排空二便。手术前遵医嘱给予术前针,并将病历、术中用药等用物带入手术室;检查患者腕带的信息是否清楚、准确、齐全,以便术中进行患者身份识别。

8) 床单位准备:备全麻床、输液架、血压表、听诊器、氧气、污物袋等。

9) 心理护理:合理运用沟通技巧,与患者进行有效沟通;向患者进行健康宣教,介绍手术名称及简单过程、麻醉方式、术前准备的目的及内容、术前用药的作用,并向患者讲解术后可能出现的不适及需要的医疗处置;使患者有充分的心理准备,解除顾虑,消除紧张情绪,增强信心,促进患者术后的康复。

3. 宣教和指导要点

(1) 病种宣教:就所患疾病对患者及家属进行宣教,包括疾病的原因、临床表现、治疗原则、预后、预防等。

(2) 用药宣教:对术前使用抗炎眼药的患者,向患者讲解主要目的、方法及副作用,为手术做好准备。

(3) 眼部加压包扎:告知患者术后绷带加压包扎的目的以及因此给患者带来的不适症状,如术眼包扎痛、术眼有异物感、术眼流泪等,使患者对术后的症状有一定的了解,增进护患配合。

(4) 饮食指导:告知患者术后进食易消化或半流饮食,不可进食带有骨刺、坚硬或刺激性强的食物,以免因进食不善影响眼部伤口的出血和愈合。术后嘱患者多吃蔬菜和水果,以保持大便通畅。术后适当增加维生素及蛋白质食物,对伤口愈合会有所帮助,但正常人都具有创口自然愈合的功能,眼部手术创口一般较小,不必迷信某些贵重药物或营养品。

(5) 体位指导:告知患者全麻术后回病房 4h 内,采取去枕平卧位,头偏向一侧,目的是避免呕吐时发生窒息及促进分泌物引流。

(6) 手术禁忌:注意患者有无上呼吸道感染症状,术前监测生命体征,注意有无发热,若有异常,应及时通知医生予以处理;女性患者月经来潮时及时通知医生。

(7) 服药禁忌:入院后及时询问患者是否长期服用抗凝或麻醉禁忌的药物,服用者应及时通知医生,术前应停药一周,以免引起术中出血或麻醉意外。

4. 效果评价 评价患者对眼科相关知识的了解程度,医患配合效果;评估责任护士对患者病情和精神状态的掌握程度。

【术后护理】

1. 评估和观察要点

(1) 手术交接:患者安返病房后,责任护士与麻醉护士严格交班,了解患者的麻醉方式、术中病情变化、生命体征、出血量、意识恢复状态及皮肤完整性。

(2) 病情评估:密切观察患者病情变化,如生命体征、意识、呼吸道通畅情况;观察局部伤口疼痛、渗血情况;静脉留置针处有无红肿、外渗,液体输入是否顺畅;观察药物作用及用药后的反应。

(3) 并发症的观察:观察患者有无眼部伤口出血、高眼压等并发症的发生。

(4) 术后不适症状评估:观察患者有无眼部异物感、流泪、发热、恶心、呕吐、腹胀等常见术后反应。

2. 护理要点

(1) 体位护理:全麻术后回病房 4h 内,应保持呼吸道通畅,采取去枕平卧,头偏向一侧,以免呕吐物误吸入呼吸道发生窒息。

(2) 生命体征监测:术后严密监测患者生命体征,每日测量体温、脉搏、呼吸 4 次,必要时遵医嘱给予患者心电监护。

(3) 眼部伤口渗血的护理:患者术后眼部伤口会有少量渗血,密切观察渗血的颜色、性质和量,嘱患者勿紧张。如有大量新鲜的血液渗出,应及时通知医生。

(4) 并发症观察与护理

1) 感染:监测患者体温,若体温升高,或患者主诉伤口疼痛,眼部分泌物增多并伴有眼红、眼痛等症状应及时通知医生予以处理,如局部频点眼药或增加糖皮质激素类眼药水抑制感染,必要时全身用药。

2) 出血:术后患者如出现眼部渗血情况,应密切观察出血量,少量渗血为正常现象,当眼部出现有大量鲜红的血液流出时,应及时通知医生,立即加压包扎,遵医嘱给予止血药物,必要时准备急诊手术探查止血。

3) 疼痛护理:患者术后出现眼部轻微疼痛、眼磨属正常现象,可让患者听音乐、聊天等分散注意力;如出现眼部剧烈疼痛、头痛、眼胀等应及时通知医生,如眼压高应遵医嘱给予降眼压药物治疗。如单纯眼部伤口疼痛,疼痛不可耐受的患者,必要时遵医嘱使用止痛药或镇痛泵。对留置镇痛泵的患者观察患者有无头晕、恶心、呕吐等不良反应,反应较重时,可适当关闭镇痛泵。

4) 舒适度护理:去除加压包扎后,应保持面部清洁,去除脸上胶布印,协助患者洗脸。有畏光流泪不适症状的患者,为其拉上窗帘遮挡强光,嘱其少看书报,减少对术眼的刺激,注意用眼卫生。如术后出现复视的患者可为其遮挡眼垫,避免眼部不适摔伤。

(5) 基础护理:输液期间,协助患者进食、如厕以及完成其他不能自理的活动;关注患者的需求,随时询问,积极提供相应的帮助,并按等级护理的要求及专科特点完成患者的基础护理内容。

(6) 心理护理:患者对于术后眼部渗血、眼红、眼部肿胀等会有紧张、恐惧等表现,应向患者做好解释工作,减轻患者的紧张情绪;应倾听患者主诉,多鼓励患者,及时了解患者的心理变化,针对患者存在的心理问题及时给予解释和帮助,使患者正确面对疾病。

3. 宣教和指导要点

(1) 用药宣教:告知患者术后给予抗炎、抗水肿、止血、止疼输液治疗的目的是为了预防感染、减轻眼组织水肿、减少出血、减轻疼痛;应用糖皮质激素的目的是为了减轻眼部组织水肿、抗炎。

(2) 饮食指导:根据患者的身体状况,个性化地有针对性地指导患者进食,以清淡易消化饮食为主,避免进食辛辣、刺激性食物。注意饮食卫生,以免发生腹泻、腹胀等不适。

(3) 安全指导:术后观察患者有无乏力、头晕等症状,指导患者首次下床时应渐进下床活动,防止虚脱摔倒;教会患者使用床旁呼叫系统,如出现胸闷、头晕、心慌等不适症状时应及时通知医务人员;老年人活动时应注意地面湿滑,防止摔倒,术眼包扎时应注意卧床休息,小儿注意避免在床上蹦跳,影响伤口恢复和术眼碰伤,导致伤口裂开出血。

(4) 体位指导:通常卧床数小时后可自由体位,但避免压碰伤术眼,避免弯腰低头。

【出院指导】

1. 环境　休养环境应安静舒适,保持温湿度适宜,注意通风,使室内空气新鲜。

2. 心理　保持良好的心理状态,避免紧张激动的情绪,适当参加锻炼,增强自信心,愉快的心情有利于疾病的恢复。

3. 饮食　疾病恢复期应选择含丰富维生素、蛋白质的食物以增强体质,促进疾病的康复,如:瘦肉、鸡蛋、鱼类、新鲜蔬菜和水果,还应注意粗细粮的搭配。

4. 复查　出院后常规一周复诊,复诊时请携带门诊病历卡,挂号取门诊病历后到门诊复查,若病情发生变化,应及时来院就诊,以免延误病情。

5. 治疗　坚持按时点药,按时服药,预防感染。

6. 禁忌项目　适当休息,避免急、剧烈活动,避免高空作业、搬运重物,勿用力大便。

7. 眼部护理　如出现视力下降和恶心呕吐,需随时来医院就诊。如发现眼部肿块,需及时就诊。

(四)眶内(眶尖)肿物切除术护理常规

【术前护理】

1. 评估和观察要点

(1) 病情评估。①专科评估:评估患者眼部的情况,包括眼球突出度、肿物大小、有无视力下降、有无复视、有无眼球运动障碍及眼位不正,有无眼痛、眼胀、头痛等症状;②基础评估:评估患者的生命体征、全身病治疗用药情况、既往病史以及全身有无合并症等;③日常生活能力评估:了解患者自理能力、饮食、二便及睡眠情况,女性患者月经情况。

(2) 安全评估:评估患者有无视力下降及复视,有无眼球运动障碍及眼位不正等症状,评估患者年龄、精神状况。

(3) 疾病认知:了解患者及家属对疾病和手术的认知程度,评估患者及家属的配合程度。

(4) 心理状况:了解患者和家属的心理状态。

2. 护理要点

(1) 术前检查

1) 常规检查:血、尿常规,生化常规,凝血三项,酶联免疫四项,心电图,胸部 X 光片。

2) 专科检查:①影像学检查,眼部 CT、眼部 MRI、眼彩超;②眼专科检查:视力、眼压测量、VEP、视野、显然验光。

3) 注意事项:向患者及家属讲解术前检查的目的、方法,积极协助其完成各项检查;告知患者静脉抽血前需要禁食、水 6h 以上;留取尿标本时,应取晨起、空腹、首次、中段尿液。

(2) 术前准备

1) 呼吸道:保暖,预防感冒,必要时遵医嘱应用抗生素控制感染。

2) 胃肠道:全麻手术需禁食、水 6~8h,防止全身麻醉所导致的吸入性肺炎、窒息等。

3) 皮肤准备:术前一日由责任护士根据医嘱为患者剪睫毛,必要时剃眉毛,备耳前皮肤、耳周皮肤、剃头,为手术做准备。

4) 术眼准备:术前三日点抗生素滴眼液,术晨以无菌生理盐水洗眼,遮盖眼垫。

5) 个人卫生:术前一日沐浴、剪指 / 趾甲,保持全身清洁,男性患者剃净胡须,女性勿化妆、勿涂指甲油,长发者梳理好头发,更换干净的病号服。

6) 睡眠:创造良好环境,保证充足的睡眠,必要时,遵医嘱于手术前晚给予口服镇静剂。

7) 术晨准备:高血压患者术晨用一口水口服降血压药物。嘱患者取下假牙、眼镜、角膜接触镜,将首饰及贵重物品交予家属妥善保存,入手术室前应排空二便。手术前遵医嘱将病历、术中带药、CT、核磁等影像学资料清点数目后带入手术室;检查核对患者腕带信息是否清楚、准确、齐全,以便术中进行患者身份识别。

8) 床单位准备:全麻患者需备全麻床、血压表、听诊器、输液架、氧气、污物袋等。

9) 心理护理:合理运用沟通技巧,与患者进行有效沟通;向患者进行健康宣教,讲解简要手术名称及简单过程、麻醉方式、术前准备的目的及内容、术中用药的作用,告知患者拟定手术时间,同时告知手术具体时间可能因手术难易程度或术中突发情况而发生变化,避免患者产生紧张焦虑情绪,并向患者讲解术后可能出现的不适及需要的医疗处置;使患者有充分的心理准备,解除顾虑,消除紧张情绪,增强信心,促进患者术后的康复。

3. 宣教和指导要点

(1) 病种宣教:就所患疾病对患者及家属进行宣教,包括疾病的原因、临床表现、治疗原则、预后、预防等。

(2) 用药宣教:患者术前三日给予抗生素眼药水点眼,向患者讲解主要目的、方法及副作用,为手术做好准备。

(3) 眼部加压包扎:告知患者术后绷带加压包扎的目的以及因此给患者带来的不适症状,如术眼包扎痛,术眼有异物感、流泪等,使患者对术后的症状有一定的了解,增进护患配合。

(4) 体位指导:告知患者全麻术后回病房4h内,采取去枕平卧位,头偏向一侧,目的是避免呕吐发生窒息及促进分泌物引流。

(5) 饮食指导:告知患者术后进温凉清淡易消化食物,避免进食酸、辣、坚硬等刺激性食物,以免因进食不善引起出血。

(6) 手术禁忌:注意患者有无上呼吸道感染症状,术前监测生命体征,注意有无发热,若有异常,应及时通知医生予以处理;有高血压病史的患者术前监测血压,舒张压 >100mmHg、收缩压 >160mmHg,应通知医生及时处理。有糖尿病病史的患者术前应监测空腹血糖,空腹血糖 >11mmol/L 应通知医生。女性患者月经来潮时及时通知医生。

(7) 服药禁忌:入院后及时询问患者是否长期服用抗凝或麻醉禁忌的药物,服用者应及时通知医生,术前应停药一周,以免引起术中出血或麻醉意外。

4. 效果评价 评价患者对眶尖肿物相关知识的了解程度,医患配合效果;评估责任护士对患者病情和精神状态的掌握程度。

【术后护理】

1. 评估和观察要点

(1) 手术交接评估:患者安返病房后,责任护士与麻醉护士严格交班,了解患者的麻醉方式、术中病情变化、生命体征、出血量、意识恢复状态及皮肤完整性。

（2）病情评估：密切观察患者病情变化，如生命体征、意识、呼吸道通畅情况；观察术眼伤口疼痛，敷料是否渗血渗液、松紧度情况；静脉留置针处有无红肿、外渗、液体输入是否顺畅；携带镇痛泵患者查看管路是否通畅无扭曲打折，用胶带给予固定（如疼痛剧烈在麻醉医师指导下根据止痛泵的类型给予加速给药，每次加速给药间隔15min）；观察药物疗效及用药后反应（胃肠道反应明显）。

（3）并发症的观察：观察患者有无伤口出血、感染，缝线是否脱落、视力下降及高眼压等症状的发生。

（4）术后不适症状评估：观察患者有无眼部异物感、恶心、呕吐、发热等常见术后反应。

2. 护理要点

（1）体位护理：全麻术后回病房4h内，应保持呼吸道通畅，采取去枕平卧，头偏向一侧，以免呕吐物误吸入呼吸道发生窒息。

（2）生命体征监测：术后严密监测患者生命体征，每日测量体温、脉搏、呼吸4次，必要时遵医嘱给予心电监护。

（3）眼部伤口渗血的护理：患者术后眼部伤口会有少量渗血，密切观察渗血的颜色、性质、量，嘱患者勿紧张。如有大量新鲜的血液渗出，应及时通知主管医生。注意敷料有无松动、移位及皮肤伤口缝线情况等。

（4）并发症观察与护理

1）感染：监测患者体温，若体温升高，或患者主诉视力下降，应及时遵医嘱给予处理及用药，嘱患者放松心情，适量多饮水，注意休息，术后两周内勿让不洁水接触伤口，保持局部清洁干燥。

2）出血：观察眼部伤口及周围情况，一周内患者眼部伤口会有少量渗血属于正常现象，如有大量新鲜的血液渗出，应及时通知医生。

3）眶及眶周并发症：①视神经损伤：患者术后出现视力下降、视野缺损等症状时可能为视神经损伤，要及时通知医生。②眼中央动脉痉挛：引起视网膜血液灌注不足、苍白,术后患者视力下降。③眼内肌损伤:患者出现眼球运动障碍,需指导患者进行眼球运动功能训练。④眶纸板或眶骨膜损伤:可以出现眶内血肿或气肿,表现为"熊猫眼"。

4) 颅内并发症:如颅内血肿,护士要严密观察患者有无脑膜刺激征、有无颅内压增高症、体温有无变化,观察患者的意识、瞳孔是否等大等圆、对光反射是否存在,如有异常及时通知医生,做相应的化验和检查如脑脊液糖定量、CT、MRI 等。

(5) 疼痛护理:患者术后出现头部轻微疼痛或眼痛属正常现象,可让患者听音乐、聊天等转移注意力;如出现眼部剧烈疼痛、头痛、眼胀等应及时通知医生,如眼压高应遵医嘱给予降眼压药物治疗。如单纯眼部伤口疼痛,疼痛较重或不可耐受的患者,必要时遵医嘱使用止痛药或镇痛泵。对留置镇痛泵的患者观察患者有无头晕、恶心、呕吐等不良反应,反应较重时,可适当关闭镇痛泵。

(6) 舒适度护理:去除加压包扎后,应保持面部清洁,去除脸上胶布印,协助患者洗脸。有畏光流泪不适症状的患者,为其拉上窗帘遮挡强光,嘱其少看书报、手机,减少对术眼的刺激,注意用眼卫生。由于术眼遮挡眼垫,应注意安全避免摔伤。

(7) 基础护理:输液期间,协助患者进食、如厕以及完成其他不能自理的活动;关注患者的需求,随时询问,积极提供相应的帮助,并按等级护理的要求及专科特点完成患者的基础护理内容。

(8) 心理护理:患者对于术后眼部渗血、眼部肿胀等会有紧张、恐惧等表现,应向患者做好解释工作,减轻患者的紧张情绪;对于易复发的肿瘤,患者常会担心预后,应倾听患者主诉,多鼓励患者,及时了解患者的心理变化,针对患者存在的心理问题及时给予解释和帮助,使患者正确面对疾病。

3. 宣教和指导要点

(1) 用药宣教:告知患者术后给予抗炎、抗水肿、止血、止疼药物治疗的目的是为了预防感染、减轻眼组织水肿、减少出血、减轻疼痛;应用糖皮质激素的目的是为了减轻眼部组织水肿、抗炎;应用扩血管、营养神经药物的目的是帮助恢复视力。

(2) **饮食指导**:根据患者的身体状况,个性化地有针对性地指导患者进食,以清淡易消化饮食为主,避免进食酸、辣、坚硬等刺激性食物,多进食高营养、高维生素食物,多食新鲜蔬菜水果,糖尿病患者应选择低糖、低脂、适量蛋白质、高纤维素、高维生素食物。保持大便通畅,注意饮食卫生,以免发生腹泻、腹胀等不适。

(3) **安全指导**:术后观察患者有无乏力、头晕等症状,指导患者首次下床时应渐进下床活动,防止虚脱摔倒,教会患者使用床旁呼叫系统;老年人活动时应注意地面湿滑,防止摔倒,儿童患者注意不要随处跑动,以免撞伤。

(4) **体位指导**:通常卧床数小时后可自由体位,但避免碰伤术眼,避免弯腰低头。

【出院指导】

1. **眼部护理**　适当避免剧烈活动,勿碰伤术眼,避免长时间弯腰低头,避免用力过度。术后两周勿让不洁水接触伤口,以免引起感染,保持眼局部清洁干燥。如需做眼球运动功能训练的,出院后应坚持做训练。

2. **治疗指导**　嘱坚持按时点药,按时服药,预防感染。点药前洁净双手,将下睑缘向下牵拉,眼药滴入下结膜囊内,轻轻闭合眼睑,缓慢转动眼球,使药液均匀分布,眼药瓶口距眼睛 1~2cm,用后将瓶盖拧紧。

3. **复查**　出院后常规一周复诊,复诊时请携带门诊病历卡、诊断证明、出院志,若病情发生变化,应及时来院就诊,以免延误病情。个别患者根据病情及医师要求进行复诊。病理报告常规 10~14 个工作日出结果,患者出院后可向护士站电话咨询病理报告结果是否回报。根据病理结果决定后续的治疗。不适随诊。

4. **饮食**　疾病恢复期应选择含丰富维生素、蛋白质的食物以增强体质,促进疾病的康复,如:瘦肉、鸡蛋、鱼类、新鲜蔬菜、水果(糖尿病患者除外),还应注意粗细粮的搭配。

5. **环境**　环境应安静舒适,保持温湿度适宜,注意通风,保持室内空气清新。

6. **心理** 保持良好的心理状态,避免情绪激动,适当参加锻炼,增强自信心,愉快的心情有利于疾病的康复。

(五)眼部血管瘤切除术护理常规

【术前护理】

1. 评估和观察要点

(1)病情评估。①专科评估:评估患者眼球突出程度,斜视程度,有无上睑下垂、眼睑闭合不全,有无视力下降、流泪、眼痛、眼胀、头痛等症状;②基础评估:评估患者的生命体征、全身病治疗用药情况、既往病史以及全身有无合并症等;③日常生活能力评估:了解患者自理能力、饮食、二便及睡眠情况,女性患者月经情况。

(2)安全评估:评估患者有无视觉障碍、头晕等症状,评估患者年龄、精神状况。

(3)疾病认知:了解患者及家属对疾病和手术的认知程度,评估患者及家属的配合程度。

(4)心理状况:了解患者和家属的心理状态。

2. 护理要点

(1)术前检查

1)常规检查:血、尿常规,生化常规,凝血三项,酶联免疫四项,心电图,胸部 X 光片。

2)专科检查:①影像学检查:眼部 CT、眼部 MRI、眼彩超。②眼专科检查:视力、眼压测量、VEP、视野、显然验光、眼底检查。

3)注意事项:向患者及家属讲解术前检查的目的、方法,积极协助其完成各项检查;告知患者静脉抽血前需要禁食、水 6h 以上;留取尿标本时,应取晨起、空腹、首次、中段尿液。

(2)术前准备

1)呼吸道:保暖,预防感冒,必要时遵医嘱应用抗生素控制感染。

2)胃肠道:全麻手术需禁食、水 6~8h,防止全身麻醉所导致的吸入性肺炎、窒息等,局麻患者术日晨可进少量易消化食物,不可过饱,以免术中发生呕吐。

3）皮肤准备:术前一日由责任护士根据医嘱为患者备睫毛、眉毛,为手术做准备。

4）术眼准备:术前三日点抗生素滴眼液,对于眼睑闭合不全的患者遵医嘱给予眼药膏点眼预防干眼或暴露性角膜炎的发生。术晨以无菌生理盐水洗眼,遮盖眼垫。

5）个人卫生:术前一日沐浴、剪指/趾甲,保持全身清洁,男性患者剃净胡须,女性勿化妆、勿涂指甲油,长发者梳理好头发,更换干净的病号服。

6）睡眠:创造良好环境,保证充足的睡眠,必要时,遵医嘱于手术前晚给予口服镇静剂。

7）术晨准备:高血压患者术晨用一口水口服降血压药物。嘱患者取下假牙、眼镜、角膜接触镜,将首饰及贵重物品交予家属妥善保存,入手术室前应排空二便。手术前遵医嘱将病历、术中带药、CT、核磁等影像学资料清点数目后带入手术室;检查核对患者腕带信息是否清楚、准确、齐全,以便术中进行患者身份识别。

8）床单位准备:全麻患者需备全麻床、血压表、听诊器、输液架、氧气、污物袋等。

9）心理护理:合理运用沟通技巧,与患者进行有效沟通;向患者进行健康宣教,讲解简要手术名称及简单过程、麻醉方式、术前准备的目的及内容、术中用药的作用,告知患者拟定手术时间,同时告知手术具体时间可能因手术难易程度或术中突发情况而发生变化,避免患者产生紧张焦虑情绪,并向患者讲解术后可能出现的不适及需要的医疗处置;使患者有充分的心理准备,解除顾虑,消除紧张情绪,增强信心,促进患者术后的康复。

3. 宣教和指导要点

（1）病种宣教:就所患疾病对患者及家属进行宣教,包括疾病的原因、临床表现、治疗原则、预后、预防等。

（2）用药宣教:患者术前三日给予抗生素眼药水及眼药膏点眼,向患者讲解主要目的、方法及副作用,为手术做好准备。

（3）眼部加压包扎:告知患者术后绷带加压包扎的目的以及因此给患者带来的不适症状,如术眼包扎痛,术眼有异物感、流泪等,使患者对术后的症状有一定的了解,增进护患配合。

(4) 体位指导:告知患者全麻术后回病房 3~4h 内,采取去枕平卧位,头偏向一侧,目的是避免呕吐发生窒息及促进分泌物引流。局麻患者可采取自由体位,以不压迫术眼为宜。

(5) 饮食指导:告知患者术后进温凉清淡易消化食物,避免进食酸、辣、坚硬等刺激性食物,以免因进食不善引起出血。

4. 注意事项

(1) 手术禁忌:注意患者有无上呼吸道感染症状,术前监测生命体征,注意有无发热,若有异常,应及时通知医生予以处理;有高血压病史的患者术前监测血压,舒张压 >100mmHg、收缩压 >160mmHg,应通知医生及时处理。有糖尿病病史的患者术前应监测空腹血糖,空腹血糖 >11mmol/L 应通知医生。女性患者月经来潮时及时通知医生。

(2) 服药禁忌:入院后及时询问患者是否长期服用抗凝或麻醉禁忌的药物,服用者应及时通知医生,术前应停药一周,以免引起术中出血或麻醉意外。

5. 效果评价　评价患者对血管瘤相关知识的了解程度、医患配合效果;评估责任护士对患者病情和精神状态的掌握程度。

【术后护理】

1. 评估和观察要点

(1) 手术交接评估:患者安返病房后,责任护士与麻醉护士严格交班,了解患者的麻醉方式、术中病情变化、生命体征、出血量、意识恢复状态及皮肤完整性。

(2) 病情评估:密切观察患者病情变化,如生命体征、意识、呼吸道通畅情况;观察术眼伤口疼痛,敷料是否存在渗血渗液、松紧度情况;静脉留置针处有无红肿、外渗,液体输入是否顺畅;携带镇痛泵患者查看管路是否通畅无扭曲打折,用胶带给予固定(如疼痛剧烈在麻醉医师指导下根据止痛泵的类型给予加速给药,每次加速给药应间隔 15min);观察药物疗效及用药后反应(胃肠道反应明显)。

（3）并发症的观察：观察患者有无伤口出血，缝线是否脱落、感染，有无上睑下垂、斜视、眼睑闭合不全等情况，有无再次突发突眼、伤口大出血、球结膜下大量出血、视力下降及高眼压等症状的发生。

（4）术后不适症状评估：观察患者有无眼部异物感、恶心、呕吐、发热等常见术后反应。

2. 护理要点

（1）体位护理：全麻术后回病房 3~4h 内，应保持呼吸道通畅，采取去枕平卧，头偏向一侧，以免呕吐物误吸入呼吸道发生窒息；局麻患者可采取自由体位，以不压迫术眼为宜。

（2）生命体征监测：术后严密监测患者生命体征，每日测量体温、脉搏、呼吸 4 次，必要时遵医嘱给予心电监护、氧气吸入。

（3）眼部伤口渗血的护理：患者术后眼部伤口会有少量渗血，密切观察渗血的颜色、性质、量，嘱患者勿紧张。如有大量新鲜的血液渗出，应及时通知主管医生。注意敷料有无松动、移位及皮肤伤口缝线情况等。引流条是否在位，观察引流液的量、颜色、性状。

（4）并发症观察与护理

1）感染：监测患者体温，若体温升高，或患者主诉视力下降，应及时遵医嘱给予处理及用药，嘱患者放松心情，适量多饮水，注意休息，术后两周内勿让不洁水进入术眼，保持局部清洁干燥。

2）出血：观察眼部伤口及周围情况，一周内患者眼部伤口会有少量渗血属于正常现象，如有伤口大出血或球结膜下大量出血，应及时通知医生。

（5）疼痛护理：患者术后出现头部轻微疼痛或眼痛属正常现象，可让患者听音乐、聊天等转移注意力；如出现眼部剧烈疼痛、头痛、眼胀等应及时通知医生，如眼压高应遵医嘱给予降眼压药物治疗。如单纯眼部伤口疼痛，疼痛较重或不可耐受的患者，必要时遵医嘱使用止痛药或镇痛泵。对留置镇痛泵的患者观察患者有无头晕、恶心、呕吐等不良反应，反应较重时，可适当关闭镇痛泵。

（6）舒适度护理：去除加压包扎后，应保持面部清洁、去除脸上胶布印,协助患者洗脸。有畏光、流泪不适症状的患者,为其拉上窗帘遮挡强光,嘱其少看书报、手机,减少对术眼的刺激,注意用眼卫生。由于术眼遮挡眼垫,故双眼视觉功能受影响,应注意安全避免摔伤。

(7) 基础护理:输液期间,协助患者进食、如厕以及完成其他不能自理的活动;关注患者的需求,随时询问,积极提供相应的帮助,并按等级护理的要求及专科特点完成患者的基础护理内容。

(8) 心理护理:患者对于术后眼部渗血、眼部肿胀等会有紧张、恐惧等表现,应向患者做好解释工作,减轻患者的紧张情绪。血管瘤一般为良性肿瘤,无复发,应倾听患者主诉,多鼓励患者,及时了解患者的心理变化,针对患者存在的心理问题及时给予解释和帮助,使患者正确面对疾病。

3. 宣教和指导要点

(1) 用药宣教:告知患者术后给予抗炎、抗水肿、止血、止疼药物治疗的目的是为了预防感染、减轻眼组织水肿、减少出血、减轻疼痛;应用糖皮质激素的目的是为了减轻眼部组织水肿、抗炎。

(2) 饮食指导:根据患者的身体状况,个性化地有针对性地指导患者进食,以清淡易消化饮食为主,避免进食酸、辣、坚硬等刺激性食物,多进食高营养、高维生素食物,多食新鲜蔬菜水果,糖尿病患者应选择低糖、低脂、适量蛋白质、高纤维素、高维生素食物。保持大便通畅,注意饮食卫生,以免发生腹泻、腹胀等不适。

(3) 安全指导:术后观察患者有无乏力、头晕等症状,指导患者首次下床时应渐进下床活动,防止虚脱摔倒,教会患者使用床旁呼叫系统;老年人活动时应注意地面湿滑,防止摔倒;儿童患者注意不要随处跑动,以免撞伤。

(4) 体位指导:通常卧床数小时后可自由体位,但避免碰伤术眼,避免弯腰低头。

【出院指导】

1. 眼部护理 适当避免剧烈活动,勿碰伤术眼,避免长时间弯腰低头,避免用力过度。术后两周勿让不洁水进入术眼,以免引起感染,保持眼局部清洁干燥。

2. 治疗指导　嘱坚持按时点药,按时服药,预防感染。点药前洁净双手,将下睑缘向下牵拉,眼药滴入下结膜囊内,轻轻闭合眼睑,缓慢转动眼球,使药液均匀分布,眼药瓶口距眼睛 1~2cm,用后将瓶盖拧紧。

3. 复查　出院后常规一周复诊,复诊时请携带门诊病历卡、诊断证明、出院志,若病情发生变化,应及时来院就诊,以免延误病情。个别患者根据病情及医师要求进行复诊。病理报告常规 10~14 个工作日出结果,患者出院后可向护士站电话咨询病理报告结果是否回报。

4. 饮食　疾病恢复期应选择含丰富维生素、蛋白质的食物以增强体质,促进疾病的康复,如:瘦肉、鸡蛋、鱼类、新鲜蔬菜、水果(糖尿病患者除外),还应注意粗细粮的搭配。

5. 环境　环境应安静舒适,保持温湿度适宜,注意通风,保持室内空气清新。

6. 心理　保持良好的心理状态,避免情绪激动,适当参加锻炼,增强自信心,愉快的心情有利于疾病的康复。

(六) 眉弓肿物切除术护理常规

【术前护理】

1. 评估和观察要点

(1) 病情评估。①专科评估:评估患者外眼的情况、肿物进展程度、肿物大小、压痛,有无视力下降、流泪、眼痛、眼胀、头痛等症状;②基础评估:评估患者的生命体征、全身病治疗用药情况、既往病史以及全身有无合并症等;③日常生活能力评估:了解患者自理能力、饮食、二便及睡眠情况,女性月经情况。

(2) 安全评估:评估患者有无视觉障碍、头晕等症状,评估患者年龄、精神状况。

(3) 疾病认知:了解患者及家属对疾病和手术的认知程度,评估患者及家属的配合程度。

(4) 心理状况:了解患者和家属的心理状态。

2. 护理要点

(1) 术前检查

1) 常规检查:血、尿常规,生化常规,凝血三项,酶联免疫四项,心电图,胸部 X 线片。

2) 专科检查:①影像学检查:眼部 CT、眼部 MRI、眼彩超。②眼专科检查:视力、眼压测量、VEP、视野、显然验光。

3) 注意事项:向患者及家属讲解术前检查的目的、方法,积极协助其完成各项检查;告知患者静脉抽血前需要禁食、水 6h 以上;留取尿标本时,应取晨起、空腹、首次、中段尿液。

(2) 术前准备

1) 呼吸道:保暖,预防感冒,必要时遵医嘱应用抗生素控制感染。

2) 胃肠道:全麻手术需禁食、水 6~8h,防止全身麻醉所导致的吸入性肺炎、窒息等,局麻患者术日晨可进少量易消化食物,不可过饱,以免术中发生呕吐。

3) 皮肤准备:术前一日由责任护士根据医嘱为患者备睫毛、眉毛(必要时备耳后 2 指皮肤或剃头,上臂内侧皮肤),为手术做准备。

4) 术眼准备:术前三日点抗生素滴眼液,术晨以无菌生理盐水洗眼,遮盖眼垫。

5) 个人卫生:术前一日沐浴、剪指/趾甲,保持全身清洁,男性患者剃净胡须,女性勿化妆、勿涂指甲油,长发者梳理好头发,更换干净的病号服。

6) 睡眠:创造良好环境,保证充足的睡眠,必要时,遵医嘱于手术前晚给予口服镇静剂。

7) 术晨准备:高血压患者术晨用一口水口服降血压药物。嘱患者取下假牙、眼镜、角膜接触镜,将首饰及贵重物品交予家属妥善保存,入手术室前应排空二便。手术前遵医嘱将病历、术中带药、CT、核磁等影像学资料清点数目后带入手术室;检查核对患者腕带信息是否清楚、准确、齐全,以便术中进行患者身份识别。

8) 床单位准备:全麻患者需备全麻床、血压表、听诊器、输液架、氧气、污物袋等。

9) 心理护理:合理运用沟通技巧,与患者进行有效沟通;向患者进行健康宣教,讲解简要手术名称及简单过程、麻醉方式、术前准备的目的及内容、术中用药的作用,告知患者拟定手术时间,同时告知手术具体时间可能因手术难易程度或术中突发情况而发生变化,避免患者产生紧张焦虑情绪,并向患者讲解术后可能出现的不适及需要的医疗处置,使患者有充分的心理准备,解除顾虑,消除紧张情绪,增强信心,促进患者术后的康复。

3. 宣教和指导要点

(1) 病种宣教:就所患疾病对患者及家属进行宣教,包括疾病的原因、临床表现、治疗原则、预后、预防等。

(2) 用药宣教:患者术前三日给予抗生素眼药水点眼,向患者讲解主要目的、方法及副作用,为手术做好准备。

(3) 眼部加压包扎:告知患者术后绷带加压包扎的目的以及因此给患者带来的不适症状,如术眼包扎痛,术眼有异物感、流泪等,使患者对术后的症状有一定的了解,增进护患配合。

(4) 体位指导:告知患者全麻术后回病房 3~4h 内,采取去枕平卧位,头偏向一侧,目的是避免呕吐发生窒息及促进分泌物引流。局麻患者可采取自由体位,以不压迫术眼为宜。

(5) 饮食指导:告知患者术后进温凉清淡易消化食物,避免进食酸、辣、硬、刺激性食物,以免因进食不善引起出血。

(6) 手术禁忌:注意患者有无上呼吸道感染症状,术前监测生命体征,注意有无发热,若有异常,应及时通知医生予以处理;有高血压病史的患者术前监测血压,舒张压 >100mmHg、收缩压 >160mmHg 时,应通知医生及时处理。有糖尿病病史的患者术前应监测空腹血糖,空腹血糖 >11mmol/L 应通知医生。女性患者月经来潮时及时通知医生。

(7) 服药禁忌:入院后及时询问患者是否长期服用抗凝或麻醉禁忌的药物,服用者应及时通知医生,术前应停药一周,以免引起术中出血或麻醉意外。

4. 效果评价 评价患者对眉弓肿物相关知识的了解程度,医患配合效果;评估责任护士对患者病情和精神状态的掌握程度。

【术后护理】

1. 评估和观察要点

(1) 手术交接评估:患者安返病房后,责任护士与麻醉护士严格交班,了解患者的麻醉方式、术中病情变化、生命体征、出血量、意识恢复状态及皮肤完整性。

(2) 病情评估:密切观察患者病情变化,如生命体征、意识、呼吸道通畅情况;观察术眼伤口疼痛情况,敷料是否渗血渗液、松紧度情况;静脉留置针处有无红肿、外渗,液体输入是否顺畅,携带镇痛泵患者查看管路是否通畅无扭曲打折,用胶带给予固定(如疼痛剧烈在麻醉医师指导下根据止痛泵的类型给予加速给药,每次加速给药应间隔15min);观察药物疗效及用药后反应(胃肠道反应明显)。

(3) 并发症的观察:观察患者有无伤口出血,缝线是否脱落、感染,有无上睑下垂、斜视、视力下降及高眼压等症状的发生。

(4) 术后不适症状评估:观察患者有无眼部异物感、恶心、呕吐、发热等常见术后反应。

2. 护理要点

(1) 体位护理:全麻术后回病房 3~4h 内,应保持呼吸道通畅,采取去枕平卧,头偏向一侧,以免呕吐物误吸入呼吸道发生窒息;局麻患者可采取自由体位,以不压迫术眼为宜。

(2) 生命体征监测:术后严密监测患者生命体征,每日测量体温、脉搏、呼吸 4 次,必要时遵医嘱给予心电监护、氧气吸入。

(3) 眼部伤口渗血的护理:患者术后眼部伤口会有少量渗血,密切观察渗血的颜色、性质、量,嘱患者勿紧张。如有大量新鲜的血液渗出,应及时通知医生。注意敷料有无松动、移位及皮肤伤口缝线情况等。

(4) 并发症观察与护理

1) 感染:监测患者体温,若体温升高,或患者主诉视力下降,应及时遵医嘱给予处理及用药,嘱患者放松心情,适量多饮水,注意休息,术后两周内勿让不洁水及肥皂水接触伤口,保持局部清洁干燥。

2) 出血:观察眼部伤口及周围情况,一周内患者眼部伤口会有少量渗血属于正常现象,如有大量新鲜的血液渗出,应及时通知医生。

(5) 疼痛护理:患者术后出现头部轻微疼痛或眼痛属正常现象,可让患者听音乐、聊天等分散注意力;如出现眼部剧烈疼痛、头痛、眼胀等应及时通知医生,如眼压高应遵医嘱给予降眼压药物治疗。如单纯眼部伤口疼痛,疼痛较重或不可耐受的患者,必要时遵医嘱使用止痛药或镇痛泵。对留置镇痛泵的患者观察患者有无头晕、恶心、呕吐等不良反应,反应较重时,可适当关闭镇痛泵。

(6) 舒适度护理:去除加压包扎后,应保持面部清洁,去除脸上胶布印,协助患者洗脸。有畏光流泪不适症状的患者,为其拉上窗帘遮挡强光,嘱其少看书报、手机,减少对术眼的刺激,注意用眼卫生。由于术眼遮挡眼垫,故双眼视觉功能受影响,应注意安全避免摔伤。

(7) 基础护理:输液期间,协助患者进食、如厕以及完成其他不能自理的活动;关注患者的需求,随时询问,积极提供相应的帮助,并按等级护理的要求及专科特点完成患者的基础护理内容。

(8) 心理护理:患者对于术后眼部渗血、眼部肿胀等会有紧张、恐惧等表现,应向患者做好解释工作,减轻患者的紧张情绪;对于易复发的肿瘤,患者常会担心预后,应倾听患者主诉,多鼓励患者,及时了解患者的心理变化,针对患者存在的心理问题及时给予解释和帮助,使患者正确面对疾病。

3. 宣教和指导要点

(1) 用药宣教:告知患者术后给予抗炎、抗水肿、止血、止疼药物治疗的目的是为了预防感染、减轻眼组织水肿、减少出血、减轻疼痛;应用糖皮质激素的目的是为了减轻眼部组织水肿、抗炎。

(2) 饮食指导:根据患者的身体状况,个性化地有针对性地指导患者进食,以清淡易消化饮食为主,避免进食酸、辣、坚硬等刺激性食物,多进食高营养、高维生素食物,多食新鲜蔬菜水果,糖尿病患者应选择低糖、低脂、适量蛋白质、高纤维素、高维生素食物。保持大便通畅,注意饮食卫生,以免发生腹泻、腹胀等不适。

(3) 安全指导:术后观察患者有无乏力、头晕等症状,指导患者首次下床时应渐进下床活动,防止虚脱摔倒,教会患者使用床旁呼叫系统;老年人活动时应注意地面湿滑,防止摔倒,儿童患者注意不要随处跑动,以免撞伤。

(4) 体位指导:通常卧床数小时后可自由体位,但避免碰伤术眼,避免弯腰低头。

【出院指导】

1. 眼部护理 适当避免剧烈活动,勿碰伤术眼,避免长时间弯腰低头,避免用力过度。术后两周勿让不洁水接触伤口,以免引起感染,保持眼局部清洁干燥。

2. 治疗指导 嘱坚持按时点药,按时服药,预防感染。点药前洁净双手,将下睑缘向下牵拉,眼药滴入下结膜囊内,轻轻闭合眼睑,缓慢转动眼球,使药液均匀分布,眼药瓶口距眼睛 1~2cm,用后将瓶盖拧紧。

3. 复查 出院后常规一周复诊,复诊时请携带门诊病历卡、诊断证明、出院志,若病情发生变化,应及时来院就诊,以免延误病情。个别患者根据病情及医师要求进行复诊。病理报告常规 10~14 个工作日出结果,患者出院后可向护士站电话咨询病理报告结果是否回报。根据病理结果决定后续的治疗。

4. 饮食 疾病恢复期应选择含丰富维生素、蛋白质的食物以增强体质,促进疾病的康复,如:瘦肉、鸡蛋、鱼类、新鲜蔬菜、水果(糖尿病患者除外),还应注意粗细粮的搭配。

5. 环境 环境应安静舒适,保持温湿度适宜,注意通风,保持室内空气清新。

6. 心理 保持良好的心理状态,避免情绪激动,适当参加锻炼,增强自信心,愉快的心情有利于疾病的康复。

九、屈光类手术护理常规

LASIK 手术护理常规

【术前护理】

1. 评估和观察要点

(1) 病情评估。①专科评估:评估患者年龄,是否满

18周岁,近2年近视屈光是否稳定,双眼近视度及散光度,是否配戴隐形眼镜等,评估有无眼部疾病;②基础评估:评估患者的生命体征以及全身有无合并症等;③日常生活能力评估:了解患者自理能力、饮食、二便及睡眠情况,女性月经情况。

(2) 安全评估:评估患者有无视觉障碍,评估患者年龄、精神状况及自理能力。

(3) 疾病认知:了解患者及家属对疾病和手术的认知程度,评估患者及家属的配合程度。

(4) 心理状况:了解患者和家属的心理状态。

2. 护理要点

(1) 术前检查

1) 常规检查:血、尿常规,生化常规、凝血三项、酶联免疫四项、心电图胸部X光片。

2) 专科检查:眼底检查、角膜地形图、角膜内皮镜、视功能。

3) 注意事项:向患者及家属讲解术前检查的目的、方法,积极协助其完成各项检查;告知患者静脉抽血前需要禁食、水6h以上;留取尿标本时,应取晨起、空腹、首次、中段尿液。

(2) 术前准备

1) 呼吸道:保暖,预防感冒,必要时遵医嘱应用抗生素控制感染。

2) 胃肠道:LASIK手术为局部麻醉手术,术日不可进食过饱。

3) 术眼准备:手术当日洗脸,眼部不化妆,以免影响术前眼部消毒效果。

4) 注视训练:术前应做注视训练,以便在术中与医生更好的配合。

5) 个人卫生:术前一日沐浴、剪指/趾甲,保持全身清洁,男性患者剃净胡须,女性勿化妆、勿涂指甲油,长发者梳理好头发。

6) 睡眠:创造良好环境,术前一晚保证充足的睡眠,必要时,遵医嘱于手术前晚给予口服镇静剂。

7) 术晨准备:嘱患者取下眼镜、角膜接触镜,将首饰及贵重物品交予家属妥善保存,入手术室前应排空二便。

8)心理护理:因为准分子激光屈光性角膜手术是目前矫正近视最有效和安全的手术方法之一,由于这是在健康眼睛上进行的手术,所以患者往往期望值较高,对手术医生的要求更高。因此要求我们术前必须完善各种检查,耐心回答患者的各项疑问,消除紧张情绪,以最好的精神状态迎接手术。

3. 宣教和指导要点

(1)用药宣教:患者术前三日给予抗生素眼药水点眼,向患者讲解主要目的、方法及副作用,为手术做好准备。

(2)饮食指导:告知患者术后进温凉清淡易消化食物,避免进食酸、辣、硬、刺激性食物。

(3)手术禁忌:注意患者有无全身手术禁忌证,全身情况能否耐受眼科手术;注意有无眼部禁忌证,如青光眼、眼内活动性炎症、麻痹性角膜炎等;注意有无配戴隐形眼镜,应停戴一周后检查,两周后手术;注意患者有无上呼吸道感染症状,术前监测生命体征,注意有无发热,若有异常,应及时通知医生予以处理;女性患者月经来潮时及时通知医生。

(4)服药禁忌:入院后及时询问患者是否长期服用抗凝或麻醉禁忌的药物,服用者应及时通知医生,术前应停药一周,以免引起术中出血或麻醉意外。

4. 效果评价　评价患者对手术相关知识的了解程度、医患配合效果;评估护士对患者病情和精神状态的掌握程度。

【术后护理】

1. 评估和观察要点

(1)病情评估:密切观察患者病情变化,如生命体征,观察伤口疼痛、敷料渗血渗液情况。

(2)并发症的观察:观察患者有无疼痛、出血、感染等症状。

(3)术后不适症状评估:观察患者有无发热、疼痛等常见术后反应。

2. 护理要点

(1) 生命体征监测：术后严密监测患者生命体征，每日测量体温、脉搏、呼吸4次。

(2) 术眼护理：手术当日严密观察敷料有无渗血、渗液。敷料打开后，观察视力情况，刺痛缓解后，应保持正常睁闭双眼，不可用力挤眼、揉眼，以免角膜瓣移位或发生皱褶。

(3) 眼部刺痛护理：术后明显的不适感就是眼部刺痛，一般持续3~4h，必要时遵医嘱给予口服止痛药。

3. 宣教和指导要点　因准分子激光屈光性角膜手术不需住院，因此应详细交代术后注意事项。

(1) 复诊：要保证按时复诊，术后第一天、第三天、第七天，以后术后一个月、三个月、半年、一年均应复诊。外地患者可于一周后在当地复诊。

(2) 治疗指导：遵医嘱按时用药，用药不当会影响手术效果。

(3) 注意用眼：伤口愈合需要一个周期，所以两周内尽量避免近距离用眼，如阅读、电脑操作等，强烈建议一个月之内不要开车，用药期间不要到公共游泳池内游泳。

(4) 避免剧烈活动及头部和眼部的撞击。

(5) 避免接触刺激性气体和尘埃，早期禁辛辣、禁烟酒。

第三节　眼科门诊患者护理常规

门诊外眼手术患者护理常规

外眼手术包括眼睑皮肤、结膜裂伤、泪囊摘除、睑板腺囊肿、小肿物等，一般在眼科门诊手术室进行，因此术前很多护理工作是由患者或家属自行完成，所以健康指导就显得尤为重要。做好围手术期门诊患者的护理是提升护理服务品质，确保手术顺利进行的关键。

【术前护理】

1. 评估和观察要点

(1) 病情评估。①专科评估：评估患者术眼有无畏光、流泪、红肿热痛、脓性分泌物情况,评估有无既往眼部疾病史,有无不良卫生习惯及不良嗜好、眼部外伤或眼部手术史。②基础评估:评估既往全身病史,评估患者原发病治疗用药情况以及全身有无合并症等。③日常生活能力评估:了解患者自理能力、饮食、二便及睡眠情况,女性月经情况。

(2) 安全评估:评估患者有无视觉障碍症状,评估患者年龄、精神状况。

(3) 疾病认知:了解患者及家属对疾病和手术的认知程度,评估患者及家属的配合程度。

(4) 心理状况:了解患者和家属的心理状态。

2. 护理要点

术前准备

1) 资料准备:将手术日期和时间记录于手术预约单上,并告知患者手术当天携带此单。同时手术当日应还携带病历本、检查结果、手术同意书、术中用药,以及就诊卡和手术费。

2) 术前用药:为防止术后感染,术前三日遵医嘱局部点抗生素眼药水,并将点药的方法和注意事项向患者交代清楚,确保手术如期进行。

3) 心理护理:外眼手术虽为小手术,但部分患者仍很紧张,应做好术前心理护理,消除患者的紧张情绪以便更好地配合手术,护士可为患者简单讲解手术过程及术所需时间等。

4) 术眼准备:手术当日,检查术眼有无炎症,确定可行手术后,认真核对手术眼别并进行术眼清洁消毒。

5) 个人卫生:术前一日沐浴、剪指/趾甲,保持全身清洁,男性患者剃净胡须,女性勿化妆、勿涂指甲油,长发者梳理好头发。

6) 睡眠:创造良好环境,保证充足的睡眠,必要时,遵医嘱于手术前晚给予口服镇静剂。

7) 术晨准备:嘱患者取下假牙、眼镜、角膜接触镜,将首饰及贵重物品交予家属妥善保存,入手术室前排空二便。

3. 宣教和指导要点

(1) 病种宣教:就所患疾病对患者及家属进行宣教,

包括疾病的原因、临床表现、治疗原则、预后、预防等。

（2）用药宣教：患者术前三日给予抗生素眼药水点眼，向患者讲解主要目的、方法及副作用，为手术做好准备。

（3）生活护理：嘱患者术前调整好心情，保证休息和充足的睡眠，糖尿病、高血压患者要确保血糖、血压的平稳。

（4）饮食指导：告知患者术后进温凉清淡易消化食物，避免进食酸、辣、硬、刺激性食物。

（5）体位指导：患者术后可采取自由体位，以不压迫术眼为宜。

（6）手术禁忌：注意患者有无全身手术禁忌证，如严重高血压、糖尿病、心脏病、精神障碍等；注意有无眼部禁忌证，如青光眼、眼内活动性炎症、麻痹性角膜炎等；注意患者有无上呼吸道感染症状，注意有无发热，若有异常，应及时通知医生予以处理；女性患者月经来潮时及时通知医生。

（7）服药禁忌：术前及时询问患者是否长期服用抗凝或麻醉禁忌的药物，服用者应及时通知医生，术前应停药一周，以免引起术中出血或麻醉意外。

4. 效果评价 评价患者对疾病相关知识的了解程度、医患配合效果；评估护士对患者病情和精神状态的掌握程度。

【术后护理】

1. 宣教和指导要点

（1）病情评估：术后请患者到观察室进行短暂观察，如无出血或其他不适，方可离院。

（2）嘱患者遵医嘱服药、换药和检查，并嘱其在拆线前避免术眼进水或伤口着水，以免引起眼部感染。

（3）睑板腺囊肿切除术无缝线的患者，术后覆盖双层眼垫，嘱其用手掌稍用力按压手术部位，10min 后观察有无出血，如无出血即可更换眼垫离院，嘱患者次日自行摘除眼垫并自用消炎药膏和药水，无须换药及再复查；如有缝线，则按外眼手术换药常规换药。

（4）泪囊摘除术患者，手术毕须单眼加压包扎，其目的在于止血，观察 10min 后，无出血方可离院。如 10min 内包扎绷带有渗血，立即报告医师，协助处理并重新包扎术眼。

（5）翼状胬肉切除：翼状胬肉转位术的患者手术部位有缝线，嘱患者及家属次日换药，7 日拆线。

（6）肿物切除：肿物切除术毕一般常规送病理检查，怀疑有恶性病理改变之患者，需等待切片检查结果再做最后诊断，如患者有家属陪同应嘱患者家属 1 周后到病案室取病理报告；如患者无家属陪伴，医护人员应注意保护性医疗，切勿直言告知患者自取病理结果，以免加重患者思想负担，而应婉转、策略地嘱其复查日由家属陪同前来会诊，先取病理报告再复查。避免病理结果对患者的直接刺激而引起其他问题。

2. 效果评价　评价患者对手术及健康相关知识的掌握程度。

第四节　急诊手术患者护理常规

一、眼睑皮肤裂伤缝合手术护理常规

【术前护理】

1. 评估和观察要点

（1）病情评估。①专科评估：评估患者眼睑皮肤裂伤的致伤因素、伤口深度、整齐度、受伤范围、是否有组织缺损、是否残留异物及既往眼部手术史。②基础评估：评估患者是否伴有身体其他部位受伤史，是否伴有全身或其他部位不适症状，必要时请相关科室协助会诊。评估患者既往全身病史，评估患者原发病治疗用药情况以及全身有无合并症等。③日常生活能力评估：了解患者自理能力、女性月经情况。

（2）安全评估：评估患者有无视觉障碍症状，评估患者年龄、精神状况。

（3）疾病认知：了解患者及家属对病情、手术治疗、手术预后及术后并发症的认知程度，评估患者及家属的配合程度。向患者及家属解释眼睑皮肤裂伤需急救处理，对新鲜眼睑皮肤伤口应尽早清创缝合，尽量保留可存活的组织,有助于眼睑功能和形态的恢复。但眼睑皮肤薄而松弛,血液循环较为丰富,不仅使得手术缝合难度加大,缝合后会给患者眼睑处留下瘢痕,对患者的面部美观度造成影响,使患者及家属对手术治疗及预后有充分的认知。

(4) 心理状况:充分了解患者及家属的心理状态。

2. 护理要点

术前准备

1) 病历资料准备:患者于急诊就诊后,急诊医生电话通知眼科门诊手术室,患者应携带病历本、检查结果、手术同意书以及就诊卡。

2) 心理护理:因意外受伤,且伤口愈合后轻则会造成眼睑皮肤瘢痕的形成,影响患者容貌美观,重则造成眼睑功能的丧失,更甚影响视力,因此,患者会有焦虑、恐惧的心理障碍,因此对患者要耐心说明病情、手术治疗、手术预后及术后可能并发症,消除紧张心理,使之保持良好心态,以配合手术。

3) 术眼准备:手术前,医生做好术眼标识,护士认真核对手术眼别,先用20%肥皂水溶液擦拭受伤部位的皮肤,除去表面异物,再用生理盐水充分冲洗,直到去除局部血渍和污迹。在处理过程中清洁伤口尤为重要,冲洗时要仔细合理地清理伤口,掌握冲洗技巧,避免异物嵌入伤口,操作动作应轻柔。对于较深的伤口需用过氧化氢溶液充分消毒处理。

4) 患者准备:帮助患者平躺于手术床上,双臂放于身体两侧,并用约束带固定,嘱患者手臂勿抬至胸口及以上,以免污染无菌区域。

5) 器械及物品准备:根据手术需要准备无菌手术器械和物品,保证手术顺利进行。

3. 宣教和指导要点

(1) 病情宣教:关于目前病情对患者及家属进行宣教,包括眼睑皮肤裂伤的伤口深度、整齐度、受伤范围、是否有组织缺损、是否残留异物、手术治疗原则、预后等。向患者解释急诊手术治疗的目的在于尽早清创缝合伤口,恢复组合正常解剖结构,尽最大可能帮助恢复眼睑功能及形态,但无法避免瘢痕,甚至会有眼睑功能不全、形态不完整、感染需要二次清创缝合或后期整形手术治疗的可能，使患者有充分的疾病认知和心理预期。

（2）生活护理：嘱患者术前放松心态，紧张时可深呼吸。伴有基础病的患者，如糖尿病、高血压患者要确保血糖、血压的平稳。

（3）手术禁忌：注意患者有无全身手术禁忌证，如严重高血压、糖尿病、心脏病、精神障碍等。是否伴有身体其他部位创伤或不适症状且无法接受急诊手术；注意患者有无上呼吸道感染症状，有无发热，若有异常，应及时通知医生予以处理。

（4）服药注意事项：术前及时询问患者是否长期服用抗凝或麻醉禁忌的药物，服用者应及时通知医生。

4. 效果评价　评价患者对病情、手术治疗及手术预后的了解程度、医患配合效果；评估护士对患者病情的掌握程度及对伤口的清洁消毒程度。

【术后护理】

1. 宣教和指导要点

（1）病情评估：术后请患者到观察室进行短暂观察，如无出血或其他不适，方可离开。

（2）根据患者病情，术后即刻涂抹眼药膏并覆盖双层眼垫，嘱患者于次日晨术眼换药，并遵医嘱复查和随访、拆线，眼睑皮肤缝线一般7~10天拆线。嘱患者如有不适，如出现伤口局部疼痛、红肿、脓性物等感染症状，及时就诊。

（3）嘱患者拆线前避免术眼进水，以免引起眼部感染。

（4）眼部用药护理：严格遵医嘱用药，注意观察用药后反应。

（5）体位指导：患者术后可采取自由体位，以不压迫术眼为宜。

（6）有效预防：据统计，随着社会交通的不断发达和家庭用车的日渐普及，车祸伤已经成为眼睑全层多发性外伤的主要原因。因此防止交通意外是预防眼睑全层外伤的主要措施，另外，注意个人安全，防止锐器伤、摔伤等对于防止眼睑多发性外伤也十分重要。

2. 效果评价　评价患者对手术治疗、术后护理相关知识及随诊复查的掌握程度。

二、角膜裂伤缝合手术护理常规

【术前护理】

1. 评估和观察要点

（1）病情评估。①专科评估：评估患者角膜裂伤原因、裂伤程度即全层裂伤或非全层裂伤、是否伴有虹膜脱出或嵌顿、是否伴有晶状体损伤和/或其他眼内容脱出，评估患者视力及既往眼部手术史。②基础评估：评估患者是否伴有身体其他部位受伤史，是否伴有全身或其他部位不适症状，必要时请相关科室协助会诊，评估患者既往全身病史，评估患者原发病治疗用药情况以及全身有无合并症等。③日常生活能力评估：了解患者自理能力、女性月经情况。

（2）安全评估：评估患者有无视觉障碍症状，评估患者年龄、精神状况。

（3）疾病认知：了解患者及家属对病情、手术治疗、手术风险及术后并发症的认知程度，评估患者及家属的配合程度。

（4）心理状况：充分了解患者及家属的心理状态。

2. 护理要点

术前准备

1）病历资料准备：患者于急诊就诊后，急诊医生电话通知眼科门诊手术室，患者应携带病历本、检查结果、手术同意书以及就诊卡。

2）心理护理：因外伤事发突然，多数患者发生角膜穿通伤，病情较严重，不同程度影响视力，患者和家属多数表现为焦虑和恐惧，因此，应充分了解患者和家属的心理状态，耐心地向患者解释病情、手术过程及术后可能并发症，让患者及家属有充分的疾病认知和心理准备。

3）术眼准备：手术前，医生做好术眼标识，护士认真核对手术眼别并为患者点盐酸丙美卡因滴眼液局部麻醉，冲洗术眼结膜囊，进行术眼清洁消毒。操作过程中，动作一定要轻柔,尤其对于角膜穿通伤和眼内容脱出者,不能翻转眼睑、不能施压眼球,勿因冲洗术眼时疼痛加剧,眼睑紧闭,使眼球内容物脱出,造成不可挽回的损伤。如已发生眼内组织嵌顿,做眼部冲洗时应细心分辨眼内组织与异物。

4) 患者准备:帮助患者平躺于手术床上,双臂放于身体两侧,并用约束带固定,嘱患者手臂勿抬至胸口及以上,以免污染无菌区域。

5) 器械及物品准备:根据手术需要准备无菌手术器械和物品,保证手术顺利进行。

3. 宣教和指导要点

(1) 病情宣教:关于目前病情对患者及家属进行宣教,包括角膜裂伤的原因、裂伤程度、是否伴有其他眼部组织损伤、手术治疗原则、预后、预防等。

(2) 生活护理:嘱患者术前放松心态,紧张时可深呼吸,伴有基础病的患者,如糖尿病、高血压患者要确保血糖、血压的平稳,伴有身体其他部位受伤或不适症状的患者要确保生命体征平稳且适宜进行急诊手术。

(3) 手术禁忌:注意患者有无全身手术禁忌证,如严重高血压、糖尿病、心脏病、精神障碍等;伴有身体其他部位创伤或不适症状且无法接受急诊手术;注意患者有无上呼吸道感染症状,有无发热,若有异常,应及时通知医生予以处理;女性患者月经来潮时及时通知医生。

(4) 服药注意事项:术前及时询问患者是否长期服用抗凝或麻醉禁忌的药物,服用者应及时通知医生。

4. 效果评价 评价患者对疾病相关知识的了解程度、医患配合效果;评估护士对患者病情和预后的掌握程度。

【术后护理】

1. 宣教和指导要点

(1) 病情评估:术后请患者到观察室进行短暂观察,如无出血或其他不适,方可离开。

(2) 根据患者病情,术后即刻涂抹眼药膏并覆盖双层眼垫,嘱患者于次日晨术眼换药,并遵医嘱复查和随访、拆线,角膜缝线一般两周拆线。嘱患者如有不适,如剧烈眼痛、视力下降、感染等症状,及时就诊。

(3) 嘱患者两周内避免术眼进水,以免引起眼部感染。

(4) 眼部用药的护理:严格遵医嘱用药,注意观察用药后反应。①询问患者有无药物过敏史。②嘱患者滴眼药前,应洗净双手。③滴眼药时患者取坐位或平卧位,头向后仰,并偏向患眼侧,滴眼药前擦拭眼睛分泌物。④教会患者正确滴眼药方法:滴眼药水时,牵拉下眼睑,患者眼向上看,瓶身距眼部 2cm 左右,瓶身与面部成 45°角,滴入结膜囊内,1~2 滴药液即可,点完眼药应闭眼 2~3min,并转动眼球,使药液均匀分布。眼药瓶或软管不能接触眼睛。⑤几种眼药同时使用,每种药间隔 5~10min。眼药水与眼药膏同时用,应先点眼药水,后点眼药膏。⑥眼药使用后拧紧瓶盖,一经开启,宜放于阴凉避光处保存。眼药开封后一个月不可继续使用。

(5) 体位指导:患者术后可采取自由体位,以不压迫术眼为宜。

(6) 饮食指导:告知患者术后进温凉清淡易消化食物。

(7) 有效预防:眼外伤患者多为男性,儿童和青壮年发病率高,瞬间伤害对患者的身心和生活质量造成严重影响,一些严重的眼外伤预后很差,因此预防极其重要,应加强对患者的健康教育。在工农业生产中,当暴露于有损害可能的环境时,应戴防护面罩或眼罩;开采矿石时,应规范使用爆炸物;日常生活中,管理好锋利、有危险性的用具和物品,如剪刀、注射器、带尖锐笔尖的笔;制止儿童玩弄危险玩具,如子弹枪等;关爱幼儿和老年人,避免摔伤或碰伤;加强烟花爆竹的安全管理和合理燃放;体育运动或娱乐活动中,尽量避免近距离激烈对抗,如球类运动、彩弹枪真人游戏拓展训练,应带防护眼镜;驾驶车辆或乘车时应养成系安全带的好习惯。

2. 效果评价　评价患者对手术、疾病相关知识及术后护理的掌握程度。

三、深层角膜异物取出手术护理常规

【术前护理】

1. 评估和观察要点

(1) 病情评估。①专科评估:评估患者角膜异物的种类、位置、性质、深度、大小等情况及既往眼部手术史。②基础评估:评估患者既往全身病史,评估患者原发病治疗用药情况以及全身有无合并症等。③日常生活能力评估:了解患者自理能力、女性月经情况。

(2) 安全评估:评估患者有无视觉障碍症状,评估患者年龄、精神状况。

(3) 疾病认知:了解患者及家属对病情、手术治疗、手术风险及术后并发症的认知程度,评估患者及家属的配合程度。

(4) 心理状况:充分了解患者及家属的心理状态。

2. 护理要点

术前准备

1) 病历资料准备:患者于急诊就诊后,急诊医生电话通知眼科门诊手术室,患者应携带病历本、检查结果、手术同意书以及就诊卡。

2) 心理护理:因突如其来的创伤打击,大多患者有悲观、焦虑、恐惧的心理障碍,因此对患者要耐心说明病情、手术治疗及术后可能并发症,消除紧张心理,使之保持良好心态,以配合手术。

3) 术眼准备:手术前,医生做好术眼标识,护士认真核对手术眼别并为患者点盐酸丙美卡因滴眼液局部麻醉,冲洗术眼结膜囊,进行术眼清洁消毒。

4) 患者准备:帮助患者平躺于手术床上,双臂放于身体两侧,并用约束带固定,嘱患者手臂勿抬至胸口及以上,以免污染无菌区域。

5) 器械及物品准备:根据手术需要准备无菌手术器械和物品,保证手术顺利进行。

3. 宣教和指导要点

(1) 病情宣教:关于目前病情对患者及家属进行宣

教,包括角膜异物的种类、位置、性质、深度及大小等情况、手术治疗原则、预后、预防等。向患者解释视力的损伤程度与异物所处位置、侵入深度、停留时间等密切相关,其中越趋近于角膜中央的异物损伤、停留时间愈久、侵入深度愈深的异物对视力的损伤程度越深,使患者有充分的疾病认知和心理预期。

(2) 生活护理:嘱患者术前放松心态,紧张时可深呼吸,应尽量避免咳嗽、打喷嚏,如果无法避免时,应告知手术医生暂停操作,避免术中意外的发生。伴有基础病的患者,如糖尿病、高血压患者要确保血糖、血压的平稳。

(3) 手术禁忌:注意患者有无全身手术禁忌证,如严重高血压、糖尿病、心脏病、精神障碍等。

(4) 服药注意事项:术前及时询问患者是否长期服用抗凝或麻醉禁忌的药物,服用者应及时通知医生。

4. 效果评价　评价患者对疾病相关知识及手术治疗的了解程度、医患配合效果;评估护士对患者病情的掌握程度。

【术后护理】

1. 宣教和指导要点

(1) 病情评估:术后请患者到观察室进行短暂观察,如无出血或其他不适,方可离开。

(2) 根据患者病情,术后即刻涂抹眼药膏并覆盖双层眼垫,嘱患者于次日晨术眼换药,并遵医嘱复查和随访、拆线,角膜缝线一般两周拆线。嘱患者如有不适,如眼内异物感、疼痛、畏光、频繁流泪、视物模糊或严重感染等症状,及时就诊。

(3) 嘱患者两周内避免术眼进水,以免引起眼部感染。

(4) 眼部用药护理:严格遵医嘱用药,注意观察用药后反应。

(5) 体位指导:患者术后可采取自由体位,以不压迫术眼为宜。

(6) 饮食指导:告知患者术后进温凉清淡易消化食物。

(7) 有效预防:在日常生活及工作中,灰尘、飞虫、砂砾以及铁屑等微小异物意外进入眼内之后,或可附着于角膜表面,抑或嵌入其内,致使患者出现摩擦疼痛、畏光流泪等不适。若拖延治疗或治疗不当,还可致角膜穿孔、感染、白斑等严重后果,使患者视力受损,生活质量下降。若日常工作环境造成高发异物侵入应做好防护工作,佩戴防护面罩或眼镜。

2. 效果评价　评价患者对手术治疗、疾病相关知识及术后护理的掌握程度。

四、前房穿刺手术护理常规

【术前护理】

1. 评估和观察要点

(1) 病情评估。①专科评估:评估患者青光眼类型、视力、当前不适主诉、高眼压值及持续时间、青光眼用药史、既往穿刺史及其他眼部手术史。②基础评估:评估患者原发病诊疗用药情况以及全身有无合并症,必要时请相关科室协助会诊。③日常生活能力评估:了解患者自理能力、女性月经情况。

(2) 安全评估:评估患者有无视觉障碍症状,评估患者年龄、精神状况。

(3) 疾病认知:了解患者及家属对病情、手术目的、手术治疗、手术风险及术后并发症的认知程度,评估患者及家属的配合程度。

(4) 心理状况:充分了解患者及家属的心理状态。

2. 护理要点

术前准备

1) 病历资料准备:患者于急诊就诊后,急诊医生电话通知眼科门诊手术室,患者应携带病历本、检查结果、手术同意书以及就诊卡。

2) 心理护理:持续眼压高易导致患者情绪急躁、易激动,因此,应充分了解患者和家属的心理状态,耐心向患者解释病情、手术目的、手术过程及术后可能并发症,消除患者及家属的负性心理,更好地接受及配合治疗。

3) 术眼准备:手术前,医生做好术眼标识,护士认真核对手术眼别并为患者点盐酸丙美卡因滴眼液局部麻醉,冲洗术眼结膜囊,进行术眼清洁消毒。术中用聚维酮碘消毒液眼内消毒并充分冲洗。

4) 患者准备:帮助患者平躺于手术床上,双臂放于身体两侧,并用约束带固定,嘱患者手臂勿抬至胸口及以上,以免污染无菌区域。

5) 器械及物品准备:根据手术需要准备无菌手术器械和物品,保证手术顺利进行。

3. 宣教和指导要点

(1) 病情宣教:关于目前病情对患者及家属进行宣教,包括当前病情、手术目的、手术治疗、手术风险、术后并发症及术后注意事项等。充分向患者讲解前房穿刺手术的目的是降低眼压,暂时缓解对视神经的持续损害,并不能提高视力,且术后需要密切关注病情变化和眼压。

(2) 生活护理:嘱患者术前放松心情、术中如有不适及时示意。伴有基础病的患者,如糖尿病、高血压患者要确保血糖、血压的平稳。

(3) 手术禁忌:注意患者有无全身手术禁忌证,如严重高血压、糖尿病、心脏病、精神障碍等;注意患者有无上呼吸道感染症状,有无发热,若有异常,应及时通知医生予以处理;女性患者月经来潮时及时通知医生。

(4) 服药注意事项:术前及时询问患者是否长期服用抗凝或麻醉禁忌的药物,服用者应及时通知医生。

4. 效果评价 评价患者对疾病相关知识,尤其是手术目的了解程度、医患配合效果;评估护士对患者病情和预后的掌握程度。

【术后护理】

1. 宣教和指导要点

(1) 病情评估:术后请患者到观察室进行短暂观察,如无出血或其他不适,方可离开。

(2) 根据患者病情,术后即刻涂抹眼药膏并覆盖双层眼垫,嘱患者于次日晨术眼换药,并遵医嘱复查和随访,密切观察眼压变化。嘱患者如有不适,如眼睛胀痛、头痛、恶心、呕吐、视力下降等症状,及时就诊。

(3) 嘱患者两周内避免术眼进水,以免引起眼部感染。

（4）眼部用药的护理：严格遵医嘱用药，注意观察用药后反应。对于抗炎及营养作用的眼药可按照一般常规进行用药，但对于降眼压的眼药，要严格用药时间，用药后应按压泪囊（内眦处）2~3min，防止药物经泪小点进入泪道、鼻腔，导致药物的全身吸收，进而引起相应的毒副作用，而造成患者全身系统的损害。毛果芸香碱滴眼液全身吸收的主要部位在鼻黏膜，全身中毒症状有眩晕、脉快、气喘、流涎、多汗等；噻吗洛尔滴眼液，此药有心脏毒性，对有心传导阻滞、窦房结病变、支气管哮喘者忌用，使用时要观察患者心率、脉率、呼吸，对于心率 <55 次 /min 者要报告医生停药；醋甲唑胺口服药副作用大多发生于治疗早期，有唇、面部及手指、脚趾麻木感，胃肠道刺激症状等，应关注患者的知觉感受，嘱患者饭后半小时服用，以减轻胃肠道不适，严重者对症处理。

（5）体位指导：患者术后可采取自由体位，以不压迫术眼为宜。

（6）饮食指导：嘱患者进食清淡、多维生素、多纤维素的食物，勿吃刺激性食物，保持大便通畅，防止便秘。忌烟酒、咖啡、浓茶，控制饮水量，一次饮水不超过 300ml，每日不超过 2 000ml，包括牛奶和稀粥等液体食物，防止眼压升高。

（7）避免诱因：向患者讲解愤怒、悲伤、忧郁、过度兴奋等情绪因素，以及季节变化、家庭问题、工作环境变动等常可促使眼压急剧升高与波动，成为青光眼急性发作的诱因，平常应保持平和的心态。

（8）心理护理：向患者说明该病发作与情绪激动的密切关系，要求患者有自控能力。给患者家属讲解青光眼高眼压发作诱因、病变过程、危害及防治知识，消除焦虑心理，使患者对疾病有充分的了解。

（9）用眼习惯：告知患者尽量避免在光线暗的环境中停留，看电视、用电脑要开小灯照明。

（10）自我监测：告知患者及家属要经常进行自我监测，如有眼胀痛、雾视、虹视、视力急剧下降、视野缺损等变化，应及时就诊，青光眼随病情进展，损害呈不可逆性加重。

(11) 急救护理:急救护理是关键,告知患者出现眼压高的症状时,尽快就诊,降低眼内压,挽救视功能和防止房角永久性关闭,确保在最短的时间内将眼压控制在基本正常的水平,以最大限度挽救视功能。

2. 效果评价 评价患者对手术治疗及自我疾病管理相关知识的掌握程度。

五、泪小管吻合手术护理常规

【术前护理】

1. 评估和观察要点

(1) 病情评估。①专科评估:评估患者泪小管断裂的部位、受伤类型、外伤严重程度及既往眼部手术史。②基础评估:评估患者是否伴有身体其他部位受伤史,是否伴有全身或其他部位不适症状,必要时请相关科室协助会诊,评估患者既往全身病史,评估患者原发病治疗用药情况以及全身有无合并症等。③日常生活能力评估:了解患者自理能力、女性月经情况。

(2) 安全评估:评估患者有无视觉障碍症状,评估患者年龄、精神状况。

(3) 疾病认知:了解患者及家属对病情、手术治疗、手术风险及术后并发症的认知程度,评估患者及家属的配合程度。有文献报道,外伤的程度、外伤后接受治疗的时间、手术具体方式、支架材料、外伤类型及泪小管断裂的部位对泪小管吻合手术效果有不同程度的影响,可能会造成永久性溢泪,尤其下泪小管断裂者,因此,应让患者和家属对泪小管吻合术后效果有充分的了解。

(4) 心理状况:充分了解患者及家属的心理状态。

2. 护理要点

术前准备

1) 病历资料准备:患者于急诊就诊后,急诊医生电话通知眼科门诊手术室,患者应携带病历本、检查结果、手术同意书以及就诊卡。

2) 心理护理:泪小管断裂是常见的眼外伤急症之一,

如果术后效果不佳,泪道功能将受到影响,出现永久性泪溢,以及内眦畸形、眼睑内外翻等眼睑形态异常,对患者眼部美观及生活质量产生很大影响,造成患者生活和精神上的痛苦。因此,应充分了解患者和家属的心理状态,耐心向患者解释病情、手术过程,让患者及家属有充分的心理准备。

3)术眼准备:手术前,医生做好术眼标识,护士认真核对手术眼别,再次冲洗泪道确认泪小管断裂。充分清洗受伤部位,尽可能清除异物,冲洗术眼结膜囊,进行术眼清洁消毒。对于眼睑损伤较脏的伤口,应先用过氧化氢溶液处理后再用大量生理盐水冲洗,以防止术后感染。

4)患者准备:帮助患者平躺于手术床上,双臂放于身体两侧,并用约束带固定,嘱患者手臂勿抬至胸口及以上,以免污染无菌区域。

5)器械及物品准备:根据手术需要准备无菌手术器械和物品,保证手术顺利进行。

3. 宣教和指导要点

(1)病情宣教:关于目前病情对患者及家属进行宣教,包括泪小管断裂的部位、受伤程度、手术治疗、预后、预防等。急诊治疗的目的在于尽早清洗缝合伤口,使用不同材质、不同形状的导管吻合断裂的泪小管,恢复组织正常解剖结构。术后效果受多种因素影响,可能会出现永久性溢泪,内眦畸形、眼睑内外翻等眼睑形态异常。有文献报道,认为受伤后48h内进行手术吻合效果较好,损伤位置靠近泪总管或泪囊的患者术后成功率较高,而钝击伤致近泪小点的泪小管断裂术后较易发生泪道狭窄或阻塞。

(2)生活护理:嘱患者术前放松心态、紧张时可深呼吸,伴有基础病的患者,如糖尿病、高血压患者要确保血糖、血压的平稳,伴有身体其他部位受伤或不适症状的患者要确保生命体征平稳且适宜进行急诊手术。

(3)手术禁忌:注意患者有无全身手术禁忌证,如严重高血压、糖尿病、心脏病、精神障碍等;伴有身体其他部位创伤或伴有不适症状且无法接受急诊手术;注意患者有无上呼吸道感染症状,有无发热,若有异常,应及时通知医生予以处理;女性患者月经来潮时及时通知医生。

(4) 服药注意事项:术前及时询问患者是否长期服用抗凝或麻醉禁忌的药物,服用者应及时通知医生。

4. 效果评价　评价患者对疾病相关知识及术后效果的了解程度,医患配合效果;评估护士对患者病情的掌握程度。

【术后护理】

1. 宣教和指导要点

(1) 病情评估:术后请患者到观察室进行短暂观察,如无出血或其他不适,方可离开。

(2) 根据患者病情,术后即刻涂抹眼药膏并覆盖双层眼垫,嘱患者于次日晨术眼换药,并遵医嘱复查和随访、拆线,皮肤缝线一般7~10天拆线,内眦部皮肤一般两周左右拆线,嘱患者如有不适,如出现伤口局部疼痛、红肿、脓性物等感染症状,及时就诊。

(3) 嘱患者拆线前避免伤口沾水,以免引起眼部感染。

(4) 眼部用药的护理:严格遵医嘱用药,注意观察用药后反应。

(5) 体位指导:患者术后可采取自由体位,以不压迫术眼为宜。

(6) 吻合置管的注意事项:向患者讲解术后保持置管在位的重要性及注意事项,经常检查置管的位置,保证置管在位,洗脸时不要擦洗置管固定处,以避免移动置管和防止置管脱落,切忌自行拔管。正常情况下,3个月拔除置管,并冲洗泪道查看手术效果。

(7) 及时就诊:随着社会经济发展、交通便利、相应意外伤害和交通事故日益增多,眼外伤患者显著增加,眼睑皮肤损伤导致泪小管断裂也相应增多,而泪小管断裂是常见的眼外伤症之一,如果不及时治疗,患者的泪道功能将受到影响,出现永久性的泪溢,以及内眦畸形、眼睑内外翻等眼睑形态异常。目前,泪小管断裂的唯一有效的治疗方法是泪小管断裂手术吻合,手术效果不确定。因此,仍需加强防护,出现泪小管断裂应及时就诊,一般认为48h之内效果较好。

2. 效果评价　评价患者对手术及疾病相关知识的掌握程度。

第五章

眼内科疾病护理常规

第一节　急性闭角型青光眼护理常规

1. 评估和观察要点

(1) 病情评估:评估患者发病的时间,评估发病前有无情绪激动或暗室停留时间过长、过度疲劳和疼痛等,评估发病前有无局部或全身应用抗胆碱类药物,评估有无眼部外伤或眼部手术史,有无青光眼家族史、特殊生活习惯及嗜好。评估患者的生命体征、原发病治疗用药情况,以及全身有无合并症等;了解患者饮食、二便及睡眠情况。

(2) 安全评估:评估患者有无视觉障碍、头晕等症状,评估患者年龄、精神状况及自理能力。

(3) 疾病认知:了解患者及家属对疾病的认知程度,评估患者及家属的配合程度。

(4) 心理状况:了解患者和家属的心理状态。

2. 护理要点

(1) 专科检查:眼压、视野检查、房角镜、眼科超声检查、眼科超声生物显微镜检查。

(2) 注意事项:向患者及家属讲解各项检查的目的、方法,积极协助其完成各项检查。

3. 宣教和指导要点

(1) 病种宣教:就所患疾病对患者及家属进行宣教,包括疾病的原因、临床表现、治疗原则、预后、预防等。

(2) 用药宣教:严格遵医嘱用药,注意观察患者用药后的反应。

(3) 生活护理:嘱患者调整好心情,多休息,保证充足的睡眠,糖尿病、高血压患者要保持血糖、血压的平稳。

(4) 饮食指导:告知患者进清淡易消化食物,避免进食酸、辣、刺激性食物,戒烟酒。

(5) 控制眼压:讲解定期测量眼压的重要性。指导患者避免一些引起眼压升高的诱因:

1) 避免一次性饮水超过 300ml。

2) 慎用浓茶、咖啡、烟、酒。

3) 不宜在光线过暗、过亮处停留过久。

4) 保持大便通畅,避免用力排便。

5) 保证充分睡眠,保持情绪稳定。

6) 避免暴饮、暴食,少食辛辣刺激性食物。

(6) 定期监测:定期监测患者的眼压、视力及视野的变化。

第二节　视网膜中央静脉阻塞护理常规

1. 评估和观察要点

(1) 病情评估:评估患者病史及发病原因,询问有无全身疾病,评估患者的视力情况,常为无痛性视力下降,通常单侧,评估有无眼部疾病史,评估患者的生命体征、原发病治疗用药情况,以及全身有无合并症等,了解患者饮食、二便及睡眠情况。

(2) 安全评估:评估患者有无视觉障碍、头晕等症状,评估患者年龄、精神状况及自理能力。

(3) 疾病认知:了解患者及家属对疾病的认知程度,评估患者及家属的配合程度。

(4) 心理状况:了解患者和家属的心理状态。

2. 护理要点

(1) 常规检查:测血压,血、尿常规,血小板计数,血沉,血糖等。

(2) 专科检查:眼压、视力、裂隙灯、房角镜、眼底检查、荧光素眼底血管造影。

(3) 注意事项:向患者及家属讲解各项检查的目的、方法,积极协助其完成各项检查。告知患者静脉抽血前需要禁食水 6h 以上;留取尿标本时,应取晨起、空腹、首次、中段尿液。

3. 宣教和指导要点

(1) 病种宣教:就所患疾病对患者及家属进行宣教,包括疾病的原因、临床表现、治疗原则、预后、预防等。

(2) 用药宣教:严格遵医嘱用药,注意观察患者用药后的反应。如糖皮质激素类药物,坚持足量、规则用药和缓慢停药的原则。

(3) 生活护理:嘱患者调整好心情,多休息,保证充足的睡眠,避免疲劳、精神紧张及各种不良刺激,保持心情平和,保持生活规律。糖尿病、高血压患者要保持血糖、血压的平稳。

(4) 饮食指导:告知患者进清淡易消化食物,避免进食酸、辣、刺激性食物,戒烟酒。

(5) 定期复查:嘱患者定期复查,一般每周复查 1 次,如出现视力下降,及时来院就诊。

第三节　视网膜中央动脉阻塞护理常规

1. 评估和观察要点

(1) 病情评估:评估患者病史及发病原因,评估患者的视力情况、瞳孔,评估患者眼底情况,有无眼部疾病史,评估患者的生命体征、原发病治疗用药情况,以及全身有无合并症等,了解患者饮食、二便及睡眠情况。

(2) 安全评估:评估患者有无视觉障碍、头晕等症状,评估患者年龄、精神状况及自理能力。

(3) 疾病认知:了解患者及家属对疾病的认知程度,评估患者及家属的配合程度。

(4) 心理状况:了解患者和家属的心理状态。

2. 护理要点

(1) 常规检查:55 岁以上眼底无栓子的患者应查红细胞沉降率,年轻患者应做抗凝血检查,常规检查 C 蛋白、S 蛋白及抗凝血酶Ⅲ,超声心动图。

(2) 专科检查:视野、荧光素眼底血管造影、视网膜电流图。

（3）注意事项：向患者及家属讲解各项检查的目的、方法，积极协助其完成各项检查。告知患者静脉采血前需要禁食水 6h 以上。

3. 宣教和指导要点

（1）病种宣教：就所患疾病对患者及家属进行宣教，包括疾病的原因、临床表现、治疗原则、预后、预防等。尤其告知患者如出现阵发性黑矇，随时就诊，切勿失去治疗时机。

（2）急救护理：一经确诊必须争分夺秒抢救，医护人员密切配合，并采取及时、有效的急救与护理措施，尽快恢复视网膜血液循环。立即让患者采取平卧位，氧气吸入，遵医嘱给予硝酸甘油舌下含服，烟酸和 50% 葡萄糖配伍静脉推注，推注速度缓慢，以促进视网膜动脉血管扩张，缓解视网膜动脉缺氧状态。

（3）降低眼压：遵医嘱给予口服醋甲唑胺抑制房水生成。用药期观察药物不良反应如恶心、感觉异常等，并做好解释工作，以消除患者疑虑、紧张，告之停药后此症状可自行消失。必要时配合医生行前房穿刺，迅速降低眼压。

（4）用药宣教：严格遵医嘱用药，注意观察患者用药后的反应，密切观察病情变化。使用扩血管药物过程中，监测患者生命体征，发现异常及时通知医生进行处理。

1）硝酸甘油片舌下含服的护理：嘱患者将药片置于舌下，因此类药物可致血管扩张，含服后会出现面部潮红、严重会出现直立性晕厥，因此嘱患者服药期间卧床休息。

2）50% 葡萄糖和烟酸配伍静脉推注的护理：静脉推注的速度要缓慢，同时要观察患者皮肤潮红、发痒等用药不良反应，询问患者患眼视力恢复情况。有青光眼、糖尿病、溃疡病及肝功能不全的患者慎用。

（5）心理护理：视网膜中央动脉阻塞因视力突发性骤降或丧失，给患者身心造成巨大压力，导致紧张、恐惧、焦虑等不良心理应激反应，致使血管活性物质增加，小动脉痉挛使血压升高，从而进一步加重视网膜缺血。因此，做好心理疏导尤为重要。在紧急救治时，适时做好安慰解释工作,使患者了解发病的原因、治疗的目的、方法及预后,以消除紧张、焦虑等负面心理,保持情绪稳定,树立信心,积极配合治疗与护理,以取得最佳的治疗效果。

(6) 按摩眼球:为患者做间歇性按摩眼球,方法为嘱其闭眼,示指和中指适当用力,一放一压,压迫眼球 10～15s,以促进视网膜动脉扩张,加速眼内血液流通,降低眼压。

(7) 生活护理:嘱患者调整好心情,多休息,保证充足的睡眠,避免疲劳、精神紧张及各种不良刺激,保持心情平和,保持生活规律。糖尿病、高血压患者要保持血糖、血压的平稳。

(8) 饮食指导:告知患者进清淡易消化食物,避免进食酸、辣、刺激性食物,戒烟酒。

(9) 定期复查:嘱患者定期复查,如有异常情况,及时来院就诊。

(10) 早期预防:视网膜动脉阻塞多见于中老年人,而心血管疾病、高血脂、动脉硬化及糖尿病是视网膜动脉阻塞的诱发因素,因此,告知患者应积极控制和治疗原发病,指导患者通过定期查眼底和控制全身系统疾病,加强随诊,早发现、早治疗。

第四节　中心性浆液性脉络膜视网膜病变护理常规

1. 评估和观察要点

(1) 病情评估:评估患者发病的时间,评估患者视力下降、视野情况,评估患者的生命体征、原发病治疗用药情况,以及全身有无合并症等;了解患者饮食、二便及睡眠情况。

(2) 安全评估:评估患者有无视觉障碍症状,评估患者年龄、精神状况及自理能力。

(3) 疾病认知:了解患者及家属对疾病的认知程度,评估患者及家属的配合程度。

(4) 心理状况:了解患者和家属的心理状态。

2. 护理要点

（1）专科检查：视力、视野检查、荧光素眼底造影以及相干光断层扫描检查。

（2）注意事项：向患者及家属讲解各项检查的目的、方法、重要性，积极协助其完成各项检查。

3. 宣教和指导要点

（1）病种宣教：向患者介绍本病的特点，有较大程度的自限性，一般在数月内痊愈。也有病例迁延数年，据统计50%病例复发期在1年左右，多数患者视力可自行恢复至0.7以上，预后良好；少数复发性、多病灶或病情迁延病例预后较差。

（2）用药宣教：本病无特殊药物治疗，禁用糖皮质激素和血管扩张剂。

（3）生活护理：嘱患者调整好心情，多休息，保证充足的睡眠。

（4）饮食指导：建议患者戒烟酒。

（5）定期复查：告知患者定期复查的重要意义。

第五节　视神经炎护理常规

1. 评估和观察要点

（1）病情评估：评估患者病史及发病原因，近期是否患有流行性感冒、麻疹、伤寒、结核等疾病，是否接触过有毒物质，有无家族史，评估患者视力状况，评估患者眼痛部位及性质，评估患者瞳孔的变化，评估患者的生命体征、原发病治疗用药情况，以及全身有无合并症等，了解患者饮食、二便及睡眠情况。

（2）安全评估：评估患者有无视觉障碍症状，评估患者年龄、精神状况及自理能力。

（3）疾病认知：了解患者及家属对疾病的认知程度，评估患者及家属的配合程度。

（4）心理状况：了解患者和家属的心理状态。

2. 护理要点

（1）常规检查：血压、血细胞计数、快速血浆反应素实验(RPR)、荧光密螺旋体抗体吸附实验(FTA—ABS)、ANA、血沉等项。

(2) 专科检查:视力、视野检查、色觉检查、视觉诱发电位检查、眼底检查。

(3) 注意事项:向患者及家属讲解各项检查的目的、方法、重要性,积极协助其完成各项检查,告知患者静脉抽血前需要禁食水 6h 以上。

3. 宣教和指导要点

(1) 病种宣教:就所患疾病对患者及家属进行宣教,包括疾病的原因、临床表现、治疗原则、预后、预防等。视神经炎多与全身疾病有关,治疗一般需眼部与全身同时进行,需患者积极配合。

(2) 用药宣教:严格遵医嘱用药,注意观察患者用药后的反应。糖皮质激素类药物,坚持足量、规则用药和缓慢停药的原则,应用血管扩张剂,应注意生命体征的监测。如患者是哺乳期妇女,应告知患者立即停止哺乳,并加大量服用维生素 B 类药物。

(3) 生活护理:嘱患者调整好心情,多休息,保证充足的睡眠。

(4) 心理护理:视神经炎一般起病急骤,视力高度减退。患者情况不稳,多焦虑、急躁,需进行疾病知识的讲解。

(5) 饮食指导:合理配餐,注意营养均衡,建议患者戒烟酒。

(6) 定期复查:1 周后门诊复查,注意视力及视野变化,如有异常及时就诊。恢复期需做全面检查。

第六节　视神经萎缩护理常规

1. 评估和观察要点

(1) 病情评估:评估患者病史及发病原因,评估患者视力状况,评估患者的生命体征、原发病治疗用药情况,以及全身有无合并症等,了解患者饮食、二便及睡眠情况。

(2) 安全评估:评估患者有无视觉障碍症状,评估患者年龄、精神状况及自理能力。

(3) 疾病认知：了解患者及家属对疾病的认知程度，评估患者及家属的配合程度。

(4) 心理状况：了解患者和家属的心理状态。

2. 护理要点

(1) 常规检查：定期抽血检查生化和肝功能，预防水、电解质紊乱。

(2) 专科检查：检查视力、眼底、视野、VEP、色觉检查、荧光素眼底血管造影、CT 等项。

(3) 注意事项：向患者及家属讲解各项检查的目的、方法、重要性，积极协助其完成各项检查。告知患者静脉抽血前需要禁食水 6h 以上。

3. 宣教和指导要点

(1) 病种宣教：就所患疾病对患者及家属进行宣教，包括疾病的原因、临床表现、治疗原则、预后、预防等。

(2) 用药宣教：严格遵医嘱用药，注意观察患者用药后的反应。本病除应用糖皮质激素外，遵医嘱早期给予大量维生素 B 族、血管扩张剂、碘剂、能量合剂。糖皮质激素类药物，坚持足量、规则用药和缓慢停药的原则，应用血管扩张剂，应注意生命体征的监测。如患者是哺乳期妇女，应告知患者立即停止哺乳，并加大量服用维生素 B 类药物。

(3) 生活护理：嘱患者调整好心情，避免疲劳、精神紧张及各种不良刺激，注意休息，保证充足的睡眠。

(4) 心理护理：视神经萎缩是不可逆的，所以会引起患者及家属心理上的忧虑，需进行疾病知识的讲解，说明疾病治疗愈后。

(5) 饮食指导：合理配餐，注意营养均衡，建议患者戒烟酒。

(6) 定期复查：定期门诊复查，注意视力、视野及眼底变化，如有异常及时就诊。

第七节　糖尿病视网膜病变护理常规

1. 评估和观察要点

(1) 病情评估：评估患者病史及发病原因，评估患者视力下降程度,评估糖尿病进程及治疗情况,评估糖尿病眼病并发症发生情况,评估患者的生命体征、全身有无合并症等,了解患者饮食、二便及睡眠情况。

(2) 安全评估:评估患者有无视觉障碍、头晕等症状,评估患者年龄、精神状况及自理能力。

(3) 疾病认知:了解患者及家属对疾病的认知程度,评估患者及家属的配合程度。

(4) 心理状况:了解患者和家属的心理状态。

2. 护理要点

(1) 常规检查:定期监测血糖变化。

(2) 专科检查:检查视力、眼底、视野、荧光素眼底血管造影。

(3) 注意事项:向患者及家属讲解各项检查的目的、方法、重要性,积极协助其完成各项检查。告知患者静脉抽血前需要禁食水 6h 以上。

3. 宣教和指导要点

(1) 病种宣教:就所患疾病对患者及家属进行宣教,包括疾病的原因、临床表现、治疗原则、预后、预防等。详细讲解糖尿病的控制方法、糖尿病视网膜病变的防治知识。

(2) 用药宣教:严格遵医嘱用药,注意观察患者用药后的反应。糖尿病患者应禁忌用糖皮质激素类药物。

(3) 治疗并发症:视网膜激光光凝或冷冻术,预防新生血管性青光眼和玻璃体积血的发生,药物或手术治疗玻璃体积血、混浊。对已发生玻璃体积血长时间不吸收、牵拉性视网膜脱离,特别是黄斑受累时,应行玻璃体切除术。

(4) 生活护理:嘱患者调整好心情,避免疲劳、精神紧张及各种不良刺激,注意休息,保证充足的睡眠。

(5) 心理护理:糖尿病视网膜病变患者由于视觉障碍,尤其是严重病变视力较差者,生活自理能力受到影响,出现心情压抑、忧郁等情绪,并且对病情能否控制、严重程度、视力预后情况等表示焦虑、担忧。糖尿病视网膜病变病程长,患者容易产生悲观失望心理,特别是老年患者,因反复治疗,病情无明显好转,治疗费用增多,丧失了坚持治疗的信心,产生极度消沉的情绪。因此,应针对患者病情特点、年龄层次进行心理疏导,耐心讲解本病治疗的知识,明确治疗的目的和效果,积极坚持治疗的重要性和必要性,加强患者战胜疾病的自信心,积极配合治疗。

(6)控制血糖:血糖的良好控制对糖尿病视网膜病变患者起到至关重要的作用,从以下几点阐述。

1)用药护理:糖尿病患者随着病情的进展,绝大多数都使用口服降糖药或胰岛素治疗,因此了解药物的作用、副作用和服用方法就显得尤为重要。要向患者及家属详细讲解降糖药的种类、作用、副作用和服用方法,如阿卡波糖要与第一口主食一起嚼服才能更好地发挥药物的作用。对注射胰岛素的患者,还要教会患者或家属胰岛素的注射技术、低血糖的防治。对所有采用药物治疗的患者要强调按时进餐,妥善保管药物,勿自行停药。

2)饮食护理:饮食控制是糖尿病患者非常重要的一项治疗措施。食物选择要多样化,并进行合理烹饪,尽量选择炖、煮、蒸、卤、凉拌等方法,避免煎、炸、烧烤、熏等,同时督促患者戒烟酒。通过合理饮食,控制血糖在理想范围,对糖尿病视网膜病变的病情控制产生积极作用。

3)运动指导:建议患者在餐后 1~1.5h 进行运动,糖尿病视网膜病变患者宜选择低强度的运动,如:散步、打太极拳等运动方式,避免跳跃、潜水、头部低垂等运动,每次30~60min,每周至少 3 次以上。运动时要选择大小适宜的运动鞋,随身携带糖果和急救卡。

(7)定期复查:定期门诊复查,注意视力、视野及眼底变化,半年散瞳检查一次眼底,遵医嘱检查荧光素眼底血管造影,如有异常如突然出现视物模糊或眼前大面积黑影飘动时及时就诊。

(8)监测血糖:教会患者在家监测血糖的方法,定期监测血糖,内分泌科治疗。

第八节　高血压视网膜病变护理常规

1. 评估和观察要点

(1)病情评估:评估患者病史及发病原因,评估患者视力下降程度,评估高血压进程及治疗情况,评估高血压眼病并发症发生情况,评估患者的生命体征、既往病史、全身有无合并症等,了解患者饮食、二便及睡眠情况。

(2) 安全评估:评估患者有无视觉障碍症状,评估患者年龄、精神状况及自理能力。

(3) 疾病认知:了解患者及家属对疾病的认知程度,评估患者及家属的配合程度。

(4) 心理状况:了解患者和家属的心理状态。

2. 护理要点

(1) 常规检查:血压、血液生化检查、血小板及血黏稠度检查。

(2) 专科检查:检查视力、眼底、荧光素眼底血管造影。

(3) 注意事项:向患者及家属讲解各项检查的目的、方法、重要性,积极协助其完成各项检查。告知患者静脉抽血前需要禁食水 6h 以上。

3. 宣教和指导要点

(1) 病种宣教:就所患疾病对患者及家属进行宣教,包括疾病的原因、临床表现、治疗原则、预后、预防等。

(2) 用药宣教:遵医嘱用药,使血压稳定在正常范围,注意观察用药后的反应,监测血压变化,及时调整药物剂量,合理用药。应用维生素 C、碘剂及血管扩张剂,促进视网膜水肿、渗出和出血的吸收。

(3) 生活护理:嘱患者调整好心情,避免疲劳、精神紧张及各种不良刺激,注意休息,保证充足的睡眠。

(4) 心理护理:由于高血压为终身性和全身性疾病,高血压视网膜病变也无法治愈,患者易出现情绪不稳定,尤其对于病程长和年龄大的患者,因反复治疗,病情无明显好转,再次手术也无明显效果,容易出现心情抑郁和悲观心理。因此,应详细讲解疾病相关知识,预防和治疗疾病的目的和重要性,使患者积极配合治疗,同时做好自我管理和自我保健。

(5) 血压的良好控制对于高血压性视网膜病变患者起到至关重要的作用,从以下几点阐述。

1) 饮食护理:宜选择低盐低脂、清淡、富含营养的食物,多食新鲜蔬菜水果(合并糖尿病患者除外),禁辛辣刺激性食物,戒烟酒。

2) 用药护理:指导患者必须坚持长期遵医嘱用药,并了解药物作用和副作用。应用降压药物过程中,避免突然改变体位,导致体位性低血压而晕厥。

3) 监测血压:指导患者经常监测血压,有不适症状,立即就医。指导自我监测血压的患者,做到四定:定时间、定体位、定部位、定血压计。

4) 运动指导:指导患者适量活动,勿剧烈运动,选择有氧、低强度运动,如散步、打太极等。

5) 充足睡眠:指导患者保持充足的睡眠,指导促进睡眠的方法如热水泡脚、睡前喝热牛奶、听轻音乐等。

(6) 定期复查: 指导患者最初每 2~3 个月复查眼底,血压平稳后可 6~12 个月复查 1 次。定期门诊复查,注意视力、视野及眼底变化,如有异常及时就诊。定期监测血压及内科治疗。

眼科门诊手术室护理操作技术

第一节　外眼手术前眼部清洁消毒操作技术

（一）目的

用于各类外眼手术前的准备。

（二）操作流程

1. 操作前

（1）操作人员仪表要求

1）操作人员着手术室专用刷手衣，手术室专用拖鞋。

2）操作人员要求头戴一次性帽子（头发全部遮挡）；面部戴一次性口罩（口、鼻全部遮挡）。

3）操作人员双手不能佩戴任何首饰及手表；指甲不能过长，不能染指甲油。

（2）患者准备：进手术室脱掉外衣，穿一次性鞋套，取坐位。

（3）物品准备：表面麻醉剂、抗生素滴眼液、专用记号笔、10% 肥皂水、75% 乙醇、生理盐水、棉签、授水器、酒精灯、消毒治疗巾、浸泡桶（内盛 250ppm 的 84 消毒液）、医用垃圾桶。

2. 操作程序

操作人员着装整齐，戴好帽子、口罩，备齐用物，洗手。

↓

核对医嘱、姓名、眼别及术眼标记。

↓

术眼结膜囊滴表面麻醉剂 2~3 次,间隔 3~5min。

↓

袋装生理盐水连接输液器。

↓

术眼侧肩部铺消毒治疗巾,授水器紧贴术眼侧面颊部,用棉签蘸 10% 肥皂水擦洗术眼及周围皮肤(上至眉弓 3cm,下至鼻唇沟,内侧过鼻中线,外侧至耳前线),眉毛应多次反复擦洗至洗净为止,然后用生理盐水冲净。

↓

翻转上、下眼睑,充分冲洗上、下穹窿及眼球表面,最后再冲洗眼部皮肤,其范围同上,再次核对眼别。

↓

用棉签擦净眼部及周围皮肤后,将授水器移开,将污水倒入医用垃圾桶,授水器放入浸泡桶。

核对眼别后,术眼滴抗生素滴眼液,用 75% 乙醇棉签再消毒皮肤,取下患者肩上治疗巾。

↓

整理用物,洗手。

3. 注意事项

(1) 严格查对制度,如患者意识不清或沟通障碍等因素不能清楚表达手术眼别时,应看病历,并与手术医生及家属进行核对。

(2) 大、中型手术和内眼手术者,洗眼的生理盐水用量为 250ml,小手术者用量减半;天冷时盐水要加温。

(3) 眼球壁不完整的外伤患者洗眼时,不要用力压迫眼球,动作宜轻柔,以免眼内容物涌出。

(4) 洗眼完毕,嘱患者不要触摸术眼、揉眼,以免角膜擦伤和污染手术野。

第二节 内眼手术前眼部清洁消毒操作技术(同第一节)

第三节 手术前备皮(剪睫毛或刮除眉毛)操作技术

一、剪睫毛操作技术

(一)目的

用于各类眼科手术需要剪除睫毛者。

(二)操作流程

1. 操作前

(1)操作人员仪表要求

1)操作人员着手术室专用刷手衣,手术室专用拖鞋。

2)操作人员要求头戴一次性帽子(头发全部遮挡);面部戴一次性口罩(口、鼻全部遮挡)。

3)操作人员双手不能佩戴任何首饰及手表;指甲不能过长,不能染指甲油。

(2)患者准备:进手术室脱掉外衣,穿一次性鞋套,取坐位。

(3)物品准备:抗生素滴眼液、抗生素眼膏、记号笔(用于标记术眼)、消毒棉签、消毒眼用弯剪、弯盘、医用垃圾桶。

2. 操作程序

操作人员着装整齐,戴好帽子、口罩,备齐用物,洗手。

↓

核对术眼标识。

↓

消毒好的眼用弯剪上涂抗生素眼膏,棉签将其蘸匀。

↓

293

嘱患者平躺于诊床,双眼看自己脚尖,操作者左手拇指及示指将患者上眼睑扒开,右手持弯剪沿睫毛根部剪断上睑睫毛,弯剪尖朝上用棉签擦拭弯剪及患者皮肤上剪下的睫毛,尽量避免掉入结膜囊。

↓

嘱患者双眼看自己头顶方向,操作者左手拇指及示指将患者下睑扒开,右手持弯剪沿睫毛根部剪断眼睑睫毛,弯剪尖朝上用棉签擦拭弯剪及患者皮肤上剪下的睫毛,尽量避免掉入结膜囊。

用过的弯剪单独放入另一弯盘中,棉签等医用垃圾放入医用垃圾桶。

↓

用大量抗生素滴术眼,如有睫毛将其冲出。

↓

整理用物,洗手。

3. 注意事项

(1) 严格查对制度,如患者意识不清或沟通障碍等因素不能清楚表达手术眼别时,应查看病历,并与手术医生及家属进行核对。

(2) 操作时动作应轻柔,切忌损伤患者眼部皮肤,以免影响患者手术。

(3) 剪掉睫毛后,眼部会有不适感,应向患者做好解释工作。

(4) 操作过程中,尽量避免让睫毛掉进患者结膜囊内,如不慎掉入,嘱患者不要揉眼,应立即冲洗结膜囊。

(5) 不合作的患儿需全麻后剪睫毛。

二、刮除眉毛操作技术

(一) 目的

用于眼科手术需要刮除眉毛者。

(二) 操作流程

1. 操作前

(1) 操作人员仪表要求

1）操作人员着手术室专用刷手衣,手术室专用拖鞋。

2）操作人员要求头戴一次性帽子(头发全部遮挡);面部戴一次性口罩(口、鼻全部遮挡)。

3）操作人员双手不能佩戴任何首饰及手表;指甲不能过长,不能染指甲油。

（2）患者准备:进手术室脱掉外衣,穿一次性鞋套,取坐位。

（3）物品准备:10%肥皂水、抗生素眼膏、记号笔(用于标记术眼)、75%乙醇、消毒棉签、一次性刮胡刀、医用垃圾桶。

2. 操作程序

操作人员着装整齐,戴好帽子、口罩,备齐用物,洗手。

↓

核对术眼标识。

↓

棉签蘸10%肥皂水彻底擦拭术眼眉毛及周围。

↓

用一次性刮胡刀将眉毛刮除干净。

↓

棉签蘸75%乙醇充分消毒。

↓

整理用物,洗手。

3. 注意事项

（1）严格查对制度,如患者意识不清或沟通障碍等因素不能清楚表达手术眼别时,应查看病历,并与手术医生及家属进行核对。

（2）操作时动作应轻柔,切忌损伤患者眼部皮肤,以免影响患者手术。

（3）操作过程中,尽量避免眉毛掉进患者结膜囊内,如不慎掉入,嘱患者不要揉眼,应及时冲洗结膜囊。

（4）不合作的患儿需全麻后刮除眉毛。

第四节 外眼手术后换药操作技术

（一）目的

用于各类外眼手术后需要换药者。

（二）操作流程

1. 操作前

（1）操作人员仪表要求：仪表端庄、服装整洁干净，操作前洗净双手，戴口罩。

（2）患者准备：取坐位或仰卧位。

（3）物品准备：75% 乙醇、抗生素眼药水或药膏、无菌棉签、生理盐水、灭菌眼垫、粘膏。

2. 操作程序

（1）评估环境是否清洁。

（2）评估患者眼部情况。

（3）告知外眼换药的目的及注意事项，以取得配合。

（4）核对医嘱、姓名、眼别、手术方式。

（5）双手解开患者绷带，轻轻取下眼垫。

（6）用生理盐水棉签清洁患者眼部，分泌物多者，应用生理盐水冲洗，用 75% 乙醇消毒其皮肤伤口。

（7）检查患者伤口对合情况，有无感染以及手术效果如何。

（8）结膜囊内滴入抗生素眼药水或眼膏，并覆盖无菌眼垫。

（9）签字，告知注意事项。

（10）整理用物。

3. 注意事项

（1）操作时，严格执行无菌操作原则。

（2）患者皮肤伤口若有脓液，应予拆除部分皮肤缝线，伤口内放置引流条，并连续换药直至伤口完全愈合。

（3）有内翻倒睫者应注意观察矫正程度。

（4）常规眼部缝线 5~7 天拆除。

第五节 巡回护士操作技术

(一) 目的

指导、规范护士工作,做好术中配合,确保手术顺利、安全有效。

(二) 操作流程

1. 操作前

操作人员仪表要求:

(1) 操作人员着手术室专用刷手衣,穿手术室专用拖鞋。

(2) 操作人员要求头戴一次性帽子(头发全部遮挡);面部戴一次性口罩(口、鼻全部遮挡)。

(3) 操作人员双手不能佩戴任何首饰及手表,指甲不能过长,不能染指甲油。

2. 操作程序

(1) 做好手术间的清洁卫生及各项准备工作,如各种药物、消毒的手术衣、治疗巾、手刷、敷料、手套等,包括全麻使用的吸引器、氧气;急救用物、药品;检查视网膜脱离手术、白内障手术所用冷冻机和超声乳化机运营情况等。

(2) 患者进入手术间,主动热情接待,核对姓名、眼别、手术名称,做好术前、术后宣教,对儿童要注意安全,做好术前的消毒工作。

(3) 协助医生穿手术衣、冲洗手套,准备所需的器械,手术进行时巡视各手术台,密切注意手术程序和所需用物,准备手术椅,调节手术灯光,术中应注意病情变化及特殊情况的发生(全麻患儿按全麻护理常规巡视)。

(4) 严格执行无菌操作,并监督手术人员无菌操作,如有违反者及时指出。

(5) 手术完毕,协助患者到准备间,包扎患者术眼,并把处方及换药单交予患者家属。白内障患者要在术眼遮盖透明眼罩,以保护术眼。

(6) 熟练掌握各种精密仪器的使用程序,如发现故障能及时排除。定期检查该仪器运转是否正常。

(7) 负责登记当天内、外眼手术,上报统计数字,病理标本及时浸泡在 10% 福尔马林中。

(8) 手术间定期进行空气培养检测并记录结果。

(9) 工作时间精神要集中,严格执行查对制度,除特殊情况外,不得擅离手术室,必须离开时应另有护士代替工作。

第六节 器械护士操作技术

(一) 目的

指导、规范器械护士工作,做好手术配合,确保手术顺利、安全有效。

(二) 操作流程

1. 操作前

操作人员仪表要求:

(1) 操作人员着手术室专用刷手衣,穿手术室专用拖鞋。

(2) 操作人员要求头戴一次性帽子(头发全部遮挡);面部戴一次性口罩(口、鼻全部遮挡)。

(3) 操作人员双手不能佩戴任何首饰及手表,指甲不能过长,不能染指甲油。

2. 操作程序

(1) 保持室内清洁卫生,做好每天消毒隔离工作,杜绝手术感染发生。

(2) 严格执行各项无菌操作常规,准备各种手术器械、敷料、空针、各种缝合线等。

(3) 每日检查所有消毒物品的有效期,如发现过期物品应及时重新消毒,以免影响手术。

(4) 加强责任心,主动和医生搞好配合工作,工作中要有程序,做到忙而不乱。

(5) 对器械的保管和使用要按手术器械保护常规执行。

(6) 手术后清点各种器械,初步清洁后打包,送供应室消毒。器械要定期检查、清点和保养。

(7) 发现有不好用的器械及时修理、报残并记录。

(8) 按手术通知单准备次日的手术器械。

(9) 各种消毒锅应定期检测其工作状况是否正常并记录结果。

(10) 器械室定期(1 个月)进行空气培养检测并记录结果,特殊情况或疑有污染时应随时监测。

第七节　手术器械的消毒与保养

一、医疗器械的消毒

1. 根据手术器械的材质、结构、耐受性和使用要求选择合适的消毒灭菌方法,通常首选高压蒸汽灭菌法进行消毒。

2. 步骤冲洗(将器械上的血迹冲洗干净)→沥干→酶液浸泡→流动水刷洗→擦干→润滑→打包→高压蒸汽灭菌。带腔类器械如超声乳化手柄、注吸手柄→使用蒸馏水或无菌去离子水冲洗手柄、去除剩余的碎屑→高压水枪冲洗手柄的吸液管和注液管,冲水量至少 200ml(蒸馏水)→使用 60ml 空气冲刷吸液管和注液管→擦干→目视检查确保手柄清洁干燥→打包→高压蒸汽灭菌。

3. 酶浓度为 1 ∶ 7(鲁沃夫)、浸泡时间为 5min,根据浸泡器械的数量,酶液每 4h 更换 1 次或根据使用频率和酶液的混浊程度增加更换次数。

4. 被特殊病原体污染的器械用 2 000mg/L 的 84 消毒液浸泡 30min →冲洗→沥干→酶浸泡→ 流动水刷洗→擦干→润滑→打包→高压蒸汽灭菌。污染器械双蒸。

5. 高压蒸汽灭菌锅每周做芽孢嗜热杆菌实验,进行灭菌效果的监测。高温灭菌锅每月做枯草杆菌黑色变种芽孢实验。

二、手术器械的维护及保养

1. 每日手术完毕后,使用过的器械应干燥、润滑、检查完好性,尤其应注意器械接头和器械轴节内面的清洁。然后将锐器械与钝器械分开放置。清点后,放入器械盒中。

每周显微器械进行微波清洗及消磁。

2. 准备器械时,应仔细检查是否完好。发现器械性能不好者,应及时更换或修理。常用的器械,应定期(每日)检查。

3. 凡不熟悉器械使用性能者切勿随便按动、拆卸。

三、贵重精细器械的检查和保护

1. 器械应设专人负责管理,定期(1个月)检查其性能和保养。

2. 常用的贵重精细器械每次用后要进行清点,如有缺失,应及时查找,上报。

3. 消毒和使用前,应先检查性能,使用时严格执行操作,如发现异常现象应立即停止使用。

4. 手术完毕立即洗净,干燥后涂上器械油,放回原处。

5. 不常用的器械需定时(每周)清洁上油,并分别放置。

第八节 眼科手术器械包

手术器械包是手术中需要的基本器械,不同手术需要的手术器械也不同,为了满足术者要求,准确、顺利完成手术,提高备台的准确性和手术室的工作效率,我们将器械包组成介绍如下。

一、外眼手术器械包

1. **皮肤裂伤缝合术** 外眼包、擦皮钳、持针器、有齿镊、弯剪、5-0缝线、盐水棉球、安尔碘棉球。

2. **睑缘缝合术** 外眼包、擦皮钳、持针器、有齿镊、弯剪、5-0缝线。

3. **睑板腺囊肿切除术** 外眼包、擦皮钳、刀柄、尖刀片、弯剪、有齿镊、睑板腺囊肿夹、刮匙。

4. **翼状胬肉切除术** 外眼包、擦皮钳、显微有齿镊、显微虹膜恢复器、显微弯剪、开睑器、刀柄、圆刀片、烧灼球、显微持针器(如需转位,添加显微持针器、10-0缝线)、

BD 针头、2ml 注射器。

5. **内翻矫正术** 成人：弯剪、刀柄、尖刀片、持针器、有齿镊、成型夹、HOTZ 板、7-0 缝线、外眼包、擦皮钳。儿童：弯剪、持针器、有齿镊、细管、4-0 缝线、外眼包、擦皮钳。

6. **外眦眼睑肿物切除术** 外眼包、擦皮钳、刀柄、尖刀片、弯剪、有齿镊、针持、6-0 缝线。

7. **睑裂切开术** 外眼包、擦皮钳、刀柄、尖刀片、弯剪、有齿镊。

8. **泪小管切开术** 外眼包、擦皮钳、泪小管切开刀、显微弯剪、显微有齿镊。

9. **结膜肿物切除术** 外眼包、擦皮钳、显微有齿镊、显微弯剪、刀柄、尖刀片、显微持针器、开睑器、6-0（或 5-0）缝线。

10. **泪囊摘除术** 内眼包、擦皮钳、巾钳、刀柄、尖刀片、弯剪、直剪、泪囊扩张器、泪小点扩张器、靶子、剥离子、有齿镊、持针器、弯针头、小碗、探针、烧灼球、直蚊式钳、弯蚊式钳、2ml 注射器、5ml 注射器、5-0 缝线。

11. **泪小管吻合术** 擦皮钳、巾钳、显微四样（显微有齿镊、显微平镊、显微剪、显微持针器）、弯剪、泪点扩张器、探针、腰麻管、猪尾巴钩、针灸针、2ml 注射器、10ml 注射器、5-0 缝线、6-0 缝线。

12. **取环扎带术** 外眼包、擦皮钳、弯剪、有齿镊、开睑器。

13. **取硅胶带术** 外眼包、擦皮钳、刀柄、尖刀片、弯剪、有齿镊、持针器、开睑器、6-0 缝线。

二、内眼手术器械包

1. **角膜深层异物取出术** 外眼包、擦皮钳、显微有齿镊、开睑器、1ml 注射器。

2. **前房穿刺术** 外眼包、擦皮钳、15° 穿刺刀、显微有齿镊、显微虹膜恢复器、开睑器、1ml 注射器。

3. **前房冲洗术** 内眼包、擦皮钳、巾钳、15° 穿刺刀、显微有齿镊、注吸针头、输血器、2ml 注射器、10ml 注射器。

4. **二极管睫状体光凝术** 外眼包、擦皮钳、固定镊、开睑器、球后注射器、10ml 注射器。

5. 义眼台取出术　外眼包、擦皮钳、刀柄、尖刀片、弯剪、有齿镊、持针器、开睑器、血管钳、串针、球后注射器、10ml 注射器、6-0 缝线。

6. 自家血　外眼包、擦皮钳、巾钳、开睑器、有齿镊、2ml 注射器。

7. 眼内镜人工晶状体植入术　内眼包、擦皮钳、巾钳、15° 穿刺刀、3.2mm 穿刺刀、显微有齿镊、晶状体植入镊、晶状体推注器、显微开睑器、晶状体调位钩、弯针头、弯剪、1ml 注射器、2ml 注射器、5ml 注射器。

8. 睫状体复位术　内眼包、擦皮钳、巾钳、弯剪、烧灼球、刀柄、刀片(多)、显微开睑器、显微四样(显微有齿镊、显微平镊、显微剪、显微持针器)、弯剪、规尺、2ml 注射器、5ml 注射器、10ml 注射器、10-0 缝线。

9. 玻璃体注气、注药术　内眼包、擦皮钳、巾钳、弯剪、显微有齿镊、开睑器、输血器、1ml 注射器、2ml 注射器。

10. 白内障超声乳化吸除加人工晶状体植入手术　内眼包、擦皮钳、巾钳、弯蚊式钳、弯剪、显微开睑器、显微有齿镊、晶状体调位钩、撕囊镊、晶状体植入镊、囊膜剪、劈核钩、15° 穿刺刀、3.0mm 穿刺刀、超声乳化手柄、超声乳化针头、扳子、注吸手柄、注吸针头、2ml 注射器、5ml 冲洗器。

11. 青光眼手术　青光眼包、擦皮钳、巾钳、显微弯剪、显微持针器、显微有齿镊、显微平镊、显微线镊,1ml、2ml、5ml、10ml 注射器,10-0、8-0、5-0 缝线。

12. 白内障囊外摘除术　青光眼包、擦皮钳、巾钳、显微四样(显微有齿镊、显微持针器、显微弯剪、显微平镊)、显微开睑器、15° 穿刺刀、刀柄、尖刀片、弯剪、圈套器、囊膜剪、注吸针头、撕囊镊、输血器,1ml、2ml、10ml 注射器,10-0 缝线。

13. 角巩膜裂伤缝合术　青光眼包、擦皮钳、巾钳、显微四样(显微有齿镊、显微持针器、显微弯剪、显微平镊)、弯剪,2ml、5ml 注射器,10-0、6-0 缝线。

14. 眼球摘除术　青光眼包、擦皮钳、巾钳、弯剪、直剪、钢球、视神经剪,5ml、10ml 注射器,6-0 缝线、大量眼垫。

15. 前房成形术　青光眼包、擦皮钳、巾钳、显微四样（显微有齿镊、显微持针器、显微弯剪、显微平镊）、弯剪、刀柄、弯针头、1ml、2ml、10ml 注射器。

16. 眼内异物取出术　青光眼包、擦皮钳、巾钳、显微四样（显微有齿镊、显微持针器、显微弯剪、显微平镊）、弯剪、刀柄、尖刀片。

17. 眼内容摘除术　青光眼包、擦皮钳、巾钳、弯剪、直剪、刀柄、尖刀片、大勺子。

18. 角膜移植术　青光眼包、擦皮钳、巾钳、显微四样（显微有齿镊、显微持针器、显微弯剪、显微平镊）、显微开睑器、弯剪、刀柄、尖刀片、小碗、2ml、5ml、10ml 注射器，10-0 缝线。

19. 义眼台植入术　青光眼包、擦皮钳、巾钳、弯剪、直剪、刀柄、尖刀片、钢球、10ml 注射器、6-0 缝线、大量眼垫。

20. 鼻腔泪囊吻合术　吻合包、擦皮钳、巾钳、显微持针器、显微有齿镊、显微弯剪、弯剪、直剪、刀柄、尖刀片，5ml、10ml 注射器、5-0、6-0 缝线、大量眼垫、棉签。

21. 斜视矫正术　斜视包、擦皮钳、巾钳、弯剪、直剪、斜视钩、持针器、有齿镊、显微持针器、显微有齿镊、显微弯剪、牙科用 5mL 注射器、6-0 缝线、8-0 缝线。

22. 上睑下垂矫正术　提睑包、擦皮钳、巾钳、刀柄、尖圆刀片、弯剪、直剪、5ml 注射器，4-0、6-0、5-0 缝线、大量眼垫。

23. 常规视网膜脱离术　视网膜脱离包、擦皮钳、巾钳、弯剪、直剪、刀柄、尖刀片、1ml、2ml、5ml 注射器，5-0、6-0 缝线。

第九节　专科耗材库管理

　　医院手术室耗材库存管理是手术室管理的重要组成部分。手术室耗材库存的设置主要是为了保证及时、准确地进行手术耗材供应，确保临床一线工作的正常运行。目前，大多数医院采用"零库存"管理或"二级库房"管理，根据耗材单价划分耗材种类，单价 500 元以上的为高值耗材,500元以下的为低值耗材,对于高值耗材一般均采取唯一条码管理,实现入库、出库、使用、记账全程跟踪管理。

为配合医院物流系统的执行,规范高值耗材管理,眼科依据科室特点和耗材管理要求制定了相应的专业耗材库管理制度和要求,以确保耗材管理的规范性和统一性。

(一)眼科专业耗材库管理由科主任全权负责。各区域库管员负责所有高值耗材的管理,包括进货发放、出入库以及每月汇总;库管员所属区域的护士长负责对库管员的日常工作进行监管;科主任和科护士长负责对护士长审核。

(二)眼科专业耗材库管理物品以院级专业库中眼用中标耗材目录为准。

(三)高值耗材领用流程

1. 医生填写"耗材申领单",一式两份,术前一日一份递交到患者住院区域的专业库房。

2. 手术当日领物人持另一份申领单与库管员核对耗材准备是否正确,外包装是否完好,双方在申领单上签字确认。

3. 手术中耗材污染或由于病情需要新的耗材,由医生到专业库重新申领或更换,并在耗材申领单上备注,领物人签字确认。

4. 手术结束后医生立即到专业库房归还未使用耗材,库管员在耗材申领单上注明患者实际使用情况,检查耗材外包装是否完好,将耗材进行扫码、退库转移处理,还物人签字确认。

5. 门诊患者根据实际使用情况递交门诊收费单,还物人签字确认。

6. 耗材应由主刀医生或助手领取,禁止非医务人员参与。

(四)如发生出库单与收费单不符时,查找原因,如属科室人员责任,参照科室相关奖惩条例追究责任,如属收费处或手术室记账等原因,上报院内相关部门追究责任。

（五）供货商及其他无关人员不得随意进入或翻阅专业耗材库内物品。

（六）专业耗材库管员岗位职责、工作标准及工作流程。

1. 岗位职责

（1）有高度责任心和组织纪律性，严格执行高值耗材管理的相关规章制度。

（2）按照手术实际需求进货，避免大量积压，所进物品供应商应在医院招标范围内。

（3）严格清点进货数量并验收质量，按照不同物品要求进行合理保存，并按照院专业库要求做好入库、出库、盘库、汇总等工作。

（4）严格按照高值耗材领用流程办理发放和出库手续，及时准确地供应临床应用。

（5）定期整理库存物品，对近效期物品（半年内）要有登记，避免高值耗材过期。

（6）每月月底前，提供上月的实物出库汇总表，经相关领导确认签字后，交由库房审核核对，如发生出库单与收费单不符时，库管员需提供领物人登记资料以备查询。

2. 工作标准

（1）独立胜任并遵守专业库岗位职责，严格遵守查对制度。

（2）熟悉专业库各类耗品性能、价格、度数及正确储存方法，有特殊情况时能主动与手术医生沟通，以确保手术顺利进行。

（3）严格遵守耗材申领使用流程，必要时通过院级库房与厂家沟通以保证供货及时准确。

（4）及时细致查账对账，保证出入库物品数量准确，账目相符。

（5）熟练掌握专业库操作系统，做到定时清点、定时月结、定时上报。

3. 工作流程

上午：

（1）参加本护理单元晨会交班。

（2）检查、记录冰箱温度（正常温度在2~8℃之间）。

（3）检查需低温保存耗材的有效期及外包装有无潮湿等质量问题。

（4）做好准备工作：打开电脑，进入"眼科晶状体暂存库"系统，打开耗材柜。

（5）等待医生领取当日手术耗材并与之核对。

（6）接收经过库房审核、贴码后送来的各种耗材，进行清点核对、签字确认；将各种耗材经由电脑录入"眼科晶状体暂存库"，按有效期远近、型号大小合理摆放到耗品柜内备用；将各种耗材出库单汇总、登记。

（7）进入电脑系统进行查账，检查前一日使用耗材的计费情况，将使用耗材情况进行登记，出现问题及时与医生或病房护士站进行沟通。

（8）接听电话，随时更换、添加手术耗材，等待医生领用并与之核对，确保手术正常进行；解答有关耗材方面的问题。

下午：

（1）接收次日"眼科耗材申领单"，按医生要求准备各种耗材，在电脑系统中进行出库转移。

（2）接收手术条和患者门诊病历，核对手术条与患者门诊病历上的信息是否一致，汇总耗材晶状体种类、数量以及门诊病历数。按医生要求准备耗材，在电脑系统中进行出库转移。

（3）接收手术中未使用耗材，与医生核对确认，检查耗材的完整性，在电脑系统中进行入库转移后放回耗材柜。

（4）随时查看所有耗材的使用情况，在电脑系统中及时申领，以保证手术的正常进行。

（5）随时查看所有耗材的有效期，对近效期的耗材进行登记，在外包装上做标记尽快使用。

（6）下班前锁好耗材柜，关电脑，断电源，检查安全，结束工作。

备注：

（1）每周五冰箱除冰；耗材盘库，查看所有耗品的外包装、数量、有效期，确保已使用耗材、库存耗材数量准确无误,库存不足及时申领,以免影响使用。

(2) 每月底月结,确保本月实际使用耗材数量、出库汇总表及发票一致。

(3) 保持库房环境安全、卫生,不可存放私人用品。

眼科专科护理应急预案

第七章

第一节　应对突发事件眼科护理人员应急启动措施

院内和科室发生突发事件启动措施：

（1）科室发生突发事件时，要积极应对（护理单元按照各突发事件应急预案）及时上报。

（2）当班护士应立即通知医生，通知科主任、护士长，并立即拨打电话上报医务处、护理部，夜间及节假日报总值班（必要时通知保卫处），不得隐瞒、缓报、谎报或授意他人隐瞒、缓报、谎报。

（3）护士站要常备不懈，当需要人员援助时，在岗主班护士请示护士长后，通知备班护士。

（4）当医院夜间发生应急事件需要调配人员时，前夜通知后夜去应急，并电话通知备班护士到医院接后夜班，如后夜发生的事件由前夜去，并通知备班补充班次。

（5）如医院发生突发公共卫生事件需要调配人员时，白班听从护士长统一调配根据科室情况安排，夜间按上一条执行。

（6）所有备班人员在备班期间手机需保持畅通，并保证按时间到岗。

第二节 眼科门诊突发事件紧急疏散预案

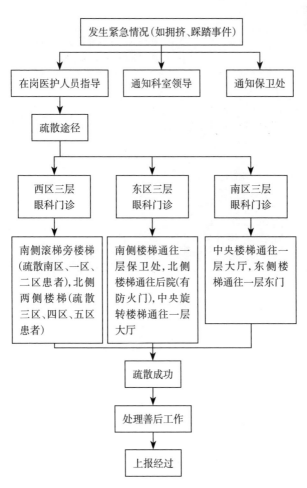

发生紧急情况(如拥挤、踩踏事件)

在岗医护人员指导 → 疏散途径

通知科室领导

通知保卫处

疏散途径

西区三层眼科门诊

东区三层眼科门诊

南区三层眼科门诊

南侧滚梯旁楼梯(疏散南区、一区、二区患者),北侧两侧楼梯(疏散三区、四区、五区患者)

南侧楼梯通往一层保卫处,北侧楼梯通往后院(有防火门),中央旋转楼梯通往一层大厅

中央楼梯通往一层大厅,东侧楼梯通往一层东门

疏散成功

处理善后工作

上报经过

第三节 眼科门诊暴发流行性细菌性结膜炎(红眼病)应急预案

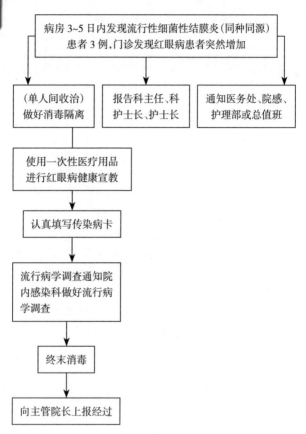

病房 3~5 日内发现流行性细菌性结膜炎(同种同源)患者 3 例,门诊发现红眼病患者突然增加

(单人间收治)做好消毒隔离

报告科主任、科护士长、护士长

通知医务处、院感、护理部或总值班

使用一次性医疗用品进行红眼病健康宣教

认真填写传染病卡

流行病学调查通知院内感染科做好流行病学调查

终末消毒

向主管院长上报经过

第四节 眼科门诊集体化学性烧伤应急预案

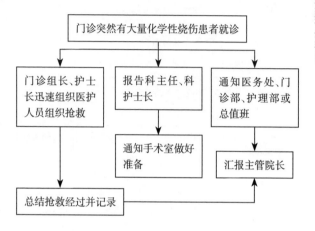

第五节　眼科门诊计算机系统发生故障的护理应急预案

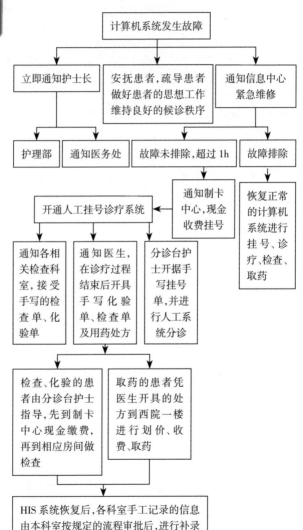

计算机系统发生故障

立即通知护士长

安抚患者,疏导患者做好患者的思想工作维持良好的候诊秩序

通知信息中心紧急维修

护理部

通知医务处

故障未排除,超过1h

故障排除

通知制卡中心,现金收费挂号

恢复正常的计算机系统进行挂号、诊疗、检查、取药

开通人工挂号诊疗系统

通知各相关检查科室,接受手写的检查单、化验单

通知医生,在诊疗过程结束后开具手写化验单、检查单及用药处方

分诊台护士开据手写挂号单,并进行人工系统分诊

检查、化验的患者由分诊台护士指导,先到制卡中心现金缴费,再到相应房间做检查

取药的患者凭医生开具的处方到西院一楼进行划价、收费、取药

HIS系统恢复后,各科室手工记录的信息由本科室按规定的流程审批后,进行补录

第六节 眼科住院患者突发视网膜中央动脉阻塞护理应急预案

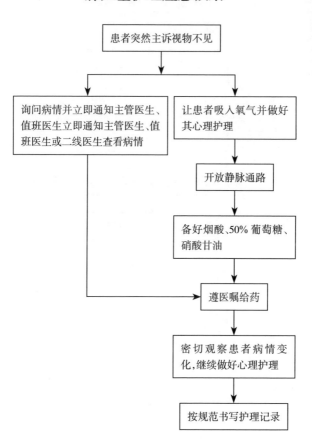

第七节 眼科住院患者突发眼压增高护理应急预案

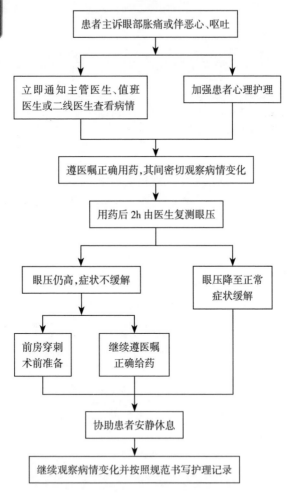

患者主诉眼部胀痛或伴恶心、呕吐

立即通知主管医生、值班医生或二线医生查看病情

加强患者心理护理

遵医嘱正确用药,其间密切观察病情变化

用药后 2h 由医生复测眼压

眼压仍高,症状不缓解

眼压降至正常症状缓解

前房穿刺术前准备

继续遵医嘱正确给药

协助患者安静休息

继续观察病情变化并按照规范书写护理记录

第八节 眼科住院患者术后突发眼内炎护理应急预案

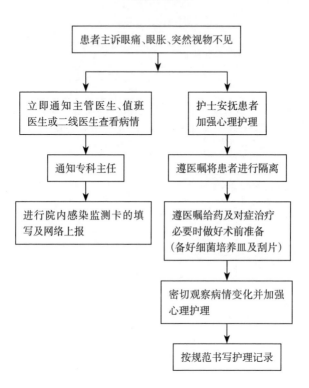

患者主诉眼痛、眼胀、突然视物不见

立即通知主管医生、值班医生或二线医生查看病情

护士安抚患者加强心理护理

通知专科主任

遵医嘱将患者进行隔离

进行院内感染监测卡的填写及网络上报

遵医嘱给药及对症治疗必要时做好术前准备（备好细菌培养皿及刮片）

密切观察病情变化并加强心理护理

按规范书写护理记录

第九节 眼科住院患者突发低血糖护理应急预案

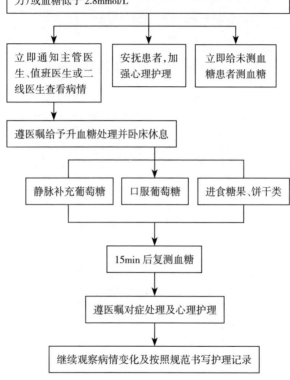

患者出现低血糖症状（突然全身大汗、心慌、面色苍白、四肢无力）或血糖低于 2.8mmol/L

立即通知主管医生、值班医生或二线医生查看病情

安抚患者，加强心理护理

立即给未测血糖患者测血糖

遵医嘱给予升血糖处理并卧床休息

静脉补充葡萄糖

口服葡萄糖

进食糖果、饼干类

15min 后复测血糖

遵医嘱对症处理及心理护理

继续观察病情变化及按照规范书写护理记录

第十节 眼科住院患者突发烫伤护理应急预案

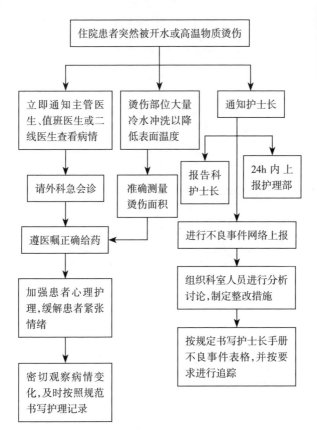

住院患者突然被开水或高温物质烫伤

立即通知主管医生、值班医生或二线医生查看病情

烫伤部位大量冷水冲洗以降低表面温度

通知护士长

请外科急会诊

准确测量烫伤面积

报告科护士长

24h内上报护理部

遵医嘱正确给药

进行不良事件网络上报

加强患者心理护理,缓解患者紧张情绪

组织科室人员进行分析讨论,制定整改措施

密切观察病情变化,及时按照规范书写护理记录

按规定书写护士长手册不良事件表格,并按要求进行追踪

第十一节　眼科住院患者突发摔伤、坠床护理应急预案

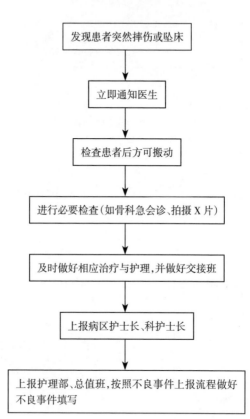

发现患者突然摔伤或坠床

↓

立即通知医生

↓

检查患者后方可搬动

↓

进行必要检查（如骨科急会诊、拍摄 X 片）

↓

及时做好相应治疗与护理，并做好交接班

↓

上报病区护士长、科护士长

↓

上报护理部、总值班，按照不良事件上报流程做好不良事件填写

第十二节　日间手术患者突发高血压的护理应急预案

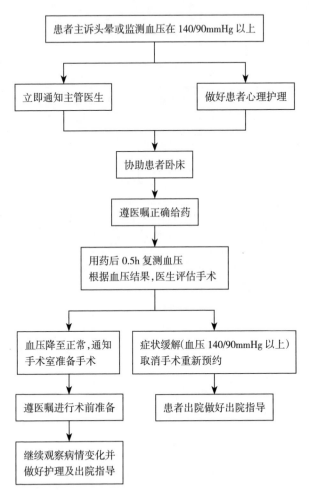

患者主诉头晕或监测血压在 140/90mmHg 以上

立即通知主管医生 → 做好患者心理护理

协助患者卧床

遵医嘱正确给药

用药后 0.5h 复测血压
根据血压结果，医生评估手术

血压降至正常，通知手术室准备手术 → 症状缓解(血压 140/90mmHg 以上)取消手术重新预约

遵医嘱进行术前准备 → 患者出院做好出院指导

继续观察病情变化并做好护理及出院指导

第十三节 日间手术患者突然眼压增高的护理应急预案

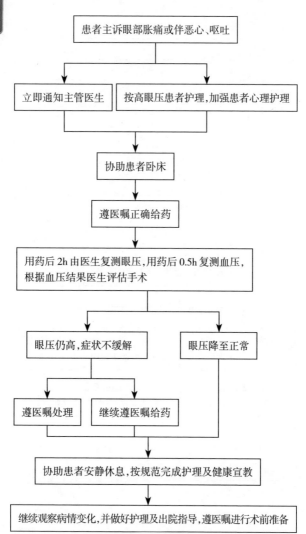

患者主诉眼部胀痛或伴恶心、呕吐

立即通知主管医生 — 按高眼压患者护理，加强患者心理护理

协助患者卧床

遵医嘱正确给药

用药后 2h 由医生复测眼压，用药后 0.5h 复测血压，根据血压结果医生评估手术

眼压仍高，症状不缓解 — 眼压降至正常

遵医嘱处理 — 继续遵医嘱给药

协助患者安静休息，按规范完成护理及健康宣教

继续观察病情变化，并做好护理及出院指导，遵医嘱进行术前准备

眼科常用药物

第一节　口服类药物

一、抗生素类

1. 头孢呋辛酯片

主要适应证:眼部细菌感染,眼部感染性手术,非感染性手术预防用药。

服用方法:轻度至中度感染,每次 0.25g(1 片),每日两次。严重感染,每次 0.5g(2 片),每日两次。

保存与贮藏:遮光,密闭,在阴凉处(不超过 20℃)保存。

注意事项:对青霉素类有过敏反应的患者应慎用。使用期间或停药后如发生严重腹泻,要警惕是否出现伪膜性肠炎。使用本品治疗的患者,建议使用葡萄糖氧化法或己糖活化法来测定血糖。本品不宜压碎后使用,应整片吞服,因此不适合年幼儿童服用。

药物不良反应:主要有恶心、呕吐、上腹部不适和腹泻等胃肠道反应,偶有头痛,一般是轻度和短暂的;与其他广谱抗生素类相同,可引起伪膜性肠炎;罕有过敏反应,曾有嗜酸性粒细胞增多及短暂的肝酶水平升高;使用头孢菌素会产生阳性抗球蛋白反应,从而干扰血液的交叉配合测定。

2. 甲磺酸左氧氟沙星片

主要适应证:适用于敏感革兰氏阴性菌和革兰氏阳性菌引起的眼部感染,眼部感染性手术、非感染性手术预防用药。

服用方法:口服,成人每次 0.1~0.2g(1~2 片),每日两次,或遵医嘱。

保存与贮藏:遮光,密封保存。

注意事项:

①本品大剂量应用或尿 pH 值在 7 以上时可发生结晶尿。为避免结晶尿的发生,宜多饮水,保持 24h 排尿量在 1 200ml 以上。②肾功能减退者,需根据肾功能调整给药剂量。③应用本品时应避免过度暴露于阳光下,如发生光敏反应需停止使用。④原有中枢神经系统疾患者,例如癫痫及癫痫病史者均应避免应用,有指征时需仔细权衡利弊后应用。⑤偶有用药后发生跟腱炎或跟腱断裂的报告,如有上述症状发生,须立即停药,直至症状消失。

药物不良反应:

① 胃肠道反应:腹部不适或疼痛、腹泻、恶心或呕吐。

② 中枢神经系统反应可有头昏、头痛、嗜睡或失眠。

③ 过敏反应:皮疹、皮肤瘙痒,偶可发生渗出性多形红斑及血管神经性水肿。光敏反应较少见。

④ 偶可发生:癫痫发作、精神异常、烦躁不安、意识混乱、幻觉、震颤;血尿、发热、皮疹等间质性肾炎表现;静脉炎;结晶尿,多见于高剂量应用时;关节疼痛。

⑤ 少数患者可发生血清氨基转移酶升高、血尿素氮增高及周围血白细胞降低,多属轻度,并呈一过性。

二、抗病毒类

更昔洛韦胶囊

主要适应证:本品用于免疫损伤引起巨细胞病毒感染的患者。①用于免疫功能损伤(包括艾滋病患者)发生的巨细胞病毒性视网膜炎的维持治疗。②预防可能发生于器官移植受者的巨细胞病毒感染。

服用方法:肾功能正常情况下,巨细胞病毒(CMV)视网膜炎的维持治疗,在诱导治疗后,推荐维持量为每次 1 000mg,一天 3 次,与食物同服。也可在非睡眠时每次服 500mg,每 3h 一次,每日 6 次,与食物同服。维持治疗时若 CMV 视网膜炎有发展,则应重新进行诱导治疗。

保存与贮藏:密封保存。

注意事项:①更昔洛韦的主要毒性为中性粒细胞减少症、贫血和血小板减少症,应强调在治疗中密切接受血细胞计数检查的重要性。更昔洛韦与肌酐升高有关。②更昔洛韦可能造成胎儿损害,不建议妊娠期使用。建议育龄女性在使用本品治疗时需采取有效的避孕措施,男性在治疗期间和治疗后至少 90 天应避孕。③建议患者在接受本品治疗期间最少 4 至 6 周进行 1 次眼科随访检查。有些患者可能需要更频繁的随访。

药物不良反应:本品可引起粒细胞减少(中性粒细胞减少)及血小板减少。罕见:头痛、头昏、呼吸困难、恶心、呕吐、腹痛、腹泻、厌食、消化道出血、心律失常、血压升高或血压降低、寒战、血尿、血尿素氮增加、脱发、瘙痒、荨麻疹、血糖降低、浮肿、周身不适、肌酐增加、嗜伊红细胞增多症等。有巨细胞病毒感染性视网膜炎的艾滋病患者可出现视网膜脱离。

三、预防排斥类药物

环孢素软胶囊

主要适应证:预防角膜移植术后发生的排斥反应。

服用方法:

用三联免疫抑制方案时,起始剂量 6~11mg/(kg·d),并根据血药浓度调整剂量,根据血药浓度每 2 周减量 0.5~1mg/(kg·d),维持剂量 2~6mg/(kg·d),分 2 次口服。在整个治疗过程,必须在有免疫抑制治疗经验医生的指导下进行。

保存与贮藏:避光、密封,在阴凉处(不超过 20℃)保存。

注意事项:

①本品可以通过胎盘。怀孕者慎用。②下列情况慎用:肝功能不全、高钾血症、感染、肠道吸收不良、肾功能不全、对服本品不耐受等。③若本品已引起肾功能不全或有持续负氮平衡,应立即减量或至停用。④若移植发生排

斥,本品剂量应加大。⑤在预防治疗器官或组织移植排斥反应及治疗自身免疫性疾病方面,本品的剂量常因治疗的疾病、个体差异、用本品后的血药浓度不相同而并不完全统一,小儿对本品的清除率较快,故用药剂量可适当加大。⑥在服用前,从铝箔泡罩中取出。

药物不良反应:①较常见的有厌食、恶心、呕吐等胃肠道反应,牙龈增生伴出血、疼痛,约 1/3 用药者有肾毒性,可出现血清肌酐、尿素氮增高,肾小球滤过率减低等肾功能损害、高血压等。牙龈增生一般可在停药 6 个月后消失。慢性、进行性肾中毒多于治疗约 12 个月发生。②不常见的有惊厥,其原因可能为本品对肾脏毒性及低镁血症有关。此外本品尚可引起氨基转移酶升高、胆汁郁积、高胆红素血症、高血糖、多毛症、手震颤、高尿酸血症伴血小板减少、微血管病性溶血性贫血、四肢感觉异常、下肢痛性痉挛等。此外,有报告本品可促进 ADP 诱发血小板聚集,增加血栓烷 A2 的释放和凝血活酶的生成,增强因子Ⅶ的活性,减少前列环素产生,诱发血栓形成。③罕见的有过敏反应、胰腺炎、白细胞减少、雷诺综合征、糖尿病、血尿等(过敏反应一般只发生在经静脉途径给药的患者,表现为面、颈部发红,气喘、呼吸短促等)。各种严重不良反应大多与使用剂量过大有关。

四、免疫抑制类药物

1. 醋酸泼尼松片

主要适应证:角膜移植术后早期预防排斥、减轻眼科术后自身免疫性炎症及治疗眼部过敏性疾病。

服用方法:口服。一般一次 5~10mg(1~2 片),一日 10~60mg(2~12 片)。必要时酌量增减,由医生决定。

保存与贮藏:遮光,密封保存。

注意事项:①结核病、急性细菌性或病毒性感染患者慎用。必须应用时,给予适当的抗感染治疗。②长期服药后,停药前应逐渐减量。③糖尿病、骨质疏松症、肝硬化、肾功能不良、甲状腺功能低下患者慎用。④对有细菌、真菌、病毒感染者,应在应用足量敏感抗生素的同时谨慎使用。⑤运动员慎用。

药物不良反应:本品较大剂量易引起糖尿病、消化道溃疡和类库欣综合征症状,对下丘脑-垂体-肾上腺轴抑制作用较强。并发感染为主要的不良反应。

2. 甲泼尼龙片

主要适应证:眼球及其附属器严重的急慢性过敏和炎症反应,例如,过敏性角膜边缘溃疡、眼部带状疱疹、前视网膜炎、扩散性后房色素层炎和脉络膜炎、交感性眼炎、过敏性结膜炎、角膜炎、脉络膜视网膜炎、视神经炎、虹膜炎、虹膜睫状体炎等。

服用方法:根据不同疾病的治疗需要,甲泼尼龙片的初始剂量可在每天 4mg 到 48mg 之间调整。症状较轻者,通常给予较低剂量即可;某些患者则可能需要较高的初始剂量。

若经过一段时间的充分治疗后未见令人满意的临床效果,应停用甲泼尼龙片而改用其他合适的治疗方法。若经过长期治疗后需停药时,建议逐量递减,不能突然撤药。

当临床症状出现好转,应在适当的时段内逐量递减初始剂量,直至能维持已有的临床效果的最低剂量,此剂量即为最佳维持剂量。

医师还应注意对药物剂量作持续的监测,当出现下列情况时可能需要调整剂量:病情减轻或加重导致临床表现改变;患者对药物反应的个体差异;患者遇到与正在治疗的疾病无关的应激状况。在最后一种情况下,可能需要根据患者的情况在一段时间内加大甲泼尼龙片的剂量。这里必须强调的是,剂量需求不是一成不变的,必须根据治疗的疾病和患者的反应作个体化调整。

保存与贮藏:遮光,密封保存。

注意事项:

(1) 特殊危险人群:对属下列特殊危险人群的患者应采取严密的医疗监护并近可能缩短疗程。

儿童:长期每天分次给予糖皮质激素会抑制儿童生长,这种治疗只可用于非常严重的病情。隔日疗法通常可避免或减少这一副作用。

糖尿病患者:引发潜在的糖尿病或增加糖尿病患者对胰岛素和口服降糖药的需求。

高血压病患者:使高血压病情恶化。

有精神病史者:已有的情绪不稳和精神病倾向可能会因服用而加重。

(2) 因糖皮质激素治疗的并发症与用药的剂量和时间有关,对每个病例均需就剂量、疗程及每天给药或隔日给药作出风险/利益评价。应尽可能缩短用药期限,慢性病的治疗应进行医疗观察。在控制病情方面,应采用尽可能低的剂量。当可以降低剂量时,应逐渐减少。长期治疗的中断应在医疗监护下进行(逐量递减,评估肾上腺皮质的功能)。肾上腺皮质功能不全最重要的症状为无力、体位性低血压和抑郁。

服用糖皮质激素治疗发生异常的紧急状况的患者,在紧急状况发生前、发生时和发生后须加大速效糖皮质激素的剂量。

(3) 应用糖皮质激素可能会掩盖一些感染的征象,并可能有新的感染出现。糖皮质激素应用期间抵抗力可能下降,感染不能局限化。在身体任何部位由病原体引起的感染,如细菌、病毒、真菌、原生动物或蠕虫,都可能与单独使用糖皮质激素或联合使用其他能影响细胞免疫、体液免疫、中性粒细胞的免疫抑制物有关。这些感染可能是中度、重度、偶尔是致命性的。随着糖皮质激素的剂量增加,发生感染的概率也会增加。

对于使用免疫抑制剂的糖皮质激素进行治疗的患者,禁忌接种减毒活疫苗。对于接受非免疫抑制剂糖皮质激素治疗的患者,可按要求接受免疫接种。服用糖皮质激素的患者不可接种牛痘,也不可接受其他免疫措施,特别是大剂量服用的患者,因为有出现神经系统并发症和缺乏抗体反应的可能性。

(4) 关于糖皮质激素治疗是否会导致消化道溃疡尚未达成共识,但服用糖皮质激素会掩盖溃疡的症状,使穿孔或出血在未感到明显疼痛时就出现。

（5）大剂量糖皮质激素会抑制宿主的抑抗力从而导致对真菌、细菌和病毒的易感性增加。

（6）有下列情况应慎用糖皮质激素：可能立即穿孔的非特异性溃疡性结肠炎、脓肿或其他化脓性感染；憩室炎；刚行肠吻合术；消化道溃疡活动期或潜伏期；肾功能不全；高血压；骨质疏松；重症肌无力。

（7）甲状腺功能减退和肝硬化会增强糖皮质激素的作用。糖皮质激素治疗只有在参照人体生物检验报告和参数的情况下才可以考虑使用。

（8）在接受糖皮质激素治疗的患者中曾有报道发生Kaposi肉瘤，停用糖皮质激素后可以临床缓解。运动员慎用。

（9）尽管视力障碍属极少见的不良反应，但仍建议患者小心驾驶和操作其他机器。

药物不良反应：可能会观察到全身不良反应。尽管在很短期的治疗中极少发生，但仍应细心随访。

五、镇痛类药

布洛芬缓释胶囊

主要适应证：用于缓解轻至中度疼痛如头痛、眼部疼痛。

服用方法：口服。成人，一次 1 粒，0.1g/ 粒，一日 2 次（早晚各一次）。

保存与贮藏：密封保存。

注意事项：

① 本品为对症治疗药，自我用药不宜长期或大量使用，用于止痛不得超过 5 天，用于解热不得超过 3 天，如症状不缓解，请咨询医师或药师。 本品最好在餐中或餐后服用。对本品及其他解热、镇痛抗炎药物过敏者禁用。过敏体质者慎用。第一次使用本品如出现皮疹、黏膜损伤或过敏症状，应停药并咨询医师。必须整粒吞服，不得打开或溶解后服用。不能同时服用其他含有解热镇痛药的药品（如某些复方抗感冒药）。服用本品期间不得饮酒或含有乙醇的饮料。肠胃病患者使用前请咨询医师或药师，既

往有与使用非甾体抗炎药治疗相关的上消化道出血或穿孔史者禁用。

② 有下列情况患者慎用:60 岁以上、支气管哮喘、肝肾功能不全、凝血机制或血小板功能障碍(如血友病或其他出血性疾病)。

③ 下列情况患者应在医师指导下使用:有消化性溃疡史、胃肠道出血、近期进行过胃部手术、慢性肠炎或克罗恩病(Crohn's disease)、心功能不全、高血压。

④ 有系统性红斑狼疮或混合性结缔组织病,免疫系统疾病导致关节疼痛、皮肤改变和其他器官的病症患者应慎用,因有增加无菌性脑膜炎的风险。

⑤ 如出现胃肠道出血或溃疡,肝、肾功能损害,尿液混浊或尿中带血、背部疼痛、视力或听力障碍、血常规检查异常、胸痛、气短、无力、言语含糊等情况,应停药并咨询医师。

⑥ 小剂量布洛芬(每日≤1.2g)不会导致心肌梗死风险增加。而在采用高剂量和延长治疗时,应警惕这种风险增加的可能。

⑦ 布洛芬胶囊制剂仅适用于成人。

⑧ 准备怀孕的妇女应慎用或在医师指导下使用。

⑨ 请将本品放在儿童不能接触的地方。

药物不良反应:

① 少数病人可出现恶心、呕吐、胃烧灼感或轻度消化不良、胃肠道溃疡及出血、转氨酶升高、头痛、头晕、耳鸣、视力模糊、精神紧张、嗜睡、下肢水肿或体重骤增。

② 罕见皮疹、过敏性肾炎、膀胱炎、肾病综合征、肾乳头坏死或肾功能衰竭、支气管痉挛。

③ 有肠道疾病如溃疡性结肠炎和克罗恩病(Crohn's disease)既往史者,有可能加重病情。

④ 用非甾体抗炎药治疗,有出现水肿、高血压和心力衰竭的报道。

⑤ 在自身免疫性疾病患者中(如系统性红斑狼疮、混合性结缔组织病),布洛芬治疗间有发生无菌性脑膜炎症状的个别案例,如颈强直、头痛、恶心、呕吐、发热或意识

混乱。

六、降眼压类药

1. 醋甲唑胺片

主要适应证：为降眼压药，适用于慢性开角型青光眼、继发性青光眼。也适用于急性闭角型青光眼的术前治疗。

服用方法：成人口服，初始用药时，每次用 25mg，一日两次。早、晚饭后各服一片。如用药后降眼压效果不理想，每次剂量可加大为 50mg，一日两次。

保存与贮藏：密闭，在干燥处保存。

注意事项：

① 对磺胺少见的严重反应会造成死亡，包括 Stevens-Johnson 综合症、表皮溶解性坏死、暴发性肝坏死、粒细胞缺乏、再生障碍性贫血以及其他血液恶液质。

② 再次服用磺胺时，可能发生过敏反应。如果过敏反应或其他严重的反应出现，该药应停止服用。

③ 慎用于有代谢性酸中毒及低血钾危险的患者。

④ 闭角型青光眼不应用醋甲唑胺代替手术治疗，否则可引起永久性粘连性房角关闭。

⑤ 本品不能长期用于控制眼压。

⑥ 50mg 规格片剂体外药物释放较快，不良反应程度可能有所变化，应注意密切观察。

药物不良反应：不良反应大多发生在治疗的早期，包括感觉异常，尤其是四肢末端的麻木感，听力障碍或耳鸣，疲劳不适，食欲减退，味觉失常，胃肠功能紊乱如恶心、呕吐和腹泻，多尿，以及间断性的思睡和意识模糊。也可能会出现代谢性酸中毒和电解质紊乱。短暂性的近视也有报道，当减少或停止本品治疗后这种现象都会减退。

2. 异山梨醇口服液

主要适应证：本品为脱水利尿药，在眼科用于治疗眼内压增高。

服用方法：口服，一次 40~50ml，一日三次；儿童一次用量 0.5g/kg,一日三次或遵医嘱。

保存与贮藏:遮光,密闭保存。

注意事项:处于脱水状态、肾功能障碍所致的无尿症,新生血管性青光眼患者及充血性心力衰竭者慎用,多次用药时应保持足够的体液和电解质的平衡。

药物不良反应:主要不良反应有恶心、腹泻、食欲不振,偶有腹痛,长期服用常引起电解质紊乱。

七、止血类药

云南白药胶囊

主要适应证:化瘀止血,活血止痛,解毒消肿。

服用方法:口服。一次 1~2 粒,0.25g/粒一日 4 次(二至五岁按 1/4 剂量服用;六至十二岁按 1/2 剂量服用)。

保存与贮藏:密封,置干燥处。

注意事项:

①服药一日内,忌食蚕豆、鱼类及酸冷食物。②外用前务必清洁创面。③临床上确需使用大剂量给药,一定要在医师的安全监控下应用。④用药后若出现过敏反应,应立即停药,视症状轻重给予抗过敏治疗,若外用可先清除药物。⑤运动员慎用。⑥保险子放置在泡罩的中间处。

药物不良反应:极少数患者服药后导致过敏性药疹,出现胸闷、心慌、腹痛、恶心呕吐、全身奇痒、躯干及四肢等部位出现荨麻疹。

八、改善微循环类药

1. 甲钴胺

主要适应证:糖尿病性视网膜病变,视神经炎、复视、青光眼引起的视神经萎缩。

服用方法:口服。通常成人一次 1 片(0.5mg),一日 3 次,可根据年龄、症状酌情增减。

保存与贮藏:避光、避湿保存。

注意事项:①如果服用一个月以上无效,则无需继续服用。②从事汞及其化合物的工作人员,不宜长期大量服用本品。

药物不良反应:①过敏偶有皮疹发生(发生率<0.1%),出现后请停止用药。②其他偶有(发生率0.1%~0.5%)食欲不振、恶心、呕吐、腹泻。

2. 卵磷脂络合碘

主要适应证:眼底视网膜炎症、玻璃体积血、玻璃体混浊。

服用方法:成人常规剂量300~600μg/d,口服,一日二或三次。

保存与贮藏:避光,密闭保存。

注意事项:①慢性甲状腺疾病患者,曾患突眼性甲状腺肿的患者,内源性甲状腺素合成不足的患者慎用。②由于老年人生理功能降低,应在使用时适当减量并小心监护。③本品对妊娠妇女或疑为妊娠的妇女,只有在治疗价值大于可能带来的风险时,方可使用。④须遵医嘱使用。

药物不良反应:①高过敏性,药量突减会偶尔引发。②消化道反应,偶尔发生胃肠不适。

3. 羟苯磺酸钙胶囊

主要适应证:

微血管病的治疗:糖尿病性微血管病变——视网膜病变;非糖尿病性微血管病变——慢性器质性疾病如高血压、动脉硬化和肝硬化等微循环障碍。

服用方法:进餐时吞服,勿嚼,部分症状推荐剂量如下(或遵医嘱)。

糖尿病性视网膜病变,一次1粒(0.5g/粒),一日3次,4~6个月进一步治疗,每日2粒以维持疗效。其他微血管病,一次1粒,1~2个月进一步治疗,每日2粒,直至症状消失,一日3次。

保存与贮藏:密封,阴凉(避光并不超过20℃)、干燥处保存。

注意事项:①羟苯磺酸钙在试验研究中并无致畸作用,也不能通过胎盘。为谨慎起见,不要使用于妊娠前3个月及哺乳期患者。②置于安全和儿童拿不到的地方。

药物不良反应:常见的不良反应有胃部不适、恶心、胃灼热、食欲下降。这些病例应减量或必要时终止给药。

第二节 注射类药物

一、抗生素类

1. 乳酸左氧氟沙星氯化钠注射液

主要适应证:适用于敏感细菌所引起的中、重度感染。

用药方法:静脉滴注,成人每日 0.3~0.6g(1~2 瓶),分 1~2 次静脉滴注。滴注时间应大于 60min。另外,根据感染的种类及症状可适当增减。

保存与贮藏:遮光、密闭保存。

注意事项:①肾功能不全者应减量或慎用。②有中枢神经系统疾病患者慎用。③本制剂仅供静脉滴注,滴注时间为每 100ml 至少 60min,滴速过快易引起静脉刺激症状或中枢神经系统反应。本制剂不宜与其他药物同瓶混合静滴,或在同一根静脉输液管内进行静滴。④喹诺酮类药物尚可引起少见的光毒性反应(发生率 0.1%)。在接受本品治疗时应避免过度阳光曝晒和人工紫外线。如出现光敏反应或皮肤损伤时应停用本品。此外偶有用药后发生跟腱炎或跟腱断裂的报告,故如有上述症状发生时须立即停药并休息,严禁运动,直至症状消失。

药物不良反应:用药期间可能出现恶心、呕吐、腹部不适、腹泻、食欲不振、腹痛、腹胀等症状;失眠、头晕、头痛等神经系统症状;皮疹、瘙痒、红斑及注射部位发红、瘙痒或静脉炎等症状。亦可出现一过性肝功能异常,如血转氨酶升高、血清总胆红素增加等。偶见血中尿素氮上升、倦怠、发热、心悸、味觉异常及注射后出现血管刺激症状等,一般均能耐受,疗程结束后即可消失。

2. 注射用头孢曲松钠

主要适应证:用于敏感致病菌所致的眼部感染及手术期感染预防。

用药方法:肌内注射或静脉滴注给药。

（1）肌内注射溶液的配制：以 3.6ml 灭菌注射用水、氯化钠注射液、5% 葡萄糖注射液或 1% 盐酸利多卡因加入 1g 瓶装中，制成每 1ml 含 250mg 头孢曲松钠的溶液。

（2）静脉给药溶液的配制：将 9.6ml 前述稀释液（除利多卡因外）加入 1g 瓶装中，制成每 1ml 含 100mg 头孢曲松钠的溶液，再用 5% 葡萄糖注射液或氯化钠注射液 100~250ml 稀释后静脉滴注。

成人常用量：肌内或静脉滴注，每 24h 1~2g 或每 12h 0.5~1g。最高剂量一日 4g。疗程 7~14 日。

小儿常用量：静脉滴注，按体重一日 20~80mg/kg。12 岁以上小儿用成人剂量。

保存与贮藏：遮光，密闭，在阴凉干燥处（不超过 20℃）保存。

注意事项：①给药前需进行药敏试验。②对青霉素过敏患者应用本品时应根据患者情况充分权衡利弊后决定。有青霉素过敏性休克或即刻反应者，不宜再选用头孢菌素类。③有胃肠道疾病史者，特别是溃疡性结肠炎、局限性肠炎或抗生素相关性结肠炎（头孢菌素类很少产生伪膜性结肠炎）者应慎用。④由于头孢菌素类毒性低，所以有慢性肝病患者应用本品时不需调整剂量。患者有严重肝肾损害或肝硬化者应调整剂量。⑤肾功能不全患者肌酐清除大于 5ml/min，每日应用本品剂量少于 2g 时，不需作剂量调整。⑥血液透析清除本品的量不多，透析后无需增补剂量。⑦本品作深部臀肌注射时，每侧不可超过 1g。⑧新鲜配制溶液放于 5℃ 以下，可维持 24h 有效，而在室温只能保存 6h。⑨本品与氨基糖苷类药物不能混于同一注射器内注射，必须分别注射。本品不能加入哈特曼氏以及林格氏等含有钙的溶液中使用。

药物不良反应：不良反应与治疗的剂量、疗程有关。局部反应有静脉炎（1.86%），此外可有皮疹、皮炎、瘙痒、荨麻疹、水肿、发热、支气管痉挛和血清病等过敏反应（2.77%），头痛或头晕（0.27%），软便、腹泻、恶心、呕吐、口炎、腹痛、结肠炎、黄疸、胀气、味觉障碍和消化不良等消化道反应（3.45%）。实验室检查异常约 19%，其中血液学检查异常占 14%,包括嗜酸性粒细胞增多、出血、血小板增多或减少和白细胞减少。肝、肾功能异常者为 5% 和 1.4%。其他罕见副作用有肝酶增加、尿少等。

二、免疫抑制类

1. 地塞米松磷酸钠注射液

主要适应证:主要用于过敏性与自身免疫性炎症性疾病,眼科术后炎性反应较重者。

用药方法:一般剂量静脉注射每次 2~20mg;静脉滴注时,应以 5% 葡萄糖注射液稀释,可 2~6h 重复给药至病情稳定,但大剂量连续给药一般不超过 72h。眼科常用结膜下、半球后以及球后注射给药。

保存与贮藏:遮光、密闭保存。

注意事项:①长期服药后,停药前应逐渐减量。 ②糖尿病、骨质疏松症、肝硬化、肾功能不良、甲状腺功能低下患者慎用。③运动员慎用。

药物不良反应:糖皮质激素不良反应与疗程、剂量、用药种类、用法及给药途径等密切关系。常见不良反应有以下几类。

① 长程使用可引起以下副作用:医源性库欣综合征面容和体态、体重增加、下肢浮肿、紫纹、易出血倾向、创口愈合不良、痤疮、月经紊乱、肱或股骨头缺血性坏死、骨质疏松及骨折(包括脊椎压缩性骨折、长骨病理性骨折)、肌无力、肌萎缩、低血钾综合征、胃肠道刺激(恶心、呕吐)、胰腺炎、消化性溃疡或穿孔、儿童生长受到抑制、青光眼、白内障、良性颅内压升高综合征、糖耐量减退和糖尿病加重。

② 患者可出现精神症状:欣快感、激动、谵妄、不安、定向力障碍,也可表现为抑制。精神症状易发生于患慢性消耗性疾病的人及以往有过精神不正常者。

③ 并发感染为肾上腺皮质激素的主要不良反应。以真菌、结核杆菌、葡萄球菌、变形杆菌、铜绿假单胞菌和各种疱疹病毒为主。

④ 糖皮质激素停药综合征。有时患者在停药后出现

头晕、昏厥倾向、腹痛或背痛、低热、食欲减退、恶心、呕吐、肌肉或关节疼痛、头疼、乏力、软弱，经仔细检查如能排除肾上腺皮质功能减退和原来疾病的复燃，则可考虑为对糖皮质激素的依赖综合征。

2. 曲安奈德注射液

主要适应证：眼部变态反应性疾病，如眼内炎、视神经病变、脉络膜视网膜病变等。

用药方法：玻璃体腔注药。

保存与贮藏：遮光，25℃以下保存，避免冷冻。

注意事项：用药期间应多摄取蛋白。对于感染性疾病应与抗生素联合使用。虽然很少有病例报道对注射糖皮质激素过敏，但对于有药物过敏史的患者，在使用本品时，也应该用适当的方法防止过敏。给药期间患者禁止接种天花疫苗。对于肺结核的治疗应限制于患有传染性或爆发性肺结核，给予糖皮质激素药物时应同时进行抗肺结核的治疗。当患者有潜伏性肺结核或肺结核检验呈阳性，给予糖皮质激素药物时应密切观察，防止肺结核复发。

药物不良反应：本品属于肾上腺皮质激素类药物，有肾上腺皮质激素类药可能产生的不良反应。

3. 注射用甲泼尼龙琥珀酸钠

主要适应证：严重的眼部急慢性过敏和炎症，例如，眼部带状疱疹、虹膜炎、虹膜睫状体炎、脉络膜视网膜炎、脉络膜炎、视神经炎、交感性眼炎。

用药方法：遵医嘱结膜下、球后、半球后注射。

保存与贮藏：遮光、密闭保存。

注意事项：因为可能会引起角膜穿孔，所以糖皮质激素应谨慎用于眼部单纯疱疹病毒感染患者。长期使用糖皮质激素可能会引发后囊下白内障和核性白内障（尤其在儿童中）、眼球突出或者眼内压增高，可能会导致损害视神经的青光眼。也可能增加正在接受糖皮质激素治疗的患者眼部继发性真菌和病毒感染的概率。

药物不良反应：可引起青光眼、白内障。

三、麻醉、镇痛类

1. 注射用氯诺昔康

主要适应证:手术后急性中度疼痛的短期治疗。

用药方法:肌内(>5s)或静脉(>15s)注射。在注射前须将本品用 2ml 注射用水溶解。静脉注射时须在不少于 2ml 的 0.9%NaCl 注射液稀释。本品常规剂量是:起始剂量 8mg,如 8mg 不能充分缓解疼痛,可加用一次 8mg。有些病例在术后第一天可能需要另加 8mg,即当天最大剂量为 24mg。其后本品的剂量为 8mg,每日 2 次。每日剂量不应超过 16mg。

保存与贮藏:避光,在阴凉干燥处(不超过20℃)保存。

注意事项:

① 避免与其他非甾体抗炎药,包括选择性 COX-2 抑制剂合并用药。

② 根据控制症状的需要,在最短治疗时间内使用最低有效剂量,可以使不良反应降到最低。

③ 在使用所有非甾体抗炎药治疗过程中的任何时候,都可能出现胃肠道出血、溃疡和穿孔的不良反应,其风险可能是致命的。既往有胃肠道病史(溃疡性大肠炎,克罗恩病)的患者应谨慎使用非甾体抗炎药,以免使病情恶化。当患者服用该药发生胃肠道出血或溃疡时,应停药。老年患者使用非甾体抗炎药出现不良反应的频率增加,尤其是胃肠道出血和穿孔,其风险可能是致命的。

④ 本品可能引起严重心血管血栓性不良事件、心肌梗死和中风的风险增加,其风险可能是致命的。有心血管疾病或心血管疾病危险因素的患者,慎用。应告知患者严重心血管安全性的症状和 / 或体征以及如果发生应采取的措施。患者应该警惕诸如胸痛、气短、无力、言语含糊等症状和体征,而且当有任何上述症状或体征发生后应该马上寻求医生帮助。

⑤ 和所有非甾体抗炎药一样,本品可导致新发高血压或使已有的高血压症状加重,其中的任何一种都可导致

心血管事件的发生率增加。服用噻嗪类或髓袢利尿剂的患者服用非甾体抗炎药时,可能会影响这些药物的疗效。高血压病患者应慎用非甾体抗炎药,包括本品。在开始本品治疗和整个治疗过程中应密切监测血压。

⑥ 有高血压和 / 或心力衰竭(如液体潴留和水肿)病史的患者应慎用。

⑦ 非甾体抗炎药,包括本品可能引起致命的、严重的皮肤不良反应,例如剥脱性皮炎、Stevens-Johnson 综合征(SJS)和中毒性表皮坏死溶解症(TEN)。这些严重事件可在没有征兆的情况下出现。应告知患者严重皮肤反应的症状和体征,在第一次出现皮肤皮疹或过敏反应的其他征象时,应停用本品。

⑧ 当药品性状发生改变时,如瓶内有异物或颜色改变请勿使用。

药物不良反应:本品可能引起以下不良反应。发生率在 10% 以上的不良反应:无。发生率在 1% 至 10% 的不良反应:与注射部位相关的不良反应(如疼痛、发红、刺痛、紧张感)、胃痛、恶心、呕吐、眩晕、思睡、嗜睡加重、头痛、皮肤潮红。发生率在 1% 以下的不良反应:胃肠胀气、躁动、消化不良、腹泻、血压增高、心悸、寒战、多汗、味觉障碍、口干、白细胞减少、血小板减少、排尿障碍。

2. 注射用利多卡因

主要适应证:眼科局部麻醉。

方法:结膜下、半球后、球后注射。

保存与贮藏:密闭,在 10~30℃保存。

注意事项:①由于个体间耐受差异大,应先给小量试探,无特殊情况才给常用量或足量。②本品毒性较普鲁卡因为大,且易于扩散,故用于局部麻醉的剂量应较后者小 1/3~1/2,同时应按规定稀释,严格掌握浓度和用药总量,超量可引起惊厥及心跳骤停。③加用肾上腺素时,高血压患者慎用。④本品血管外注射时毒性约为普鲁卡因的 1~1.5 倍;静脉注射时毒性约为普鲁卡因的两倍,其体内代谢较普鲁卡因慢,连续滴注其速度应递减,因有蓄积作用,易引起中毒而发生惊厥。⑤用药期间应注意检查血压、血清电解质、血药浓度监测及监测心电图,并备有抢救设备;心电图 P-R 间期延长或 QRS 波增宽,出现其他心律失常或原有心律失常加重者应立即停药。

药物不良反应:①本品可作用于中枢神经系统,引起嗜睡、感觉异常、肌肉震颤、惊厥昏迷及呼吸抑制等不良反应;②可引起低血压及心动过缓,血药浓度过高,可引起心房传导速度减慢、房室传导阻滞以及抑制心肌收缩力和心输出量下降。

四、降眼压类药

甘露醇注射液

主要适应证:降低眼内压。可有效降低眼内压,应用于其他降眼内压药无效时或眼内手术前准备。

用药方法:按体重 0.25~2g/kg,常用浓度 20%,于 30~60min 内静脉滴注。当患者衰弱时,剂量应减小至 0.5g/kg。严密随访肾功能。

保存与贮藏:遮光,密闭保存。

注意事项:

① 甘露醇遇冷易结晶,故应用前应仔细检查,如有结晶,可置热水中或用力振荡待结晶完全溶解后再使用。②下列情况慎用:明显心肺功能损害者,因本药所致的突然血容量增多可引起充血性心力衰竭;高钾血症或低钠血症;低血容量,应用后可因利尿而加重病情,或使原来低血容量情况被暂时性扩容所掩盖;严重肾功能衰竭而排泄减少使本药在体内积聚,引起血容量明显增加,加重心脏负荷,诱发或加重心力衰竭;对甘露醇不能耐受者。

药物不良反应:

①水和电解质紊乱最为常见。快速大量静注甘露醇可引起体内甘露醇积聚,血容量迅速大量增多(尤其是急、慢性肾功能衰竭时),导致心力衰竭(尤其有心功能损害时),稀释性低钠血症,偶可致高钾血症;不适当的过度利尿导致血容量减少,加重少尿;大量细胞内液转移至细胞外可致组织脱水,并可引起中枢神经系统症状。②寒战、

发热。③排尿困难。④血栓性静脉炎。⑤甘露醇外渗可致组织水肿、皮肤坏死。⑥过敏引起皮疹、荨麻疹、呼吸困难、过敏性休克。⑦头晕、视物模糊。⑧高渗引起口渴。⑨渗透性肾病(或称甘露醇肾病),主要见于大剂量快速静脉滴注时。其机制尚未完全阐明,可能与甘露醇引起肾小管液渗透压上升过高,导致肾小管上皮细胞损伤。病理表现为肾小管上皮细胞肿胀,空泡形成。临床上出现尿量减少,甚至急性肾功能衰竭。渗透性肾病常见于老年肾血流量减少及低钠、脱水患者。

五、止吐类药

盐酸甲氧氯普胺注射液

主要适应证:手术后引起的呕吐。

用药方法:肌内或静脉注射。成人,一次 10~20mg,一日剂量不超过 0.5mg/kg;小儿,6 岁以下每次 0.1mg/kg,6~14 岁一次 2.5~5mg。肾功能不全者,剂量减半。

保存与贮藏:密闭保存。

注意事项:①对晕动病所致呕吐无效。②醛固酮与血清催乳素浓度可因甲氧氯普胺的使用而升高。③严重肾功能不全患者剂量至少须减少 60%,这类患者容易出现锥体外系症状。④静脉注射甲氧氯普胺须慢,1~2min 注完,快速给药可出现燥动不安,随即进入昏睡状态。⑤因本品可降低西咪替丁的口服生物利用度,若两药必须合用,间隔时间至少要 1h。⑥本品遇光变成黄色或黄棕色后,毒性增高。⑦如遇变色、结晶、混浊、异物应禁用。

药物不良反应:①较常见的不良反应为昏睡、烦燥不安、疲怠无力;②少见的不良反应有乳腺肿痛、恶心、便秘、皮疹、腹泻、睡眠障碍、眩晕、严重口渴、头痛、容易激动;③用药期间出现乳汁增多,由于催乳素的刺激所致;④注射给药可引起体位性低血压;⑤大剂量长期应用可能因阻断多巴胺受体,使胆碱能受体相对亢进而导致锥体外系反应(特别是年轻人),可出现肌震颤、发音困难、共济失调等,可用苯海索等抗胆碱药物治疗。

六、止血类药

注射用血凝酶

主要适应证:用于需减少流血或止血的各种医疗情况,如:外科、内科、妇产科、眼科、耳鼻喉科、口腔科等临床科室的出血及出血性疾病。预防:手术前用药,可减少出血倾向,避免或减少手术及手术后出血。

用药方法:静脉注射、肌内注射,也可局部使用。

儿童:每次 0.3KU、0.5KU、1.0KU,或遵医嘱。

成人:每次 1.0~2.0KU,紧急情况下,立即静脉注射 1.0KU,同时肌内注射 1.0KU。

各类外科手术:手术前 1h,肌内注射 1.0KU,或手术前 15min,静脉注射 1.0KU。

手术后每日肌内注射 1.0KU,连用三天,或遵医嘱。

在用药期间,应注意观察患者的出、凝血时间。

应防止用药过量,否则疗效会下降。

保存与贮藏:30℃以下避光保存。

注意事项:

使用本品期间,如出现任何不良反应事件和 / 或不良反应,请咨询医生。

药物不良反应:不良反应发生率极低,偶见过敏样反应。如出现以上情况,可按一般抗过敏处理方法,给予抗组胺药或 / 和糖皮质激素及对症治疗。

七、抗新生血管类药

雷珠单抗注射液

主要适应证:用于治疗湿性(新生血管性)年龄相关性黄斑变性(AMD)

用药方法:玻璃体内注射。

保存与贮藏:2~8℃避光保存,不得冷冻。请在儿童不可触及的地方贮存。

注意事项:

① 本品注射时必须采用合格的无菌注射技术。此外,注射后一周内应监测患者的情况,从而早期发现感染并治

疗。应指导患者在出现任何提示有眼内炎的症状或任何上述提到的事件时,应立即报告给医生。

② 本品注射后 60min 内可观察到眼压升高(参见"药物不良反应")。因此须同时对眼压和视神经乳头的血流灌注进行监测和适当治疗。

③ 玻璃体内使用抗血管内皮生长因子(VEGF)药物后,存在潜在的动脉血栓栓塞事件的风险。因此主治医生应对这些患者谨慎评价本品治疗是否合适,以及治疗益处是否超过了潜在的风险。

④ 本品不得与其他抗血管内皮生长因子(VEGF)药物同时使用(全身或局部使用)。

⑤ 出现下述情况,应暂停给药,且不得在下次计划给药时间之前恢复给药。

- 与上次的视力检查相比,最佳矫正视力(BCVA)的下降≥30 字母。

- 眼压≥30mmHg。

- 视网膜撕裂。

- 涉及中心凹中央的视网膜下出血,或出血面积占病灶面积的 50% 或更多。

- 在给药前后的 28 天已接受或计划接受眼内手术。

- 接受抗 -VEGF 治疗湿性 AMD 之后,视网膜色素上皮撕裂的风险因素包括大面积的和 / 或高度隆起的视网膜色素上皮脱离。在具有这些视网膜色素上皮撕裂风险因素的患者中开始本品治疗时应谨慎。

- 在孔源性视网膜脱离或 3 或 4 级黄斑裂孔患者中应中断治疗。

- 本品治疗可引起短暂的视觉障碍,这可能影响驾驶或机械操作的能力(参见"药物不良反应")。出现这些症状的患者在这些暂时性的视觉障碍副作用消退前不能驾驶或进行机械操作。

药物不良反应:以下严重不良事件与注射操作有关。眼内炎、孔源性视网膜脱离、视网膜撕裂和医源性外伤性白内障(见"注意事项")。

八、改善微循环类药

复方樟柳碱注射液

主要适应证:用于缺血性视神经、视网膜、脉络膜病变。

用药方法:患侧颞浅动脉旁皮下注射,一日一次,每次2ml(1支)(急重症者可加球旁注射,一日一次),14次为一疗程。据病情需要可注射2~4疗程。

保存与贮藏:避光,密闭,30℃以下保存。

注意事项:①用过扩血管药和激素治疗无效者,可适当增加疗程。②青光眼和心房颤动患者慎用。

药物不良反应:少数患者注射后轻度口干,15~20min消失。

第三节 局部用药类

(一) 妥布霉素滴眼液(妥布霉素膏)

主要适应证:适用于外眼及附属器敏感菌株感染的局部抗感染治疗。

用法用量:滴眼,轻度及中度患者每4h一次,每次1~2滴点入患眼;重度感染的患者每小时1次,每次2滴,病情缓解后减量使用,直至病情痊愈,必要时遵医嘱。

眼药膏,轻度及中度患者每日2~3次,每次取约1.5cm长的药膏涂入患眼结膜囊内;重度感染者,每3~4h一次,每次将1.5cm长的药膏涂入患眼,病情缓解后减量。

白天用滴眼液,夜晚用眼药膏效果更佳。

保存与储藏:置于8~30℃保存。

注意事项:①局部用氨基糖苷类抗生素可能会产生过敏反应。如果出现过敏,应停止用药。②与其他抗生素一样,长期应用将导致非敏感性菌株的过度生长,甚至引起真菌感染。③如果出现二重感染,应及时给予适当的治疗。

(二) 左氧氟沙星滴眼液

主要适应证:用于治疗眼睑炎、睑腺炎、泪囊炎、结膜炎、睑板腺炎、角膜炎以及用于眼科围手术期的无菌化疗法。

用法用量：滴眼，一般 1 天 3 次、每次滴眼 1 滴，根据症状可适当增减。对角膜炎的治疗在急性期每 15~30min 滴眼 1 次，对严重的病例在开始 30min 内每 5min 滴眼 1 次，病情控制后逐渐减少滴眼次数。治疗细菌性角膜溃疡推荐使用高浓度的抗生素滴眼制剂。

保存与储藏：密封容器，避光，室温保存（1~30℃）。

注意事项：①为了防止耐药菌的出现等，原则上应确认敏感性，尽量将用药时间控制在治疗疾病所需的最少时间以内。②本品对耐甲氧西林金黄色葡萄球菌（MRSA）的有效性尚未得到证实。当 MRSA 所致的感染较为明显、临床症状无改善时，应尽快使用抗 MRSA 作用较强的药物。③仅用于滴眼。

（三）盐酸左氧氟沙星凝胶

适应证：适用于细菌性结膜炎、角膜炎、角膜溃疡、泪囊炎、术后感染等外眼感染。

用法用量：涂于眼下睑穹窿部，每日 3 次。

保存与储藏：遮光，凉暗处密闭保存。

注意事项：①不宜长期使用。②使用中出现过敏症状，应立即停止使用。③只限于眼用。

（四）妥布霉素地塞米松滴眼液（膏）

主要适应证：

（1）对肾上腺皮质激素有反应的眼科炎性病变及眼部表面的细菌感染或有感染危险的情况。

（2）眼用激素用于眼睑、球结膜、角膜、眼球前段组织及一些激素潜在危险性的感染性结膜炎等炎性疾病，可以减轻水肿和炎症反应。

（3）有抗感染成分的复方制剂可以应用于发生眼表感染危险大的部位和预计有大量细菌存在于眼部的潜在危险时；本品中特有的抗感染药物对一些常见的眼部细菌和病原菌有效。

葡萄球菌：金黄色葡萄球菌及表皮葡萄球菌（凝血酶阳性及阴性），包括耐青霉素株。

链球菌:A 组 β 溶血性链球菌、一些非溶血性链球菌和一些肺炎链球菌。铜绿假单胞菌、大肠杆菌、肺炎克雷伯菌、产气肠杆菌、奇异变形杆菌、摩氏摩根菌、多数普通变形杆菌株、流感嗜血杆菌、腔隙莫拉菌、埃氏嗜血菌、醋酸钙不动杆菌以及一些奈瑟菌属。

用法用量:滴眼,每 4~6h 一次,每次 1 至 2 滴滴入结膜囊内。在最初 1~2 天剂量可增加至每 2h 一次。根据临床征象的改善逐渐减少用药的频度,注意不要过早停止治疗,用前摇匀。

眼膏:每日 3~4 次,每次将约 1~1.5cm 长的药膏涂入结膜囊中。

保存与储藏:密封容器,避光,8~27℃保存。

注意事项:①如果发生过敏则应停药。②长期使用眼部激素可导致青光眼、视神经损害、视力下降、视野缺损、后囊下形成白内障。使用过程中应该常规的监测眼压,甚至是眼压测量困难的儿童和不合作的患者也不例外。长期使用激素可以抑制宿主的免疫反应,可能增加继发严重的眼部感染机会,在眼部急性化脓性病变时,激素可掩盖感染并加重已经存在的感染。③长期使用激素后应该考虑到有角膜真菌感染的可能性。和其他抗生素一样,长期使用可能导致非敏感微生物的过度生长,包括真菌。一旦二重感染发生,就必须开始适当的治疗。当需要多种治疗或当临床判断提示有二重感染时,患者就应该进行荧光素角膜染色和裂隙灯生物显微镜的检查。④药物应放置在儿童接触不到的地方。⑤与其他氨基糖苷类抗生素可发生交叉过敏。⑥请运动员慎用本品。⑦使用本品期间不应配戴隐形眼镜。

(五)红霉素眼膏

适应证:用于沙眼、结膜炎、睑缘炎及眼外部感染。

用法用量:涂于眼睑内,一日 2~3 次,最后一次宜在睡前使用。

保存与储藏:密封,在阴凉(不超过20℃)干燥处保存。

注意事项:①用药部位如有烧灼感、瘙痒、红肿等情况应停药,并将局部药物洗净,必要时向医师咨询。②用前应洗净双手。③孕妇及哺乳期妇女应在医师指导下使用。④对本品过敏者禁用,过敏体质者慎用。⑤本品性状发生改变时禁止使用。⑥请将本药品放在儿童不能接触的地方。⑦儿童必须在成人监护下使用。⑧如正在使用其他药品,使用本品前请咨询医师或药师。

(六)醋酸泼尼松龙滴眼液

适应证:短期治疗对糖皮质激素敏感的眼部炎症(排除病毒、真菌和细菌病原体感染)。

用法用量:滴入结膜囊内。一次 1~2 滴,一日 2~4 次。治疗开始的 24 至 48h,剂量可酌情加大至每小时 2 滴。或遵医嘱集中治疗,每日三组,每组六次,10min 一次。

保存与储藏:贮存于 15~25℃,防止冷冻。

注意事项:①注意不宜过早停药。②有报道在致角膜变薄的疾病中,眼局部应用糖皮质激素可导致角膜穿孔。已认为多种不同的疾病及长期应用糖皮质激素可引起角膜或巩膜变薄。在角膜或巩膜已变薄时,眼局部应用糖皮质激素有可能导致眼球穿孔。③本品无抗菌作用,故存在感染时,需针对致病菌进行适当的抗菌治疗。④急性眼部化脓性感染时局部应用糖皮质激素,可掩盖病情或使病情恶化。长期应用可抑制眼部的免疫反应,从而增加眼部继发感染的可能性。⑤有单纯疱疹病毒性角膜炎病及病史者,须慎用糖皮质激素类药物,并需经常在裂隙灯下观察病灶变化。⑥有报道长期使用糖皮质激素时并发角膜真菌感染,因此使用糖皮质激素后或正在使用时,出现任何难愈的角膜溃疡,应疑及真菌感染的可能。⑦眼部使用糖皮质激素,在某些病例可引起眼内压升高,而眼压升高可能导致青光眼,而致视神经损害和视野缺损。因此建议使用该药期间常测眼压,尤其是对正患青光眼的患者或曾患青光眼的患者。⑧有报道长期或大剂量眼部使用糖皮质激素药物,可导致后囊膜下白内障形成。敏感患者可能出现急性眼前段葡萄膜炎。白内障术后应用糖皮质激素可能使愈合延缓,并可增加滤泡的发生率。如出现过敏反应或其他严重反应,立即停用本品。糖皮质激素之间可出现交叉过敏情况。⑨运动员慎用。

(七) 氟米龙滴眼液

主要适应证:对类固醇敏感的睑、球结膜,角膜及其他眼前段组织的炎症。

用法用量:滴眼,1~2 滴 / 次,每日 2~4 次,治疗开始的 24~48h 可酌情增加至每小时 2 滴,应逐步减量停药。

保存与储藏:保存于 15~25℃,防止冷冻。

注意事项:

①有单纯疱疹病毒感染病史者慎用。② 长期使用时,可能导致眼压升高,甚至诱发青光眼而损害视神经,影响视力和视野,也可能致后囊下白内障形成,以及继发眼组织真菌和病毒感染。③已知多种眼部疾病及局部长期使用该品可能致角膜和巩膜变薄,因此,在角膜和巩膜组织较薄的患者中用药可能引起眼球穿孔。④未行抗菌治疗的眼部急性化脓性感染,用药后可能掩盖病情或使病情恶化。⑤2 岁或以下的儿童应用的安全性和有效性尚未证实。在孕妇局部应用糖皮质激素的安全性尚未确立。⑥长期眼部使用糖皮质激素可能导致角膜真菌感染,使用糖皮质激素后或在使用中出现持续的角膜溃疡时应怀疑真菌感染。治疗期间,应常测眼压。

(八) 普拉洛芬滴眼液

适应证:外眼及眼前节炎症的对症治疗(眼睑炎、结膜炎、角膜炎、巩膜炎、浅层巩膜炎、虹膜睫状体炎、术后炎症)。

用法用量:滴眼,每次 1~2 滴,每日 4 次。根据症状可以适当增减次数。

保存与储藏:室温保存。开封后必须避光保存。

注意事项:①应注意本剂只用于对症治疗而不是对因治疗。本剂可掩盖眼部感染,因此对于感染引起的炎症使用本剂时,一定要仔细观察,慎重使用。②给药途径:只能用于滴眼。

给药时:滴眼时请注意药瓶前端不要接触眼睛。

发药时:在交给患者时,指导患者将药瓶避光保存。

(九) 氧氟沙星眼膏

适应证:用于治疗眼睑炎、外睑腺炎、泪囊炎、结膜炎、内睑腺炎、角膜炎(含角膜溃疡),以及用于眼科围手术期的无菌化疗法。

用法用量:一般每日3次,适量涂于结膜囊内。根据症状可适当增减。

保存与储藏:密封容器,室温保存(1~30℃)。

注意事项:①本品不可长期使用于沙眼患者,一般用药8周之后继续用药时应慎重。为了防止耐药菌的出现等,原则上应确认敏感性,将用药期限限制在治疗疾病所需的最少时间以内。②本品仅用于涂眼。

(十)重组牛碱性成纤维细胞生长因子滴眼液

主要适应证:各种原因引起的角膜上皮缺损和点状角膜病变、复发性浅层点状角膜病变、轻中度干眼症、大泡性角膜炎、角膜擦伤、轻中度化学烧伤、角膜手术及术后愈合不良、地图状(或营养性)单纯疱疹病毒性角膜溃疡等。

用法用量:滴眼,每次1~2滴,每日4~6次,或遵医嘱。

保存与储藏:2~8℃避光保存和运输。

注意事项:①本品为蛋白类药物,应避免置于高温或冰冻环境。②对感染性或急性炎症期角膜病患者,须同时局部或全身使用抗生素或抗炎药,以控制感染和炎症。③对某些角膜病,应针对病因进行治疗。如联合应用维生素及激素类等药物。

(十一)重组牛碱性成纤维细胞生长因子凝胶

适应证:适用于角膜溃疡,疱疹性角膜炎,浅层点状角膜炎,角膜挫伤,干眼。

用法用量:涂于眼部伤患处,每日早晚各一次,或遵医嘱。

保存与储藏:2~8℃避光保存和运输。

注意事项:①本品为蛋白类药物,应避免置于高温或冰冻环境。②对感染性或急性炎症期角膜病患者,须同时局部或全身使用抗生素或抗炎药,以控制感染和炎症。③对某些角膜病,应针对病因进行治疗。如联合应用维生素及激素类等药物。

(十二)重组人表皮生长因子滴眼液

适应证:适用于角膜移植、翼状胬肉手术后等的治疗。

用法用量:滴眼,每次 2~3 滴,每日 4 次。

保存与储藏:4~25℃保存。

注意事项:①使用前应仔细检查药液,如药液有浑浊、絮凝情况,不得使用。②本滴眼液开启后,应在一周内使用。③应注意不同适应证的其他对症治疗。

(十三) 小牛血去蛋白提取物眼用凝胶

适应证:用于各种起因的角膜溃疡,角膜损伤,由碱或酸引起的角膜灼伤,大泡性角膜炎,神经麻痹性角膜炎,角膜和结膜变性。

用法用量:将适量凝胶涂于眼部患处,每日 3~4 次,或遵医嘱。

保存与储藏:密闭,在凉暗处保存。

注意事项:①为保证本品生物活性及治疗效果,应避免将本品置于高温环境。②使用时,管口不要触及眼部,并于打开后一周用完。

(十四) 复方托吡卡胺滴眼液

适应证:用于诊断及治疗为目的的散瞳和调节麻痹。

用法用量:用于散瞳时,通常为 1 次 1~2 滴滴眼,间隔 3~5min,共滴眼两次或一天两次。用于调节麻痹时,通常为 1 次 1 滴,间隔 3~5min,共滴眼 2~3 次。可以根据症状适当增减。

保存与储藏:遮光,密封,室温保存。

注意事项:

(1) 因可引起散瞳及调节麻痹,对使用本品的患者在散瞳及调节麻痹的作用消失之前应注意嘱咐其不要从事驾车等具有危险性的操作机械类工作。此外,还应嘱咐患者采取戴太阳镜等方法避免直接接触阳光等强光。

(2) 使用本品进行眼底检查之后,应嘱咐患者注意如下事项:

① 由于瞳孔变大,在 4~5h 内有视物模糊、较平常刺眼的感觉,可以自然恢复。

② 此项检查后,半天左右应避免驾车等危险的作业。

③ 此项检查后,突然出现头痛、眼痛症状时应立即与担任检查的医师进行联系或就近请眼科医师诊疗。

（3）检查的次日仍有下述症状者请遵医嘱按时复诊或继续观察。

① 瞳孔较平常大（左右瞳孔不等大）；

② 视物模糊不见好转；

③ 较平常刺眼；

④ 头痛、眼痛（除外感冒等已知的原因）；

（4）慎用：以下情况慎用本品。

① 小儿（请参照儿童用药）；

② 高血压症患者（去氧肾上腺素的升血压作用可能使症状加重）；

③ 动脉硬化症患者（去氧肾上腺素的升血压作用可能使症状加重）；

④ 冠心病或心力衰竭等心脏病患者（去氧肾上腺素的 $β_1$ 作用可能使症状加重）；

⑤ 糖尿病患者（去氧肾上腺素的促进糖生成作用可能使症状加重）；

⑥ 甲状腺功能亢进的患者（甲状腺功能亢进患者有心悸、心率快等交感神经刺激症状，使用本品可能使症状加重）。

（十五）硫酸阿托品凝胶

适应证：适用于虹膜睫状体炎、检查眼底前的散瞳、验光配镜屈光度检查前的散瞳。

用法用量：一次 1 滴，滴于结膜囊内，每日 3 次，或遵医嘱。

保存与储藏：遮光，密闭，在凉暗处（遮光并不超过 20℃）保存。

注意事项：①阿托品类扩瞳药对正常眼压无明显影响，但对眼压异常或窄角、浅前房眼患者，应用后可使眼压明显升高而有激发青光眼急性发作的危险，故对这类病例和 40 岁以上的患者不应用阿托品滴眼。②滴眼后用手指压迫内眦泪囊部 3~5min，以减少药物的全身吸收，防止或减轻副作用。③开启后最多可使用四周。

（十六）硝酸毛果芸香碱滴眼液

适应证：用于急性闭角型青光眼、慢性闭角型青光眼、开角型青光眼、继发性青光眼等。本品可与其他缩瞳剂、β受体阻滞剂、碳酸酐酶抑制剂、拟交感神经药物或高渗脱水剂联合应用于治疗青光眼。检眼镜检查后可用本品滴眼缩瞳以抵消睫状肌麻痹剂或扩瞳药的作用。

用法用量：

① 慢性青光眼，0.5%~4%溶液一次1滴，一日1~4次。

② 急性闭角型青光眼急性发作期，1%~2%溶液一次1滴，每5~10min滴眼1次，3~6次后每1~3h滴眼1次，直至眼压下降(注意：对侧眼每6~8h滴眼1次，以防对侧眼闭角型青光眼的发作)。

③ 缩瞳：对抗散瞳作用，1%溶液滴眼1滴2~3次；先天性青光眼房角切开或外路小梁切开术前，1%溶液，一般滴眼1~2次；虹膜切除术前，2%溶液，一次1滴。

保存与储藏：遮光，密闭，在凉暗处(避光并不超过20℃)保存。

注意事项：①瞳孔缩小常引起暗适应困难，应告知需在夜间开车或从事照明不好的危险职业的患者特别小心。②定期检查眼压。如出现视力改变，需查视力、视野、眼压描记及房角等，根据病情变化改变用药及治疗方案。③为避免吸收过多引起全身不良反应，滴眼后需用手指压迫泪囊部3~5min。④如意外服用，需给予催吐或洗胃；如过多吸收出现全身中毒反应，应使用阿托品类抗胆碱药进行对抗治疗。

（十七）卡替洛尔滴眼液

适应证：对原发性开角型青光眼具有良好的降低眼压疗效。对于某些继发性青光眼，高眼压症，手术后未完全控制的闭角型青光眼以及其他药物及手术无效的青光眼，加用本品滴眼可进一步增强降眼压效果。

用法用量：滴眼，一日2次，一次1滴。滴于结膜囊内，滴后用手指压迫内眦角泪囊部3~5min。

保存与储藏：遮光，密闭保存。

注意事项：①本品慎用于已知是全身β-肾上腺能阻断剂禁忌证的患者，包括异常心动过缓，I度以上房室传导阻滞。②对有明显心脏疾病患者应用本品应监测脉搏。③本品慎用于对其他 β- 肾上腺能阻断剂过敏者。④已有肺功能低下的患者慎用。⑤本品慎用于自发性低血糖患者及接受胰岛素或降糖药治疗的患者，因 β 受体阻滞剂可掩盖低血糖症状。⑥本品不易单独用于治疗闭角型青光眼。⑦本品含氯化苯烷铵，戴软性角膜接触镜者不宜使用。⑧定期复查眼压，根据眼压变化调整用药方案。

(十八) 酒石酸溴莫尼定滴眼液

适应证：适用于降低开角型青光眼及高眼压症患者的眼内压。部分患者长期使用本品时，其降低眼内压的作用逐渐减弱。作用减弱出现的时间因人而异，因此应予以密切监视。

用法用量：滴入眼睑内。常规剂量滴患眼每日 2 次，每次 1 滴。眼内压在下午达高峰的患者或眼内压需额外控制的患者，下午可增加 1 滴。

保存与储藏：25℃以下贮存。

注意事项：①尽管临床研究中本品对患者的血压影响甚小，但有严重心血管疾患的患者使用时仍应谨慎。②由于未进行肝或肾功能受损患者使用本品的研究，故在治疗此类患者时，应谨慎。③精神抑郁、大脑或冠状动脉功能不全、雷诺现象、体位性低血压、血栓闭塞性脉管炎的患者，使用本品均应谨慎。④研究期间某些患者使用本品的作用减弱。使用酒石酸溴莫尼定滴眼液治疗时，在第一个月观察到降眼压作用未必都能反映长期降眼压的水平，对使用降眼压药物的患者，应按常规定期监测眼内压。⑤与各种 α- 肾上腺素能受体激动剂一样，本品亦可使某些患者产生疲劳和 / 或倦怠，因此应提醒从事危险作业的患者使用本品有出现精神集中下降的可能性。⑥本品中使用的保存剂为苯扎氯铵，而苯扎氯铵有可能被软性接触镜吸收。在滴用本品后至少等待 15min 再配戴。

(十九) 布林佐胺滴眼液

适应证：适用于下列情况降低升高的眼压。高眼压症、开角型青光眼，可以作为对 β 受体阻滞剂无效，或者有使用禁忌证的患者单独的治疗药物，或者作为 β 受体阻滞剂的协同治疗药物。

用法用量:当作为单独或者协同治疗药物时,其使用剂量是向患眼结膜囊内滴1滴,每天2次。有些患者每天3次时效果更佳。

保存与储藏:存放在4~30℃,打开后可使用四周。

注意事项:①通常推荐在点药后压迫鼻泪道或者是轻轻闭上眼睛,这样可以减少眼部应用时全身的吸收剂量,从而减少全身副作用。②当用布林佐胺滴眼液替代另外一种抗青光眼药物时,停用该药物,并在第二天开始使用布林佐胺滴眼液。假如同时应用不止一种抗青光眼眼药时,每种药物的滴用时间至少间隔5min。③布林佐胺滴眼液是一种磺胺药,虽然是眼部滴用,但仍能被全身吸收。因此磺胺药的不良反应在眼部滴用时仍然可能出现。如果出现严重的药物反应或者过敏,应立即停用眼药。④口服碳酸酐酶抑制剂可导致老年患者不能完成需要头脑警觉和/或身体协调的工作。布林佐胺滴眼液可以被吸收入全身循环,因此眼部滴用也可以出现类似的情况。

(二十)马来酸噻吗洛尔滴眼液

适应证:对原发性开角型青光眼具有良好的降低眼压疗效。对于某些继发性青光眼,高眼压症,部分原发性闭角型青光眼以及其他药物及手术无效的青光眼,加用本品滴眼可进一步增强降眼压效果。

用法用量:滴眼,一次1滴,一日1~2次,如眼压已控制,可改为一日1次。如原用其他药物,在改用本品治疗时,原药物不易突然停用,应自滴用本品的第二天起逐渐停用。

保存与贮藏:遮光,密封保存。

注意事项:①当出现呼吸急促、脉搏明显减慢、过敏等症状时,请立即停止使用本品。②使用中若出现脑供血不足症状时应立即停药。③心功能损害者,使用本品时应避免服用钙离子拮抗剂。④对无心力衰竭史的患者,如出现心力衰竭症状应立即停药。⑤正在服用儿茶酚胺耗竭药(如利血平)者,使用本品时应严密观察。⑥冠状动脉疾患、糖尿病、甲状腺功能亢进和重症肌无力患者,用本品滴眼时需遵医嘱。⑦本品慎用于自发性低血糖患者及接受胰岛素或口服降糖药治疗的患者,因β-受体阻滞剂可掩盖低血糖症状。⑧本品不易单独用于治疗闭角型青光眼。⑨运动员慎用。

(二十一) 贝美前列素滴眼液

适应证:本品用于降低开角型青光眼及高眼压症患者的眼压。

用法用量:推荐剂量为每日一次,每晚滴1滴于患眼。

保存与贮藏:贮存于2~25℃。

注意事项:①患有活动性内眼炎症(如葡萄膜炎)的患者须慎用本品。②曾有报道,有患者使用本品后出现了黄斑水肿包括囊样黄斑水肿。无晶状体患者,晶状体后囊撕裂的假性无晶状体患者或已知有黄斑水肿危险的患者应慎用本品。③告知患者有发生虹膜褐色色素沉着增加的可能性,并且可能是永久性的,可能会出现眼睑皮肤颜色加深,但在停止使用本品后可能是可逆的。④使用本品可能会使治疗眼的睫毛和毫毛逐渐改变。这些变化可能导致双眼睫毛长度、丰满度,色素沉着、睫毛或毫毛数量和/或睫毛生长趋势的不对称。停止治疗后这些睫毛改变通常是可逆的。⑤在使用过程中,若眼部出现反应,特别是结膜炎和眼睑反应时应及时咨询医生。⑥本品中含有的苯扎氯铵会被软性隐形眼镜吸收。使用本品前应当摘下隐形眼镜,并在滴药15min后再配戴。

(二十二) 曲伏前列素滴眼液

适应证:降低开角型青光眼或高眼压症患者升高的眼压,这些患者对使用其他降眼压药不耐受或疗效不佳。

用法用量:推荐用量每晚1次,每次1滴,滴入患眼。剂量不能超过每天1次。

保存与贮藏:2~25℃保存。开盖6周后应丢弃。

注意事项:①具有眼部感染史(虹膜炎/葡萄膜炎)患者应谨慎使用本品。急性眼部感染患者应禁止使用本品。②前列腺素 F_{2a} 类似物在治疗期间有黄斑水肿包括黄斑囊样水肿的报道。这些主要见于无晶状体患者,晶状体后囊膜破裂的假晶状体患者或有黄斑水肿危险因素的患者。本品在这类患者中使用时需谨慎。③患者应注意含有苯扎氯铵的 0.004% 曲伏前列素滴眼液可能被接触性镜片吸收,因此在使用本品前应将接触性镜片摘除。在滴入本品15min 后再重新戴入镜片。

(二十三)拉坦前列素滴眼液

适应证:降低开角型青光眼和高眼压症患者升高的眼压。

用法用量:每次一滴,每天一次,滴于患眼。晚间使用效果最好。

保存与贮藏:开封前 2~8℃冷藏,避光保存。开封后可在低于 25℃室温下保存,4 周内用完。

注意事项:①本品可能会增加虹膜棕色色素的数量而逐渐引起眼睛颜色改变。决定治疗前应告知患者眼睛颜色改变的可能性。单侧治疗可导致永久性的眼睛不对称。②有疱疹性角膜炎病史的患者慎用本品,对于炎症活动期单纯疱疹性角膜炎的患者和有复发性疱疹性角膜炎病史的患者应避免本品,尤其和其他前列腺素类似物合用。③本品应慎用于无晶状体、人工晶状体伴晶状体后囊袋撕裂或植入型前房人工晶状体或者已知有黄斑囊样水肿危险因素的患者。④已知有虹膜炎 / 葡萄膜炎易患危险因素的患者可使用本品,但应谨慎。⑤拉坦前列素可能会逐渐改变被治疗眼的眼睑和睫毛及其周围区域,这些变化包括变长、变粗、变深、睫毛或体毛数量增加和倒睫毛。睫毛的变化在停药后是可逆的。⑥本品含有苯扎氯铵,苯扎氯铵在滴眼剂中用作防腐剂。有报告说苯扎氯铵会导致点状角膜病和 / 或毒性溃疡性角膜病,可能会导致眼刺激,并且会使隐形眼镜脱色。干眼患者或角膜免疫功能低下的患者需要长期或者频繁使用本品时应密切关注。隐形眼镜可能会吸收苯扎氯铵,故在使用本品前应先摘除,并在使用 15min 之后才可配戴。⑦对驾驶及操作机器能力的影响:本品对驾驶及操作机器的能力有轻微或中度影响。与其他眼部用药相似,滴入药液可能引起一过性视力模糊。建议患者在症状消失后再驾驶及操作机器。

(二十四) 环孢素滴眼药

适应证:用于预防和治疗眼角膜移植术后的免疫排斥反应。

用法用量:滴眼,每日 4~6 次,每次 1~2 滴或遵医嘱。

保存与贮藏:密封 2~8℃保存,开启后应在 2 周内用完。

注意事项:①角膜移植术后如发生植片排斥反应,临床医生可视排斥反应的轻重不同适当增加本品滴眼次数。②与糖皮质激素联合应用时请注意逐渐调整糖皮质激素的给药剂量。③本品不具有抗感染功效,若发生感染,应立即用抗生素治疗。④本品低温贮存时,有凝固倾向,可呈轻微凝固状或有轻微烟雾状或见少量絮状物,如果出现这些情况,使用时将本品放置在室温下(25~30℃),并轻微振摇直至其消失成溶液状。本品发生凝固状或烟雾状或少量絮状物并不影响药物质量。

(二十五) 他克莫司滴眼液

适应证:适用于抗过敏治疗效果不明显的春季角结膜炎患者。应在观察到眼睑结膜巨大乳头增殖时使用。

用法用量:应充分摇匀后使用。通常为一次 1 滴,一日 2 次滴眼。

保存与贮藏:5~25℃密封保存。

注意事项:对使用器械及驾驶能力的影响,他克莫司可能有视觉及神经系统的干扰作用。使用他克莫司治疗且可能受到此药干扰作用影响的病患,不应该驾驶或操作危险的器械。当他克莫司和乙醇一同使用时,此种干扰作用会被加强。

(二十六) 阿昔洛韦滴眼液

适应证:抗病毒药,用于单纯疱疹病毒性角膜炎。

用法用量:滴于眼睑内,每 2h 一次或遵医嘱。

保存与贮藏:密封,在凉暗处(避光,不超过 20℃)保存。

注意事项:本品水溶性差,在寒冷气候下易析出结晶,用时需使之溶解。

（二十七）更昔洛韦眼用凝胶

适应证：单纯疱疹病毒性角膜炎。

用法用量：外用，滴入结膜囊中。一次1滴，一日4次，疗程3周或遵医嘱。

保存与贮藏：10℃以上密闭保存，打开药管后其保存期不得超过4周。

注意事项：严重中性粒细胞减少（少于0.5×10^9/L）或严重血小板减少（小于25×10^9/L）的患者禁用。

（二十八）玻璃酸钠滴眼液

适应证：伴随下述疾患的角结膜上皮损伤。干燥综合征、Stevens-Johnson综合征、干眼等内因性疾患；手术后、药物性、外伤、配戴隐形眼镜等外因性疾患。

用法用量：一般1次1滴，一日滴眼5~6次，可根据症状适当增减。

保存与贮藏：密封容器、室温保存（1~30℃）。

注意事项：不要在配戴隐形眼镜时滴眼。

（二十九）人工泪液

适应证：人工泪液就是模仿人体泪液的成分做出的一种替代品，可以起到滋润眼睛的作用，在眼球表面重新形成一种人工保护膜。

用法用量：根据病情需要滴眼，每次1~2滴；使用前摇匀。

保存与贮藏：室温（10~30℃）保存。

注意事项：

① 如发生溶液变色或混浊，请勿使用。

② 出现以下情况时请停止使用并咨询医生。

• 眼痛；

• 视力变化；

• 眼睛红肿刺痛加剧或持续72h以上。

（三十）羧甲基纤维素钠滴眼液

适应证：本品为一种人工泪液，能湿润眼部，并在一定时间内保持眼部水分，缓解眼部干燥或因暴露于阳光或风沙所引起的眼部烧灼、刺痛等不适感，也是防止进一步刺激的保护剂。

用法用量:完全扭断或拉掉瓶盖,打开滴眼液瓶。按需要滴1~2滴到患眼。

保存与贮藏:室温保存。

注意事项:①为防止污染,勿将瓶嘴触及任何物体表面。不可重复使用,用后即弃。②如果应用时感觉眼痛、视力改变、眼睛持续充血或刺激感、症状加重或症状持续72h以上,则应停止用药并咨询医生。③配戴隐形眼镜时请勿使用。

(三十一) 吡嘧司特钾滴眼液

适应证:过敏性结膜炎,春季卡他性结膜炎。

用法用量:1次1滴、1天2次(早、晚)滴眼。

保存与贮藏:密闭,室温保存(1~30℃)。

注意事项:

① 给药途径:仅用于滴眼。

② 滴眼时如眼药粘到眼睑皮肤等处时,请马上擦去。

干眼诊疗中心与干眼护理工作室

第一节 概 述

首都医科大学附属北京同仁医院眼科干眼诊疗中心于 2018 年 7 月正式成立,它是从眼角膜病专科的基础上发展而来,其主要特点和优势是注重临床与科研相结合,体现医护一体化的管理优势,在保持原有临床技术优势的情况下进一步整合北京同仁医院北京市眼科研究所的科研资源,注重基础研究,在国内学术界形成临床与科研共发展的领先势头。

一、干眼诊疗门诊设置

干眼诊疗中心的成立为干眼专病的诊治提供了更良好的条件,也为护理人员的专业化护理服务搭建了更高的平台,使庞大的干眼病患群能够得到优质、便捷、温馨、顺畅的医疗护理服务。

干眼诊疗中心目前设置有 2 间诊室,1 间检查治疗室,备有先进的诊疗设备眼表综合分析仪、眼表面干涉仪、泪液渗透压检测仪、泪液炎症因子快速检测仪、活体角膜激光共聚焦显微镜、眼前节 OCT、眼前节照相系统、强脉冲光(IPL)治疗仪、睑板腺热脉动治疗仪、干眼雾化熏蒸仪、睑缘深度清洁仪等。先进的干眼诊疗设备可对干眼相关各项生理指标进行客观、定量检测,并辅助进一步个性化指导治疗,先进程度与国际一流医院保持同步。

二、干眼诊疗中心人员配置

眼科干眼诊疗中心组建了一支强大的专业团队,其中主任医师 2 人(博士研究生导师 1 人,硕士研究生导师 1 人),副主任医师 4 人,主治医师 5 人,住院医师 2 人,技术员 2 人,护士 4 人,辅助人员 3 人。医护一体化的管理模式和专业护理人员在其中的重要作用,为干眼诊疗与医疗护理服务提供了强有力的临床质量基础。

三、工作制度与内容

任何工作的实施必须有完善规范的制度保驾护航,干眼诊疗中心在成立之前进行了多次调研,对硬件设施、人员管理、诊疗操作等都按照院护理部要求建立了科室严格的工作制度和内容,其中护理新增相关制度如下。

(一)护士岗位说明书

1. 岗位基本信息

岗位名称:干眼诊疗中心护士;

所属科室:眼科;

护理单元:隶属眼科门诊;

直属上级:区域总护士长;

工作范围:干眼诊疗中心各项护理工作。

2. 干眼诊疗中心护士工作概述及服务内容　在干眼诊疗中心主任及区域总护士长的领导下,配合医疗完成干眼患者的就诊、筛查,负责干眼患者的检查与治疗操作以及各个环节的健康指导,同时配合医疗完成相关科研观察、数据收集并建档,做好以护士为主导的干眼患者护理预约和健康教育咨询,为干眼患者的慢病管理提供完善的医疗护理服务内容。

3. 工作职责

(1) 负责并落实干眼患者的检查及治疗工作

1) 接诊后完成患者的就诊前准备,包括视力、眼压、Schirmer 泪液试验以及干眼症状的初级评估。

2) 遵医嘱负责干眼症患者的各项检查:如眼表综合分析仪检查。

3）遵医嘱负责干眼症患者的各项治疗操作：睑板腺按摩、眼部雾化熏蒸、强脉冲光治疗等。

4）配合医生对完善强脉冲激光患者填写评估单及治疗同意书。

5）配合完成泪道栓子植入术相关操作与护理服务。

（2）负责并落实消毒隔离工作

1）按要求检查并清点干眼诊疗中心物品及药品，确保在有效期内。

2）按要求记录并检查各类仪器设备，确保完好并处于备用状态。

3）按照要求定期进行治疗室的空气培养。

4）负责医疗垃圾的准确分类。

5）负责治疗室内紫外线消毒的登记。

（3）负责并落实干眼患者的宣传教育工作

1）负责干眼患者就诊流程的告知，包括就诊顺序、扫码填写调查表、候诊须知。

2）负责各项检查与治疗的健康教育：每一项检查和治疗的目的、方法、注意事项、重点使用图片演示，确保患者理解并配合；负责填写案例随访登记并纳入信息化慢病管理。

3）负责该类人群的调查与建档，为科研提供准确样本和数据。

4）运用微信等科技手段为患者就医、诊疗及健康咨询提供专业指导。

5）负责预约并按时护理门诊出诊工作，确保患者得到规范、全面的干眼患者护理服务内容。

（4）负责培训工作

1）负责护理人员专业操作的培训与考核及患者健康教育大讲堂的科普讲座。

2）协助筹办每年干眼论坛的组织和筹备工作。

3）积极投稿并参加相关学术会议，提升护理影响力和专业推广。

（5）负责干眼护理科研工作

1）负责干眼相关科研的临床观察与记录。

2）负责干眼护理科研相关申报、组织实施及科研产出。

3）负责"刘淑贤干眼护理工作室"各项工作的开展和完善。

（二）干眼诊疗中心检查室消毒隔离制度

根据原国家卫生计生委发布的《医疗机构环境表面清洁与消毒管理规范》《医疗机构消毒技术规范》《医院隔离技术规范》等相关管理规定制度本制度。

1. 检查室布局合理，物品摆放有序，环境整洁，通风良好。

2. 医护人员进入检查室应衣帽整洁，严格执行无菌操作规程，操作前带好帽子、口罩，并洗手。

3. 检查室配备符合手卫生规范要求的设施，包括洗手池、清洁剂、干手设施如干手纸巾、快速手消毒剂等，检查操作台配快速手消毒剂。洗手池旁有醒目、正确的手卫生标识。

4. 每日对检查室设备仪器使用有效氯 500mg/L 的消毒剂进行表面擦拭消毒，检查设备旁配备 75% 乙醇棉块或手消毒剂，检查前后使用 75% 乙醇棉擦拭接触患者的仪器表面，操作者严格执行手卫生。乙醇棉块应每 24h 更换一次。

5. 每日对检查室地面、桌面等使用有效氯 500mg/L 的消毒剂进行表面擦拭消毒，地面湿式清扫，保持清洁、干燥；遇污染时应及时清洁与消毒。每日紫外线灯照射消毒空气 1h 并记录。

6. 干眼熏蒸设备清洁消毒　每日对仪器表面使用有效氯 500mg/L 的消毒剂进行表面擦拭消毒，面罩及连接管路使用后用有效氯 500mg/L 的消毒剂进行浸泡消毒，时间30min，浸泡后用清水充分冲洗后晾干待用。

7. 使用后的医疗用品按照 2018 年医院《医疗废物管理制度》，做好医疗废物的分类及收集。

第二节 专科护理操作技术规范与评分标准

一、Schirmer 泪液试验检查操作规范与评分标准

(一) 适应证

各种疾病引起的泪液分泌障碍、泪液分泌过多或其他眼病患者。

(二) 禁忌证

荧光素钠过敏患者、精神障碍患者。

(三) 操作规范及流程

1. 操作前

(1) 操作人员仪表要求:仪表端庄,衣帽整洁,洗手,必要时戴口罩。

(2) 患者体位要求:取坐位。

(3) 物品准备:眼科专用 Schirmer 泪液试纸、计时器、无菌棉签。

2. 操作程序

(1) 认真接待患者,主动热情。

(2) 严格执行查对制度,认真核对患者信息、检查项目。

(3) 告知患者此项检查的目的、方法及注意事项,以取得其配合。

(4) 用准备好的专用试纸将具有圆弧度的一端夹持于下眼睑外 1/3 处结膜囊内,另一端悬挂于眼外,嘱患者轻轻闭眼。

(5) 调好定时器,以确保结果准确性。

(6) 5min 后取下试纸,观察试纸浸湿的长度并记录(前5mm 不记录)。

(7) 如果试纸被浸湿的长度在 10~15mm 为正常;小于10mm 为泪液分泌减少;大于 15mm 为泪液分泌过多。

Schirmer 泪液试验检查的技术操作评分标准

科室　　　　　姓名　　　　　主考老师　　　　　考核日期

项目		总分	技术操作要求	评分等级				实际得分
				A	B	C	D	
仪表		5	仪表端庄、服装鞋帽整洁干净	3	2	1	0	
			洗手、无长指甲	2	1	0	0	
评估		10	了解患者年龄、病情、眼部情况、合作程度	3	2	1	0	
			讲解泪液试验的目的及方法	4	3	2	1	
			与患者交流时态度和谐、语言规范	3	2	1	0	
操作前准备		10	物品齐全、放置合理。检查物品质量、标签、规格、有效期	3	2	1	0	
			检查定时器是否正常使用	2	1	0	0	
			指导患者配合	5	4	3	2	
Schirmer 泪液试验	安全舒适	10	环境整洁、安静、舒适避风	3	2	1	0	
			协助患者摆好体位	3	2	1	0	
			擦净眼部分泌物及泪液	4	3	2	1	

续表

项目		总分	技术操作要求	评分等级 A	B	C	D	实际得分
Schirmer 泪液试验	泪液试验操作	35	核对患者姓名、检查项目、眼别	5	4	3	2	
			检查方法正确、动作轻柔	5	4	3	2	
			指导患者配合、轻轻闭合眼睑	5	4	3	2	
			书写报告准确	5	4	3	2	
			对待患者态度和蔼、有耐心、沟通好	5	4	3	2	
			设定时间准确	5	4	3	2	
			操作完毕后告知患者注意事项	5	4	3	2	
操作后		10	记录结果准确	5	4	3	2	
			用物处理方法正确、洗手	5	3	1	0	
评价		15	对待患者态度和蔼有耐心	5	4	3	2	
			检查方法准确、报告书写正确	10	8	6	4	
总分		100						

(四) 注意事项

1. 试验前不滴任何药物。

2. 流泪患者试验前先将眼泪擦干。

3. 试验时,患者应坐于避风处,以免影响实验效果。

4. 试纸已经环氧乙烷灭菌,限一次性使用。包装破损勿用。

5. 试验时受检者应轻轻闭目,滤纸条尽量少触及角膜。

二、睑板腺按摩技术操作规范与评分标准

(一) 适应证

适用于睑板腺阻塞患者。

(二) 禁忌证

眼部睑缘破损患者、精神障碍患者。

(三) 操作规范及流程

1. 操作前

(1) 操作人员仪表要求:仪表端庄、服装整洁干净;操作前洗净双手;戴口罩。

(2) 患者体位要求:取仰卧位。

(3) 物品准备:盐酸丙美卡因滴眼液、消毒棉签、灭菌眼垫、睑板腺按摩镊、抗生素眼药水。

2. 操作程序

(1) 评估患者眼部情况,配合程度。

(2) 告知患者睑板腺按摩目的、方法,以取得配合。

(3) 严格执行查对制度,认真核对患者信息及治疗项目。

(4) 滴表面麻醉剂 2~3 次,闭眼 5min。

(5) 嘱患者双眼注视下方,用睑板腺镊沿上睑睑板腺走向以适度力量按摩挤压睑板腺,使阻塞的分泌物自腺口排出,按摩过程中上提眼睑,防止器械损伤角膜,上睑按摩挤压后,嘱患者双眼注视头顶,以同样方法按摩挤压下睑睑板腺。

(6) 按摩后给予妥布霉素滴眼液点眼,预防感染。

(7) 洗手,签字,告知患者注意事项。

睑板腺按摩技术操作评分标准

科室　　　　　　　姓名　　　　　　　主考老师　　　　　　　考核日期

项目		总分	技术操作要求	评分等级				实际得分
				A	B	C	D	
仪表		5	仪表端正、服装鞋帽整洁干净	3	2	1	0	
			洗手、无长指甲	2	1	0	0	
评估		10	患者病情、配合程度及眼部情况	3	2	1	0	
			讲解睑板腺按摩的目的及方法	4	3	2	1	
			与患者交流时态度和蔼、语言规范	3	2	1	0	
操作前准备		10	物品齐全、放置合理	5	4	3	2	
			检查物品质量、标签、规格、有效期	5	4	3	2	
操作过程	安全与舒适	10	环境整洁、安静、光线适宜	5	4	3	2	
			患者取平卧位	5	4	3	2	

366

续表

项目		总分	技术操作要求	评分等级				实际得分
				A	B	C	D	
操作过程	睑板腺按摩过程	35	核对医嘱、姓名、眼别	5	4	3	2	
			滴表面麻醉剂方法正确	5	4	3	2	
			动作轻柔，患者无明显不适	5	4	3	2	
			用睑板腺镊挤压方法正确	10	8	6	4	
			用物处理方法正确	5	4	3	2	
			告知注意事项	5	4	3	2	
操作后		10	用物处理方法正确	5	4	3	2	
			洗手、签字	2	1	0	0	
			安置患者	3	2	1	0	
评价		20	对待患者态度和谐有耐心，操作过程与患者有效沟通	5	4	3	2	
			操作过程无污染，熟练、准确、有序	5	4	3	2	
			用物处理方法正确	5	4	3	2	
			告知注意事项	5	4	3	2	
总分		100						

(8) 整理用物。

(四) 注意事项

1. 治疗过程中避免睑板腺按摩镊触及患者角膜,以免损伤角膜。

2. 睑板腺按摩后患者半小时之内不要揉眼,以免引起角膜上皮擦伤。

三、眼部雾化熏蒸 + 氧疗操作规范与评分标准

(一) 适应证

视疲劳导致的干眼,视频终端综合征人群,老年水液缺乏性干眼,睑板腺堵塞或睑板腺部分缺损退化的干眼人群,黏蛋白功能障碍干眼人群。

(二) 禁忌证

眼表炎症等眼表疾病患者、眼部有严重炎症的患者、皮肤破损患者、精神障碍患者。

(三) 治疗原理

热疗:扩张细胞,加速血液流动,促进药物吸收;软化,溶解腺体中脂肪颗粒。

氧疗:提升细胞活性。促进药物吸收;增进细胞再生,修复组织功能。

超声波治疗:微化药物颗粒,促进细胞吸收。

(四) 操作规范及流程

1. 操作前

(1) 操作人员仪表要求:仪表端庄,服装整齐、干净;洗手;必要时戴口罩。

(2) 患者体位要求:取坐位。

2. 物品准备:制氧机、雾化机、雾化眼罩、波纹管路、灭菌注射用水、消毒棉签。

3. 操作程序

(1) 认真接待患者,主动热情。

(2) 严格执行查对制度,核对患者相关信息、治疗项目。

(3) 告知患者此项治疗的目的、方法及注意事项,以

眼部雾化薰蒸＋氧疗评分标准

科室　　　　　　姓名　　　　　　主考老师　　　　　　考核日期

项目		总分	技术操作要求	评分等级				实际得分
				A	B	C	D	
仪表		5	仪表端庄、服装鞋帽整洁干净	3	2	1	0	
			洗手、无长指甲	2	1	0	0	
评估		10	患者病情、配合程度及眼部情况	3	2	1	0	
			讲解眼部薰蒸＋氧疗的目的及方法	4	3	2	1	
			与患者交流时态度和蔼、语言规范	3	2	1	0	
操作前准备		15	物品齐全、放置合理	5	4	3	2	
			检查仪器是否正常使用	5	4	3	2	
			检查物品质量、标签、有效期	5	4	3	2	
操作过程	安全与舒适	10	环境整洁安静、温度适宜	5	4	3	2	
			患者取坐位	5	4	3	2	

续表

项目		总分	技术操作要求	评分等级				实际得分
				A	B	C	D	
操作过程	熏蒸操作	30	核对医嘱、姓名、治疗项目	5	4	3	2	
			参数设置正确，灭菌注射用水加至刻度线以上	5	4	3	2	
			指导患者配合，自然眨眼，不闭眼	5	4	3	2	
			态度和蔼，有耐心，沟通好	5	4	3	2	
			用物处理方法正确	5	4	3	2	
			告知注意事项	5	4	3	2	
操作后		10	用物处理方法正确	5	4	3	2	
			洗手，签字	5	4	3	2	
评价		20	对待患者态度和蔼有耐心，操作过程与患者有效沟通	5	4	3	2	
			操作过程熟练、有序	5	4	3	2	
			用物处理方法正确	5	4	3	2	
			告知注意事项	5	4	3	2	
总分		100						

取得其配合。在超声雾化水槽内加入灭菌注射用水至刻度线上。

（4）打开制氧机，雾化机，检查氧流量在 4~5 L/min。用波纹管路连接雾化机和雾化眼罩，为患者戴好眼罩，调整出雾口方向对准镜片。

（5）在设定好的模式、温度下进行熏蒸治疗，治疗时间为 20min，治疗过程中嘱患者正常睁眼、眨眼。治疗结束后，用无菌棉签为患者清洁睑缘。

（6）操作完毕后洗手，关闭制氧机、雾化机，告知患者注意事项。

（7）雾化眼罩、波纹管路浸泡于 500PPM84 消毒液浸泡桶内 30min，浸泡后用净水彻底冲洗、晾干备用。

（五）注意事项

1. 水槽内的蒸馏水一定不低于刻度线。

2. 面罩尽量贴近，避免漏气，治疗过程中患者尽量睁眼，正常眨眼。

3. 设备的工作环境温度必须保持在 25℃ ±2℃，温度传感器必须连接到波纹管上，设备温度设置为 25~37℃，加热管温度叠加后，相应眼部温度可恒温在 31~43℃。

4. 波纹管雾化进口插入眼罩，请朝向眼罩镜片方向喷发，波纹管在患者脸部先向前延伸再向下弯折为宜。

5. 雾化眼罩、波纹管路使用后用 500PPM 84 液消毒浸泡 30min，彻底冲洗、晾干。水浴槽中水在每天工作结束后放掉。

6. 制氧机定期更换空气滤网，一般 2 周或 1 个月左右。

四、强脉冲光治疗操作规范与评分标准

强脉冲激光（intense pulsed light）利用非相干多谱光产生强脉冲光热和光化学作用，其发射波长范围在 500~1 200nm 之间，该波段的非相干多谱光可有效刺激皮肤中的血红蛋白和黑色素，可以作用于血管，引起血管的凝固和消融。

（一）适应证

睑板腺功能障碍、蠕形螨睑缘炎等。

（二）禁忌证

孕妇、光过敏者、对光敏感者及半个月之内用过光敏感药物（维 A 酸类、四环素等）的患者、2 周内有日光曝晒者、精神障碍患者。

（三）治疗原理

1. 抗炎封闭睑缘新生血管，减轻睑缘血管化；抑制蠕形螨，减少细菌。

2. 热效应加热睑板腺，改变睑脂的性状，熔化睑脂。

3. 神经刺激可缓解炎症疼痛和眼部神经痛；刺激交感神经，神经刺激睑板腺，促进睑板腺分泌和收缩。

4. 光调控增强细胞的机能，提高新陈代谢效率。

（四）操作规范及流程

1. 操作前

（1）操作人员仪表要求：仪表端庄、衣帽整洁、洗手、戴口罩。

（2）患者体位要求：取平卧位。

（3）物品准备：专用眼睑清洁剂、消毒棉签、无菌纱布、睑板腺按摩镊、压舌板、金属角膜保护罩、医用耦合剂、盐酸丙美卡因滴眼液、抗生素滴眼液、冷敷贴。

2. 操作程序

（1）认真接待患者，主动热情。

（2）严格执行查对制度，核对患者相关信息、治疗项目。

（3）告知患者此项治疗的目的、方法及注意事项，以取得其配合。

（4）打开激光机，设定治疗模式专家模式、高级模式，按患者皮肤颜色调节合适的参数，选择能量 8~12J/cm^2。

（5）为患者点盐酸丙美卡因滴眼液 1 次，嘱患者闭目 10min，为患者配戴金属角膜保护罩，嘱其放松、轻轻闭眼；下眼睑治疗区皮肤用压舌板均匀涂抹医用耦合剂，厚度在 2~3mm。

（6）激光头紧贴患者下睑皮肤、避开睫毛，沿金属角膜保护罩下缘从耳前区向鼻翼处移动激光头、每侧 7 点至 8 点位，对侧完成后，再重复一遍激光治疗。

（7）为患者擦净眼睑部耦合剂，取下角膜保护罩，立即行双眼上下睑板腺按摩。

（8）对治疗区皮肤进行冷敷 20min，观察治疗区皮肤情况，激光治疗区皮肤涂防晒霜。

（9）告知患者治疗后注意事项。

（10）洗手，收拾用物，用 75% 乙醇棉擦净激光头。

（五）注意事项

1. 使用设备时限制人员进入治疗室，只有训练有素且与治疗相关的人员才能进入治疗室。

2. 遮挡治疗室所有的门窗以防光泄漏。

3. 在治疗前后，每个强脉冲光手柄和非剥脱性手柄均需要清洁和消毒。治疗前应清理手柄发射窗口毛发和其他杂物。

4. 治疗时必须保护好患者的眼睛，患者配戴专用金属防护眼罩，操作人员配戴专用激光防护镜，任何人员不得直视 IPL 手柄光发射末端，以防眼伤害。治疗时，发射探头一定紧贴患者面部皮肤，以免漏光及减弱效果。

5. 皮肤管理

1）患者清洁面部，卸妆。

2）操作前激光区域涂医用耦合剂，涂抹要均匀，厚度在 2~3mm。

3）操作中根据患者面部颜色，选择合适的能量。避免触及睫毛和眉毛，以免造成永久脱落。

4）术后治疗区皮肤冷敷 20min，观察皮肤情况，涂抹 30SPF 以上防晒霜保护皮肤。

5）治疗后注意防晒（尤其治疗后 1 周内），可采取减少户外活动时间、打伞、戴帽、戴墨镜、外用防晒霜等措施。

6）治疗后 1 周内，凉水轻柔洗脸并外用无刺激保湿护肤品。

7）避免面部按摩、外用祛角质护肤品；避免使用美白、祛斑等功能性护肤品；避免蒸桑拿等出汗多的活动。

8）治疗后 1 周内，建议检查每 2 天外用一次面膜。

强脉冲光治疗技术操作评分标准

科室　　　　　　　　姓名　　　　　　　　主考老师　　　　　　　　考核日期

项目		总分	技术操作要求	评分等级				实际得分
				A	B	C	D	
仪表		5	仪表端庄、服装鞋帽整洁干净	3	2	1	0	
			洗手、无长指甲	2	1	0	0	
评估		10	了解患者年龄、病情、眼部情况、合作程度	3	2	1	0	
			讲解 IPL 治疗的目的及方法	4	3	2	1	
			与患者交流时态度和谐、语言规范	3	2	1	0	
操作前准备		10	检查机器外观、线路连接情况、激光手柄无损坏	3	2	1	0	
			启动机器、参数设置方法正确	2	1	0	0	
			操作人员配戴激光防护镜	5	4	3	2	
IPL 强脉冲光治疗	安全舒适	10	环境整洁、安静，舒适遮光	3	2	1	0	
			协助患者摆好体位	3	2	1	0	
			清洁治疗区域皮肤	4	3	2	1	

续表

项目		总分	技术操作要求	评分等级				实际得分
				A	B	C	D	
IPL 强脉冲光治疗	IPL 操作	35	核对患者姓名、检查项目、眼别	5	4	3	2	
			为患者配戴金属保护罩方法正确	5	4	3	2	
			选择 IPL 激光部位准确	5	4	3	2	
			IPL 激光操作手法正确	5	4	3	2	
			术后患者皮肤冷敷方法正确	5	4	3	2	
			激光手柄及探头清洁、放置方法正确	5	4	3	2	
			操作完毕后告知患者注意事项	5	4	3	2	
操作后		10	观察治疗区皮肤情况	5	4	3	2	
			用物处理方法正确、洗手	5	3	1	0	
评价		15	对待患者态度和蔼有耐心	5	4	3	2	
			操作方法准确、报告书写正确	10	8	6	4	
总分		100						

五、热脉动系统治疗仪操作规范与评分标准

热脉动系统治疗仪是一种电动热脉冲设备,可以通过直接加热上下眼睑表面的睑板腺(Meibomian 腺)并在加热过程中对外层眼睑提供分等级的脉冲压力,达到治疗的目的。在加热睑板腺的同时,提供自睑板腺基底部至开口方向的按摩,促使睑板腺(Meibomian 腺)的分泌物有效排出。

(一) 适应证

1. 睑板腺导管囊样扩张的成年患者,包括:睑板腺功能障碍者、蒸发过强型干眼或脂质缺乏型干眼患者。

2. 患者有进行 MGD 治疗要求且满足以下条件:SPEED 干眼问卷≥8 分、脂质层厚度≤60mm 以及可分泌的睑板腺条数≤4 个。

(二) 禁忌证

1. 近 3 个月内有眼部手术史或外伤史,曾患有角膜、结膜或眼睑的疱疹。

2. 眼部急性感染或急性炎症或有慢性病史。

3. 眼睑有痉挛、内翻、外翻、肿瘤、水肿、闭合不全,严重倒睫或上睑下垂等异常。

4. 角膜上皮缺损、荧光染色 3 级以上或上皮基底膜角膜营养不良等。

5. 精神障碍患者或不能配合此项操作者。

(三) 治疗原理

1. 结构组成　①主机部分:触摸显示屏、电脑的子系统和治疗软件。②一次性使用的激活头:即治疗头,为睑板腺治疗的主要装置。治疗头主要由眼杯和眼睑加热器组成,眼杯带有气囊,通过特殊程序进行控制,可按摩眼睑,促进睑板腺分泌;眼睑加热器类似于一个大的巩膜镜,呈拱形越过角膜,可同时加热上下眼睑内表面。

2. 工作原理　热动脉系统治疗仪工作时利用眼睑加热器和眼杯之间产生的脉冲式压力间接施加于眼睑上,同时使用眼睑加热器的特殊供热系统完成睑板腺的治疗(供热达到 42.5℃,此温度既能融化睑板腺的内容物,又不引

起结膜烫伤),促使睑板腺潴留的脂质顺利排出,全程耗时12min。

（四）操作规范和流程

1. 操作前

（1）操作人员仪表要求:仪表端庄、衣帽整洁、洗手、佩戴口罩。

（2）患者体位要求:取平卧位。

（3）物品准备:热动脉系统治疗仪处于备用状态、胶布。

2. 操作程序

（1）认真接待患者,主动热情。

（2）严格执行查对制度,核对患者相关信息、治疗项目。

（3）告知患者此项治疗的目的、方法及注意事项以及可能出现的不良反应,以取得其配合,同时签署知情同意书。

（4）患者取卧位,局部滴用表面麻醉剂1~2次。

（5）开机并初始化主机,登录、输入患者信息,运行主机自测;检查治疗头有效期并连接至主机上;设定参数(包括温度和时间等)。

（6）嘱患者正视上方,操作者一手分开患者眼睑,一手持一次性治疗头,正确放置于眼睑内外侧,嘱患者闭眼。注意避免对角膜施压,不要擦伤角膜和球结膜。

（7）按摩治疗12min,治疗过程中眼睑会感觉到热度和压力,操作者严密观察作用于眼睑的温度(恒温42.5℃)和作用于外睑的脉动式压力,确保安全。

（8）治疗结束,取出激活头,进行裂隙灯检查,点抗生素滴眼液或眼膏。

（9）另眼步骤相同。双眼治疗结束,打印报告,退出程序。

（五）注意事项

1. 治疗当日勿使用眼霜等眼部化妆品。

2. 治疗前24h内停戴角膜接触镜。

3. 植入泪道塞患者,在治疗过程中有可能导致泪道

热脉动系统治疗仪技术操作评分标准

科室 _____ 姓名 _____ 主考老师 _____ 考核日期 _____

项目		总分	技术操作要求	评分等级				实际得分
				A	B	C	D	
仪表		5	仪表端正、服装鞋帽整洁干净	3	2	1	0	
			洗手、无长指甲	2	1	0	0	
评估		10	了解患者年龄、病情、眼部情况、合作程度以及适应证、禁忌证	3	2	1	0	
			讲解热脉动治疗的目的及方法	4	3	2	1	
			与患者交流时态度和蔼、语言规范	3	2	1	0	
操作前准备		10	检查仪器、物品线路连接情况、是否处于备用状态	3	2	1	0	
			启动机器、参数设置方法正确	2	1	0	0	
			操作人员检查治疗头包装、有效期	5	4	3	2	
热脉动系统治疗仪	安全	10	环境整洁、安静、舒适避光	3	2	1	0	
	舒适		协助患者摆好体位	3	2	1	0	
			清洁治疗区域皮肤	4	3	2	1	

续表

项目		总分	技术操作要求	评分等级				实际得分
				A	B	C	D	
热脉动系统治疗仪	治疗仪操作	35	核对患者姓名、检查项目、眼别	5	4	3	2	
			为患者分开眼睑方法正确	5	4	3	2	
			放置治疗头方法准确	5	4	3	2	
			无施压、调整温度正确	5	4	3	2	
			治疗过程严密监控，确保安全	5	4	3	2	
			治疗结束取激活头方法正确，裂隙灯检查、点药	5	4	3	2	
			操作完毕后告知患者注意事项	5	4	3	2	
操作后		10	观察眼部情况，有无不良反应发生	5	4	3	2	
			用物处理方法正确、洗手	5	3	1	0	
评价		15	对待患者态度和蔼有耐心	5	4	3	2	
			操作方法准确、完成病例，退出程序正确	10	8	6	4	
总分		100						

塞松动,做好评估与告知。

4. 治疗过程中注意避免对角膜施压,防止擦伤角膜和球结膜。

5. 密切观察温度和压力,确保操作安全。

6. 治疗后会有眼部微红和湿润感,一般 4h 后消失。

7. 治疗后 3~7 天会出现眼干涩,属正常反应,做好宣教。

六、眼表干涉仪检查操作规范与评分标准

眼表干涉仪是一种用于临床检测和评价泪膜脂质层厚度的新型仪器,它运用独特薄膜干涉技术进行精确的眼表成像,属于非侵入性检查仪器。

(一)适应证

1. 成人睑板腺功能障碍和干眼患者的脂质层厚度检测。

2. 记录脂质分布情况和瞬目习惯。

3. 进行泪膜及泪质层的流行病学调查以及相关研究。

4. 用于 MGD 以及相关干眼的治疗效果观察与随访。

(二)禁忌证

1. 眼部炎症、外伤、角膜瘢痕以及角膜上皮不完整。

2. 3 个月内做过眼部手术的患者。

(三)基本工作原理和结构

1. 基本原理　眼表干涉仪采用白光干涉原理,通过镜面反射方法,直接对泪膜进行干涉光颜色的评估,从而间接测量出脂质层厚度。

2. 主要结构　包括白色 LED 光源、自动对焦的高分辨率相机以及带有色彩监视器的观察系统。

(四)操作规程及流程

1. 操作前

(1)操作人员仪表要求:仪表端庄、衣帽整洁、洗手、佩戴口罩。

(2)患者体位要求:取坐位。

(3)物品准备:眼表干涉仪,并处于备用状态。

2. 操作程序

(1) 认真接待患者,主动热情,询问病史。

(2) 严格执行查对制度,核对患者相关信息、治疗项目。

(3) 告知患者此项检查的目的、方法及注意事项,以取得其配合。

(4) 仪器操作

① 开机启动:开机自检——设备就绪——用户登录。

② 数据录入:病例屏幕——查找病历——新增病历——选择对患者进行的操作——编辑患者信息。

③ 视频图像采集与记录:捕捉视频——预览捕捉的图像——重录视频。

④ 视频浏览与分析:捕捉新视频后的查看图像屏幕——选择病历后的查看图像屏幕——查看图像和分析数据。

⑤ 保存打印结果并注销。

(5) 患者坐于仪器前,下颌托于下颌托架上,头贴紧额托,眼尾与刻度平齐,固视视线上方3°~5°处的一个目标,正常瞬目,勿揉眼或按压面部,以免刺激睑板腺分泌影响检测结果。

(6) 调整焦点,以泪膜图像清晰为准。

(7) 监测单眼时间30~60s,需要观察5次或5次以上的瞬目。

(8) 如果患者固视时间超过10s,应嘱其再次瞬目并确保瞬目的完整性。

(9) 打印报告。

(五) 注意事项

1. 检查室条件要求 温度25℃,相对湿度35%~50%。

2. 患者在检查前12h内勿点油性滴眼液,24h内勿涂眼膏,如果滴入了其他滴眼液,应等待4h后再进行检查。

3. 配戴角膜接触镜患者,应在4h前取出。

4. 检查前12h内勿游泳或眼部周围勿使用油性化妆品。

5. 勿用力揉眼,避免任何影响泪膜稳定性的眼表异常如疾病、营养失调、创伤、手术等。

眼表干涉仪技术操作评分标准

科室　　　　　　　　姓名　　　　　　　主考老师　　　　　　考核日期

项目		总分	技术操作要求	评分等级				实际得分
				A	B	C	D	
仪表		5	仪表端正、服装鞋帽整洁干净	3	2	1	0	
			洗手、无长指甲	2	1	0	0	
评估		10	了解患者年龄、病情、眼部情况、合作程度以及适应证、禁忌证	3	2	1	0	
			讲解眼表干涉仪的目的及方法	4	3	2	1	
			与患者交流时态度和蔼、语言规范	3	2	1	0	
操作前准备		10	检查仪器、线路连接情况、是否处于备用状态	3	2	1	0	
			启动机器	2	1	0	0	
			仪器操作方法正确	5	4	3	2	
眼表干涉仪检查	安全	10	环境整洁、安静舒适、温湿度符合要求	3	2	1	0	
	舒适		协助患者摆好体位（下颌、额部是否贴紧）	3	2	1	0	
			眼尾是否与刻度平齐	4	3	2	1	

续表

项目		总分	技术操作要求	评分等级				实际得分
				A	B	C	D	
眼表干涉仪检查	干涉仪操作	35	核对患者姓名、检查项目、眼别	5	4	3	2	
			固视目标正确	5	4	3	2	
			调整焦点方法准确	5	4	3	2	
			检测单眼时间正确	5	4	3	2	
			观察瞬目数符合要求	5	4	3	2	
			超过10s时，指导瞬目的完整性	5	4	3	2	
			操作完毕后告知患者注意事项	5	4	3	2	
操作后		10	观察眼部情况，有无不良反应发生	5	4	3	2	
			用物处理方法正确、洗手	5	3	1	0	
评价		15	对待患者态度和谒有耐心	5	4	3	2	
			操作方法准确、消毒隔离符合要求	10	8	6	4	
总分		100						

七、眼睑清洁操作规范与评分标准

睑板腺开口清理,可有效清除睑缘碎屑和睑板腺开口固化的分泌物,有效改善睑板腺开口的堵塞情况,有助于分泌物从腺管排除。

(一) 适应证

1. 各类原因所致的睑缘炎(如脂溢性睑缘炎、细菌性睑缘炎、螨虫感染睑板腺功能障碍等)。

2. 干眼。

3. 睑板腺功能障碍。

(二) 禁忌证

1. 睑缘有明显破溃、炎症进行期患者。

2. 治疗前抗生素使用。

3. 对清洁液成分过敏。

(三) 操作规程及流程

1. 操作前

(1) 操作人员仪表要求:仪表端庄、衣帽整洁、洗手、佩戴口罩。

(2) 患者体位要求:取仰卧位。

(3) 物品准备:基础睑缘清洁湿巾或睑缘清洁器、清洁液、生理盐水、消毒棉签。

2. 操作程序

(1) 认真接待患者,主动热情。

(2) 严格执行查对制度,核对患者相关信息、治疗项目以及物品的规格、型号、有效期。

(3) 告知患者此项治疗的目的、方法及注意事项,以取得其配合。

(4) 采用同侧手夹取睑缘清洁湿巾自内眦至外眦依次清洁上睑缘的睑板腺开口处,尤其彻底清洁睫毛根部分泌物,可重复 2~3 次。

(5) 用对侧手拉开下眼睑,自内眦至外眦依次清洁下睑缘的睑板腺开口处,尤为注意彻底清洁睫毛根部分泌物,可重复 2~3 次。另一眼也同此法。

(6) 若使用棉签清洁,则操作者将生理盐水倒入无菌

睑缘清洁技术操作评分标准

科室　　　　　　姓名　　　　　　主考老师　　　　　　考核日期

项目		总分	技术操作要求	评分等级				实际得分
				A	B	C	D	
仪表		5	仪表端正、服装鞋帽整洁干净	3	2	1	0	
			洗手、无长指甲	2	1	0	0	
评估		10	了解患者年龄、病情、眼部情况、合作程度以及适应证、禁忌证	3	2	1	0	
			讲解睑缘清洁的目的及方法	4	3	2	1	
			与患者交流时态度和蔼、语言规范	3	2	1	0	
操作前准备		10	备齐用物	3	2	1	0	
			检查物品是否符合要求、包括质量、规格	2	1	0	0	
			清洁仪器是否备用状态	5	4	3	2	
睑缘清洁操作	安全舒适	10	环境整洁、安静舒适、温湿度符合要求	3	2	1	0	
			协助患者摆好体位	3	2	1	0	
			清洁区域情况评估	4	3	2	1	

项目		总分	技术操作要求	评分等级				实际得分
				A	B	C	D	
睑缘清洁操作	睑缘清洁操作	35	核对患者姓名、操作项目、眼别	5	4	3	2	
			使用清洁湿巾、棉签正确	5	4	3	2	
			安装清洁棉头方法准确	5	4	3	2	
			蘸取清洁液符合要求	5	4	3	2	
			清洁方法、顺序正确	5	4	3	2	
			清洁睫毛根部正确	5	4	3	2	
			操作完毕后告知患者注意事项	5	4	3	2	
操作后		10	观察眼部情况，有无不良反应发生	5	4	3	2	
			用物处理方法正确、洗手	5	3	1	0	
评价		15	对待患者态度和蔼有耐心	5	4	3	2	
			操作方法准确、消毒隔离符合要求	10	8	6	4	
总分		100						

小碗或小杯中,用棉签蘸取生理盐水,同时嘱患者向下看,自内眦至外眦依次清洁上睑缘的睑板腺开口处,注意彻底清洁睫毛根部分泌物,可重复 2~3 次。

(7) 清洁下睑时,嘱患者向上看,用蘸取生理盐水的棉签自内眦至外眦依次清洁下睑缘的睑板腺开口处,注意彻底清洁睫毛根部分泌物,可重复 2~3 次。

(8) 若使用睑缘清洁器,则将清洁器配套的清洁棉头安装至睑缘清洁器上,蘸取消毒换药碗中的清洁液(注意棉头完全浸湿)。

(9) 启动清洁器旋转模式,嘱患者向下看,采用清洁棉头端与睑板腺开口接触,自内眦至外眦一次清洁上睑缘的睑板腺开口处,尤其注意彻底清洁睫毛根部分泌物,可重复 2~3 次。清洁过程中注意不可施加太大压力,避免清洁棉头接触角膜、结膜造成损伤。

(10) 下睑用同样方法。

第三节 健康教育与延伸护理服务

一、健康教育的重要性

环境污染、视频终端的普及、生活节奏的加快使干眼患者的群体不断增加且呈低龄化发展趋势。我国干眼就诊患者已占眼科就诊患者的 30% 以上,干眼已成为临床除屈光不正以外最常见的眼科疾病。干眼的发病原因复杂,患者的经济负担、生活质量、工作效率、心理状况均受到不同程度的影响。2017 年国际干眼指南(Dry Eye Workshop Ⅱ,DEWS Ⅱ)指出干眼是一种慢性、进展性疾病。2018 年刘祖国教授提出要全面提高干眼慢性疾病管理的意识,强调预防为主的理念,因此做好干眼的慢性疾病管理,提升干眼患者的认知与自我护理意识十分重要,而患者的日常护理和健康指导将是关键。

二、健康教育的主要内容

1. 减少电子设备使用时间,避免长时间阅读,持续用眼 1h,休息 15~20min,可眺望远方放松眼睛,缓解视疲劳。

2. 避免长时间处于空调房或干燥环境中,每日定时通风,保持空气新鲜,室内温度保持在 22~23 ℃,湿度在 45%~55%。干燥环境建议使用空气加湿器增加室内湿度。

3. 遇粉尘、风沙、烟雾等环境可配戴防护镜以免眼表泪液蒸发过快,引起眼睛干涩不适。

4. 建立良好的生活习惯,规律生活,保证充足睡眠,不熬夜、不吸烟、不饮酒。

5. 屈光不正患者减少配戴角膜接触镜的时间,如需配戴应严格遵守角膜接触镜使用时限及保养方法,避免引起角膜损伤及相关并发症。

6. 避免眼部长时间使用化妆品,每日做好眼睑及睑缘清洁,避免引起睑缘炎症。

7. 全身及其他疾病的患者如高血压、糖尿病、过敏性疾病、风湿免疫病,应积极治疗原发病,遵医嘱按时服药,延缓干眼病情的加重。

8. 保持起居环境干净清洁,勤洗晒枕头被褥等,减少螨虫感染引起的眼部症状。

9. 建立良好的饮食习惯,均衡饮食,以清淡饮食为主,保持饮食结构平衡。增加维生素 A、B、C、E 的摄入,以及富含 Omega-3 必需脂肪酸的饮食,Omega-3 必需脂肪酸最普遍的来源是深海鱼类,其次是亚麻籽、奇亚籽、海藻等,也可以选择含有 Omega-3 的鱼油产品,有报道显示 Omega-3 必需脂肪酸可以改善 MGD 的临床症状和体征。

10. 干眼患者应及时就医,遵医嘱用药,不可盲目自行使用滴眼液。避免滥用眼药破坏眼表组织,造成进一步的损伤。干眼患者如合并其他眼部炎症应严格遵照医嘱用药,不可随意增减用药频次,更不能随意停药。

三、延伸护理服务在干眼诊疗中的应用

干眼已成为影响人们生活质量的一类常见重要眼表疾病。根据我国现有的流行病学研究显示,干眼在我国的发病率约在 21%~30%。其危险因素主要有:老龄、女性、高海拔、糖尿病、翼状胬肉、空气污染、眼药水滥用、使用视

屏终端、角膜屈光手术、过敏性眼病和部分全身性疾病等。干眼的发病原因十分复杂,大多数干眼患者,尤其中、重度患者病情迁延不愈,需要长期治疗。根据干眼的疾病特点和规律,通过多种方式对患者进行健康宣教、用药指导、心理疏导等延伸护理服务对患者在干眼治疗过程中起到很大帮助。

延伸护理服务能够改善患者的生活质量。与健康人群比较,干眼患者从事阅读、驾驶、看电脑、看手机、看电视等用眼工作和生活时,明显受到限制,即使轻度干眼也会引起患者生活质量的明显下降。通过发放宣传手册及微信交流平台定期给予患者健康方面的指导及家庭护理方面的指导,使患者了解引起干眼的危险因素、干眼的治疗方法,指导患者针对引发干眼的危险因素提前进行预防,减少干眼的发生率;使患者掌握干眼的日常护眼知识、家庭版眼部热敷及家庭版眼部雾化的方法,积极改善患者的眼部不适症状,改善患者的不良生活习惯,达到延缓疾病的进展速度。

延伸护理服务能够改善患者的遵医行为。干眼是一种慢性疾病,需要长期治疗。有些年龄大的患者,健康意识薄弱,回家后易麻痹大意,遵医行为差;有些年轻患者由于工作忙碌随意减少用药频次,不按时复诊;有些患者出现症状加重不及时就医随意用药等,针对这些情况我们通过电话随访及微信交流平台定期给予患者用药指导、提高患者的遵医意识,教会患者正确滴眼药的方法,对患者提出的用药方面的问题进行详细的解释和指导,增强患者遵医行为的依从性,促进其早日康复,减少并发症的发生。

延伸护理服务帮助患者提高战胜疾病的信心。干眼是一种慢性疾病,目前干眼治疗多以缓解眼部不适症状和保护患者的视功能为目标,无法根本缓解患者视疲劳、眼部干涩、疼痛、不愿睁眼的不适症状,这些症状反复发作、时轻时重,极大影响了患者的工作和生活质量,而这些不适又很难被周围亲朋好友所理解,很容易对患者的心理健康和整体感觉产生负面影响,产生焦虑和抑郁的心理变化。我们通过邀请患者参加健康小讲座向患者介绍疾病的基本知识、饮食方面的指导,提高患者对疾病的认知,增强患者战胜疾病的信心和勇气;通过微信交流平台定期与患者进行互动交流倾听患者的主诉,了解患者的心理状况,及时疏导患者的不良情绪,鼓励患者通过参加户外活动、体育锻炼、倾听音乐等方式分散患者的心理压力,对于出现心理障碍的患者,建议患者及时到心理科进行心理干预治疗。

我国干眼患者群数量巨大,但全社会对疾病的认识不足,能主动进行干眼预防的人群数量很少,使得干眼的发病率持续增加。我们通过延伸护理服务提高了患者对疾病的认知度,使患者掌握了预防和延缓病情的护理方法,增加患者长期治疗的信心,提高患者的生活质量。

第四节 干眼护理工作室

基于干眼发病率近年来呈上升趋势,且已成为医疗的一大热点,是目前亟待解决的眼科疾病之一。而如何通过治疗和护理干预减缓干眼的进展也成为了目前护理学科积极探索的重大护理问题。首都医科大学附属北京同仁医院眼科护理团队依托干眼诊疗中心的医护一体化管理模式,注重团队统一管理、统一规范以确保各项工作、操作流程的熟练掌握和准确实施。在护理服务中,以教育咨询和治疗操作为服务主旨,建立了以护士为主导的系统化专业化护理服务内容:如接诊前完成预约挂号的相关咨询;接诊后完成患者的就诊前准备,包括视力、眼压、Schirmer泪液试验、眼表综合分析仪检查操作以及干眼症状的初级评估。医生则根据病史、裂隙灯以及前期检查结果确定诊断,开具进一步检查或治疗项目。护理人员在患者全程诊疗过程中提供实时的健康教育、心理护理、人文关怀、答疑、专业指导,以及延伸护理服务等。建立患者健康管理档案,做好全面跟踪随访,为科研教学提供数据支持并通过积极筹备和努力,于2021年5月由国家卫生健康委员会医管中心获批了"刘淑贤干眼护理工作室"。

未来,工作室将依据院级整体规划要求,整合资源,进一步完善硬件设施的合理与便捷，提升患者就医体验，享受"一站式"就诊流程。完善干眼健康教育助手平台的健康教育内容。落实以护士为主导的健康教育根植于每一步的工作细节中，完善护理操作的视频化，开展多种形式的健康教育普及。提升干眼护理团队的专业软实力，为患者提供更加专业化、个性化、高品质的护理服务内容。配合主任加强医护一体化管理，打造优秀的医护团队，组织并参与社会公益活动，扩大护理工作室的影响力，定期组织文献读书报告会，使团队人员掌握学科最新进展，带动科研能力的提升和成果的临床应用。

一、干眼护理工作室管理制度

（一）工作室管理制度

1. 护理部统一领导，实行护理部主任（副主任）和专科主任、大病区总护士长、门诊护士长三级管理，各级人员岗位职责明确。

2. 根据护理部和科室工作目标与计划，结合干眼门诊实际工作，制定护理工作室工作计划，并落实实施。

3. 制定工作室人员岗位职责、工作标准、专科操作规范及标准，并在实践中不断补充完善。

4. 严格遵守医院各项规章制度、要求及各项操作规范。

5. 仪表规范，着装整洁；工作认真负责，态度和蔼、耐心细致。

6. 坚守岗位，不迟到、不早退，准时交接班。

7. 根据护理质量考核标准，定期检查工作室护理工作质量，发现问题及时解决。

8. 有计划、有目标进行培训及教学，并组织实施，不断提高专业理论水平和专业技能。

9. 积极开展护理科研及护理新技术，并进行推广应用，扩大其影响力。

10. 不断探索和完善干眼健康教育模式，为建立干眼患者健康教育体系做好充分准备。

11. 定期召开工作室工作总结会议，分析工作中存在的问题并提出改进措施，做到持续改进。

（二）工作室组织架构

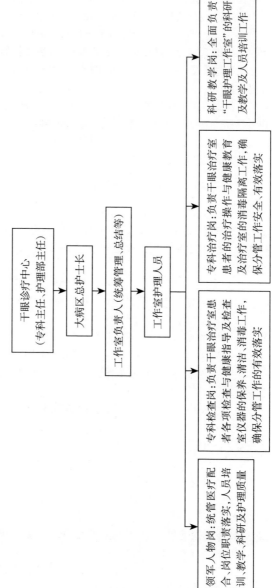

干眼诊疗中心
（专科主任、护理部主任）

↓

大病区总护士长

↓

工作室负责人（统筹管理、总结等）

↓

工作室护理人员

领军人物岗：统管医疗配合，岗位职责落实，人员培训，教学、科研及护理质量

专科检查岗：负责干眼诊疗至患者各项检查及健康指导室仪器的保养、清洁、消毒工作，确保分管工作的有效落实

专科治疗岗：负责干眼诊疗至患者的治疗操作与健康教育及治疗室的消毒隔离工作，确保分管工作安全、有效落实

科研教学岗：全面负责"干眼护理工作室"的科研及教学及人员培训工作

（三）专科操作规范与评分标准

见本章第二节操作规范与评分标准。

（四）"刘淑贤干眼护理工作室"岗位职责

1. 护理人员学历要求 研究生及本科生。

2. 隶属关系 "刘淑贤干眼护理工作室"隶属于同仁眼科干眼诊疗中心。

3. 岗位职位数与安排

序号	岗位编制	人员配置
1	领军人物岗	1人
2	工作室专科检查岗	1人
3	工作室专科治疗岗	1人
4	工作室科研教学岗	1人

4. 岗位职责要求

（1）领军人物岗：全面管理工作室，配合医疗完成诊疗工作和护理门诊的进一步实施，做好工作室护理人员岗位职责落实和监管，加大加强护理人员培训和教育，强调教学管理的重要性和人才培养，组织落实工作室科研活动的有效实施，配合医疗完善信息化管理和流程优化，为患者提供高品质医疗护理服务。

（2）专科检查岗

工作概述：负责干眼治疗室患者各项检查与健康指导及检查室仪器的保养清洁消毒工作，确保分管工作的有效落实。

检查工作：①负责干眼患者的各项检查工作。Schirmer试验检查、眼综合分析检查、眼表干涉仪检查、角膜染色检查、睑缘及睑脂评估检查、外眼裂隙灯照相、眼部螨虫检查、冲洗泪道等。②负责干眼临床观察项目受试者的各项检查。③检查中遇到有疑问的医嘱立即联系主管医生。

仪器的保养清洁消毒工作：①按照医工处要求负责干

眼检查室的各种仪器管理及清点。②按照院感消毒隔离要求负责干眼检查室的各种仪器清洁及消毒。③按照医工处要求负责干眼检查室的各种仪器的定期维护、检修及维修和保养。

(3) 专科治疗岗

工作概述:负责干眼治疗室患者的治疗操作与健康教育及治疗室的消毒隔离工作,确保分管工作安全、有效落实。

治疗操作:①遵医嘱负责干眼症患者的各项治疗操作。眼部雾化熏蒸、强脉冲光治疗、睑板腺按摩、睑缘深层清洁、泪小点栓塞治疗、热脉动治疗等。②负责干眼临床观察项目受试者的各项治疗与配合。③治疗中遇到有疑问的医嘱立即联系主管医生。

消毒隔离工作:①负责干眼治疗室的环境卫生,确保治疗室院感消毒隔离要求。②按照院感消毒隔离要求负责每天治疗室所有物品的清洁及无菌物品的消毒并在有效期内。③按照院感消毒隔离要求负责干眼治疗室紫外线消毒并做好记录。④按照院感消毒隔离要求负责干眼治疗室物表的清洁及擦拭消毒。⑤按照院感消毒隔离要求负责完成干眼治疗室每季度环境及物表的培养监测。

(4) 科研教学岗

工作概述:全面负责"干眼护理工作室"的科研及教学及人员培训工作。

科研工作:①负责梳理并撰写"干眼护理工作室"移动宣教平台相关科普文章及组织录制视频、音频并及时更新。②负责撰写"干眼护理工作室"的健康宣教月报,加强宣传力度,提升干眼诊疗中心和工作室的影响力和知名度。③负责制定"干眼护理工作室"的科研计划及实施与落实。④负责"干眼护理工作室"每日患者的数据录入及统计工作。⑤负责对"干眼护理工作室"人员的科研能力培训。⑥每季度负责召开科研例会并负责科研活动的开展与实施。

教学工作:①做好实习生、进修护士、专科护士培养人员实习期间的授课和操作培训。②积极申报和参与国家级、市级及区级继续教学讲课,提升专业理论水平。③积极组织和参加护理教学工作,提升本专业的教学水平。

二、干眼护理工作室运行管理模式

医护一体化。

眼科常用正常值

眼球:

容积:6.5ml

重量:7g

前后径:24mm

水平径:23.5mm

眼内轴长:22.12mm(角膜内面至视网膜内面)

赤道部周长:74.91mm(环绕前、后极方向的连线)

突出度:12~14mm,双眼差 <2mm

涡状静脉 4~6 条:上直肌内侧,赤道后 7mm

上直肌外侧,赤道后 8mm

下直肌内侧,赤道后 6mm

下直肌外侧,赤道后 5.5mm

总屈光力:58.64D

最大调节时屈光力:70.57D

角膜:

水平径:11.5~12mm

垂直径:10.5~11mm

中央厚度:0.8mm(尸体)

周边厚度:1mm(尸体)

曲率半径:前面 7.84mm;后面 6.8mm

屈光力:43.05D

角膜缘宽:1~1.5mm

内皮细胞数:2 899 ± 410/mm² (请对照近期的正常值)

巩膜:

厚度:角膜缘至直肌附着处:0.6mm

直肌附着处:0.3mm

赤道：0.4~0.5mm

后极：1mm

后巩膜孔直径：外口 3~3.5mm；内口 1.5~2mm

前房：

深度：中央 2.5~3.0mm；周边≥2/3 角膜厚度

房水总量：0.25~0.3ml，前房 0.18ml，后房 0.06ml

屈光指数：1.333 6

pH 值：7.3~7.5

瞳孔：

瞳距：男 60.9mm；女 58.3mm

直径：2~5mm（双眼差 <0.25mm）

睫状体：

冠部：长 3mm；厚 2mm

平坦部长：4mm

睫状突：70~80 条

睫状突至晶状体赤道部间隙：0.5mm

脉络膜：

厚度　前部：0.1mm

后部：0.22mm

脉络膜上腔隙：10~35mm

晶状体：直径 9~10mm

厚度：4~5mm

曲率半径：前面 9~10mm；后面 5.5~6mm

屈光指数：1.44

屈光力：19.11D

容积：0.2ml

玻璃体：容积 4.6ml（占眼球容积 4/5）

屈光指数：1.337

视网膜：

视盘直径：1.5mm

黄斑区直径：1~3mm

杯盘比（C/D）：正常≤0.3,异常 >0.6；双眼相差≤0.2

黄斑位置：下斜肌止端鼻侧缘内上 2.2mm

黄斑至赤道距离：18~22mm

眼睑:

长度:27.88mm

宽度:7.54mm(36% 的人双侧不等)

内眦间距:33.29mm

外眦间距:88.98mm

睑缘宽:2mm

结膜:

结膜囊深度(睑缘至穹窿部深度):

上方:20mm

下方:10mm

外侧:5mm

泪阜:3mm × 5mm × 5mm

泪器:

泪点:上泪点位于内眦外 6mm

下泪点位于内眦外 6.5mm

直径 0.2~0.3mm

泪小管:垂直长 1.5~2mm

水平长 8mm

直径 0.5mm(可扩张 3 倍)

泪囊:长 12mm(1/3 在内眦韧带上方)

宽 4~7mm

泪囊窝:长 16.11mm

宽 7.68mm

鼻泪管:长:骨内段 12.4mm

鼻内段 5.32mm

管径:4~4.6mm(儿童为 2mm)

下口:于下鼻甲前端之后 16mm

泪腺:眶部 20mm × 11mm × 5mm(重 0.75g)

睑部 10mm × 7mm × 1mm(重 0.2g)

泪液分泌量:0.5~0.6ml/16h(睡眠时无分泌)

泪液 pH:7.2

比重:1.008

Schirmer 实验:15mm/5min

泪膜破裂时间:≥10s

眼眶：

容积：27.4~29.3ml

眶口垂直径：34.9~36.7mm

眶口水平径：38.5~39.8mm

眶深：46.9~47.9mm

眼眶与眼球容积比：4.5∶1

小儿视力发育表

年龄	视力	年龄	视力
2 个月	0.05	2 岁	0.3~0.4
6 个月	0.1	3 岁	0.5~0.7
1 岁	0.2	4~5 岁	1.0

各种视力记录对照表

小数制	5 分制	分数制		
		5m	6m	20 尺
0.1	4.0	5/50	6/60	20/200
0.2	4.3	5/25	6/30	20/100
0.3	4.5	5/16	6/20	20/60
0.4	4.6	5/13	6/15	20/50
0.5	4.7	5/10	6/12	20/40
0.6	4.8	5/8	6/10	20/30
0.7	4.85	—	—	—
0.8	4.9	5/6	6/7.5	20/25
0.9	4.95	—	—	—
1.0	5.0	5/5	6/6	20/20
1.2	5.1	5/4	6/5	20/16
1.5	5.2	5/3	6/4	20/12

低视力和盲的分级标准（WHO，1973 年）

	级别	最佳矫正视力 最低视力 ≥	最佳矫正视力 <
低视力	1	0.1	0.3
	2	0.05（3m 指数）	0.1
盲	3	0.02（1m 指数）	0.05
	4	光感	0.02
	5	0	0（无光感）

视野：

视野范围：用 3/330 视标检查，白色视野颞侧 90°，鼻侧 60°，上方 55°，下方 70°，蓝色、红色、绿色依次递减 10°。

眼压正常参考值

项目	正常值 kPa/mmHg	病理值 kPa/mmHg
Schitöz 眼压计	1.33~2.793（10~21）	>3.199（24）
Goldmann 眼压计	0.984~2.527（7.4~19）	>2.926（22）
非接触眼压计（NCT）	1.33~2.399（10~18）	>2.799（21）
双眼眼压差	≤0.665（5）	>0.665（5）

参 考 文 献

1. 葛坚.眼科学.2版.北京:人民卫生出版社,2014.

2. 魏文斌.同仁眼科诊疗指南.北京:人民卫生出版社,2014.

3. 魏文斌.同仁眼科日间手术手册.北京:人民卫生出版社, 2018.

4. 刘淑贤.同仁眼科专科护理操作技术规范与评分标准.北京: 科学出版社,2009.

5. 李越,刘淑贤,董桂霞.中国县级医院眼科护理教程.北京:人民卫生出版社,2017.

6. 刘淑贤,李秀娥.眼耳鼻喉口腔科护理学.北京:北京大学医学出版社,2016.

7. 刘淑贤,李越.同仁眼科疾病护理健康教育指南.北京:人民卫生出版社,2011.

8. 刘淑贤.眼科临床护理思维与实践.北京:人民卫生出版社, 2012.

9. 马洪升.日间手术.北京:人民卫生出版社,2016.

10. Jarrett PEM. The International Association for Ambulatory Surgery (IAAS). Ambul Surg,2003,10:113-113.

11. 于丽华.中国日间手术发展的历程与展望.中国医院管理, 2016,36(6):16-18.

12. 赵蓉,杨丽,张薇薇,等.上海市级医院日间手术发展现状评估.中国医院,2015(4):7-9.

13. 付晶,魏文斌,马张芳,等.我院眼科日间手术管理模式的发展及探索.中国医院管理,2018,38(8):51-52.

14. 刘淑贤.眼科日间手术服务模式的创建与护理管理.华西医学,2016,31(04):626-628.

15. 戴燕,赵晓燕.日间手术病房管理护理模式实践.中国循证医学杂志,2010,10(7):882-884.

16. 刘淑贤,李越.眼科日间手术中心的风险管理与实施效果.华西医学,2017,32(11):1680-1683.

17. 吴欣娟,王艳梅.护理管理学.北京:人民卫生出版社,2017.

18. 付伟,李萍,钟银燕.延续性护理研究综述.中国实用护理杂志,2010,26(11):27-30.

19. 宋薇,马张芳,刘淑贤.眼科日间手术延续护理模式的效果评价.中华现代护理杂志,2017,23(32):4152-4155.

20. 刘常清,任宏飞,李继平,等.日间手术管理模式与发展现状.护理研究,2016,30(28):3466-3469.

21. 任洁,林红,曾继红.我国眼科日间手术管理简述.中国护理管理,2014,(4):440-441.

22. 徐晓玉,李晓玲,刘玲.日间手术患者术前心理状况与应对方式的相关性研究.护士进修杂志,2012,27(7):584-586.

23. 晋秀明,徐雯.图解干眼诊疗.北京:人民卫生出版社,2020.

24. 孙旭光.睑缘炎与睑板腺功能障碍.北京:人民卫生出版社,2015.

25. 刘祖国.干眼.北京:人民卫生出版社,2020.